JULIA MARIA KESSLER

Mitgefangen in der Sucht

Wie du dich aus der Co-Abhängigkeit bei Alkoholismus befreist

mvgverlag

Bibliografische Information der Deutschen Nationalbibliothek
Die Deutsche Nationalbibliothek verzeichnet diese Publikation in der Deutschen Nationalbibliografie.
Detaillierte bibliografische Daten sind im Internet über http://d-nb.de abrufbar.

Für Fragen und Anregungen
info@mvg-verlag.de

Originalausgabe
2. Auflage 2022

Türkenstraße 89
80799 München
Tel.: 089 651285-0
Fax: 089 652096

Redaktion: Caroline Draeger
Umschlaggestaltung: Karina Braun
Umschlagabbildung: Shutterstock.com/yokunen
Illustration: S. 73 Shutterstock.com/rolandtopor
Satz: Die Buchmacher – Atelier für Buchgestaltung, Köln
Druck: Florjancic Tisk d.o.o., Slowenien
Printed in the EU

ISBN Print 978-3-7474-0402-7
ISBN E-Book (PDF) 978-3-96121-785-4
ISBN E-Book (EPUB, Mobi) 978-3-96121-786-1

Wir produzieren nachhaltig
www.m-vg.de

Weitere Informationen zum Verlag finden Sie unter

www.mvg-verlag.de

Beachten Sie auch unsere weiteren Verlage unter www.m-vg.de

JULIA MARIA KESSLER

Mitgefangen in der Sucht

Für Keke und Vico

Inhalt

Einleitung

Solange du versuchst,
die Sucht eines anderen Menschen
zu kontrollieren,
wird diese Sucht dich kontrollieren.

Co-Abhängigkeit bezeichnet ein sozialmedizinisches Konzept, nach dem sich Angehörige oder Bezugspersonen eines Suchtkranken im Bestreben zu helfen immer tiefer in dessen Abhängigkeit verstricken. Sie entwickeln Strategien, die ihnen selbst extrem schaden und die das Suchtverhalten unbeabsichtigt stabilisieren. So weit, so gut, aber was nützt es einem, solche Einordnungen zu lesen, wenn man betroffen ist? Was nützen einem Statistiken und hochtrabend formulierte Abhandlungen über Suchtprozesse? Was nützt es einem zu hören: »Das ist nur eine Frage des Willens … er/sie soll einfach aufhören zu saufen!« Es nützt Angehörigen eines alkoholkranken Menschen gar nichts. Ganz im Gegenteil: Symptome wie Scham, Schuldgefühle, Angst und Isolation, die der Nährboden der Co-Abhängigkeit sind, werden sich sehr wahrscheinlich noch verstärken.

Ich bin Julia Maria Kessler, 45 Jahre alt, Mutter von zwei großartigen Jungs, das Gesicht hinter dem Account juliamariakessler.de, Autorin, zertifizierter Life Coach für co-abhängige Menschen, und ich leite beim Blauen Kreuz in München eine Gruppe für Angehörige von Alkoholkranken.

Durch die Beziehung zu einem Alkoholiker rutschte ich in einem schleichenden Prozess in die Co-Abhängigkeit. Obwohl die Zahl der Betroffenen, alleine in Deutschland, auf rund acht Millionen Menschen geschätzt wird und die tatsächliche Zahl sicherlich weit darüberliegt, fallen sie häufig durch das Netz und erleben leider nicht selten, wie schwer es ist, Hilfe zu bekommen, die auch tatsächlich eine Hilfe ist.

Auch ich steckte in dieser Sackgasse fest. Heute wundere ich mich, wie es möglich ist, dass ich auf meinem Weg so lange niemanden traf, der mir sagte, was ich heute weiß. Und da es mit allen Zielen im Leben so ist, dass man am besten denjenigen um Rat fragt, der schon da ist, wo man selbst hin möchte, entschied ich mich in diesem Buch, meine gelebten Erfahrungen mit der nach wie vor tabuisierten Krankheit Alkoholismus und der daraus resultierenden Co-Abhängigkeit zu teilen.

Es ist für dich und enthält alles Wissen, das ich mir selbst vor Jahren gewünscht hätte. Ich erzähle dir von meinen absoluten Tiefpunkten, von meinen größten Ängsten und allen bahnbrechenden Erkenntnissen, die ich auf dem Weg zurück zu mir gesammelt habe. Ich erzähle dir meine Geschichte, die – ob du es glaubst oder nicht – auch gleichzeitig deine Geschichte ist.

Denn unabhängig von den individuellen Umständen, dem Einkommen, dem Bildungsgrad, der gesellschaftlichen Stellung, der beruflichen Laufbahn oder dem Elternhaus, läuft die Beziehung zu einem alkoholkranken Menschen immer nach demselben Schema ab.

Das war mir lange nicht bewusst, und schließlich war es für mich ein wichtiger Türöffner hinaus aus meiner Scham, der mir half, zurück in mein Selbstvertrauen zu finden. Mir wurde klar, dass sowohl das Verhalten meines Partners als auch mein eigenes einem bestimmten Muster folgten, das absolut nichts über uns, unsere Intelligenz oder gar unseren Wert aussagte. Es war die typische Entwicklung von selbstsabotierenden Denk- und Verhaltensweisen in einem Suchtsystem. Egal, ob es ein altes Kanu oder eine Luxusyacht ist: Co-Abhängige sitzen alle im selben Boot.

Du bist mit deinen schlimmen Erfahrungen, deinem Schmerz und deiner Ohnmacht nicht alleine, denn was Alkoholismus aus den betroffen Menschen und ihren Angehörigen macht, läuft in den Grundzügen immer gleich ab. Und im Umkehrschluss lässt sich bereits erahnen, dass es sich mit dem Ausweg ähnlich verhält. Er zeichnet sich dadurch aus, dass er von ein paar essenziellen Erkenntnissen gepflastert ist, die es einem ermöglichen, verunsichernden Gedanken die Stirn zu bieten und endlich wieder eine andere Richtung einzuschlagen: zurück zu deinem Selbstvertrauen, zurück zur emotionalen Freiheit, zurück in deine Kraft und vor allem zurück zu dir!

Als ich die Krankheit Alkoholismus endlich verstanden hatte und für mich somit auch die Zusammenhänge zu meiner daraus resultierenden Co-Abhängigkeit herstellen konnte, verspürte ich plötzlich den überbordenden Wunsch, die für mich richtungsändernden Erkenntnisse, die es mir schließlich ermöglichten, die zerstörerischen Muster des Suchtsystems zu durchbrechen, mit anderen Betroffenen zu teilen.

Ich konnte kaum glauben, dass mir weder ein Arzt noch ein Therapeut das, was ich mir selber erarbeitet hatte, zuvor erklären konnte. Stattdessen bekam ich, als ich nach Hilfe suchte, Antidepressiva verschrieben. Das war tatsächlich alles, was dem Professor, der – Internist und Psychotherapeut – als Koryphäe auf dem Gebiet der Suchterkrankungen gilt, zu meinem Zustand einfiel.

Fast schien es, als ginge es darum, dass ich als Partnerin seines alkoholkranken Patienten weiterhin funktionieren konnte, anstatt mir die

Augen dafür zu öffnen, dass ich co-abhängig und es allerhöchste Zeit war, die manipulativen, zerstörerischen Fesseln dieses Zustands emotionaler Abhängigkeit endlich zu sprengen.

Schließlich litt ich nicht an einer nicht nachvollziehbaren, gedrückten Stimmung oder einer unbegründeten Antriebslosigkeit, sondern an den Folgen des Zusammenlebens mit einem nicht trockenen Alkoholiker. Doch nachdem ich ihm schilderte, in welcher Situation ich mich befand, erntete ich nichts weiter als gedankenschweres Stirnrunzeln, verständnisvolles Nicken, ein Rezept und einen festen Händedruck zum Abschied, nicht zu vergessen die Rechnung für diese bahnbrechende Sitzung. Es fiel kein einziges Wort über Co-Abhängigkeit. Kein Hinweis auf die Dringlichkeit, mich um mich selbst zu kümmern und alte Strategien durch neue zu ersetzen. Er ging direkt über zur Tagesordnung und all meine Aufmerksamkeit war wie zuvor auf meinen alkoholkranken Partner fokussiert. Ich sollte, als Fazit der Erkenntnis, dass ich verzweifelt, ratlos und am Ende meiner physischen und psychischen Kräfte war, ab sofort meinem Partner und mir Medikamente verabreichen. Dazu später mehr.

Meine Erfahrung ist, dass die Co-Abhängigen häufig durch das Netz fallen, während es für Alkoholkranke zahlreiche Angebote gibt. Ich nenne die Angehörigen von alkoholkranken Menschen deshalb »Die vergessene Mehrheit«.

Während es für wahrscheinlich alle anderen Themen einen Ansprechpartner und gute Ratgeber gibt oder sogar Spezialisten im Freundeskreis und der Familie, steht man mit dieser Problematik meistens einsam und alleine da. Das liegt daran, dass zwar jeder eine Meinung zu Alkoholismus hat, aber kaum jemand wirklich versteht, wie diese Krankheit funktioniert. Daraus resultieren bei den meisten Menschen be- oder auch abwertende Kommentare, weshalb man sich als Co-Betroffener noch mehr schämt und es so schwerfällt, sich jemandem anzuvertrauen.

Normalerweise erfährt man, wenn man krank ist, Mitgefühl und Verständnis. Das ist bei diesem stigmatisierten Tabuthema häufig nicht der Fall. Viele Menschen glauben nicht einmal daran, dass es sich bei Alkoholismus überhaupt um eine Krankheit handelt, obwohl Suchterkrankungen generell zu den häufigsten psychiatrischen Krankheitsbildern zählen. Die Alkoholabhängigkeit ist ebenso weit verbreitet wie stigmatisiert und wird nicht selten fälschlicherweise als Charakterschwäche oder Teil des Lebenswandels einer sozial schwachen Schicht betrachtet, was den betroffenen Menschen einen zielführenden Umgang mit dieser Krankheit umso schwerer macht. In der Folge führen Scham- und Schuldgefühle sie eher in die Isolation, als dass sie die Betroffenen ins Handeln bringen.

Angehörige von alkoholkranken Menschen winden sich nicht selten in Erklärungen, schämen sich und fühlen sich schuldig. Auch ich versuchte jedem, der mich auf den Alkholkonsum meines Partners ansprach, zu beweisen, dass ich alles im Griff hatte, oder zu vermitteln, dass es eben nicht so einfach ist … Und im selben Moment wusste ich längst, dass solche Gespräche alles andere als hilfreich sind, und setzte alles daran, sie in Zukunft möglichst zu vermeiden. Ich versuchte, meine Rolle noch überzeugender zu spielen, den Schein noch perfekter zu wahren und meinen Partner noch besser zu decken, als wäre ich seine Komplizin, sein Bodyguard und sein Alibi im Dauerabo. Irgendwann hatte ich diese Rolle wie so unendlich viele Co-Abhängige oskarverdächtig gut drauf. Ich funktionierte wie mechanisch, wusste ganz genau, was mir welche Situation abverlangte, und Selbstsabotage wurde zwangsläufig zu meiner Königsdisziplin. In meinem Kopf kreisten die immer gleichen Fragen: »Wie geht es ihm? Wie ist er drauf? Wie läuft die Therapie? Wie läuft es nach der Therapie? Was könnte seinen Zustand das nächste Mal zum Kippen bringen? Wer oder was könnte ihn stressen? Was könnte ich ihm noch abnehmen? Was darf ich ihm zumuten? Ist die Einladung bei Freunden zu viel für ihn? Ist es in Ordnung, wenn ich alleine hingehe, oder macht ihn das nervös? Wie sage ich ihm, dass ich seinen Rückfall wahrgenommen habe, ohne dass er ablockt, wegrennt oder aggressiv reagiert?«

Bemerkte ich, dass er wieder (heimlich) zur Flasche gegriffen hatte, machten sich die vertrauten wie toxischen Gefühle in mir breit und ich fühlte mich zunehmend ohnmächtig, wütend, enttäuscht und traurig.

Ich wusste, dass es keinen Zweck hatte, ihn darauf anzusprechen, wenn ich den leeren Blick und seine veränderte Persönlichkeit erkannte oder seine Fahne riechen konnte. Tat ich es doch, leugnete er und ging sofort in den verbalen Angriff, warf mir tausend Dinge an den Kopf, was typisch für diese Krankheit ist. Die Tatsache, dass er ein schwerer Alkoholiker ist, dem bereits etliche Therapien in den scheinbar besten Kliniken ermöglicht worden waren, blendete er ebenso aus wie das, was sein Zustand mit mir und den anderen Betroffenen in seinem Umfeld machte.

Er suchte und fand einen Sündenbock, bagatellisierte und ignorierte den eigentlichen Grund des Dramas. Und er tat alles, um die Wahrheit, dass er (s)einen Weg in ein nüchternes Leben finden musste, auszublenden. Nur um vom Rückfall abzulenken, tat er alles dafür, mich abzuwerten und meinen Selbstwert so sehr zu demontieren, bis ich aufgab. Dann wähnte er sich im Recht und hatte, wie so oft, das letzte Wort. Das Ganze garnierte er gekonnt mit Schuldzuweisungen, die ich meistens auch bereitwillig zu mir nahm. Das hatte er perfektioniert: sich selbst schlecht zu benehmen und es trotzdem zu schaffen, dass ich diejenige war, die am Ende solcher destruktiven Streitereien ein schlechtes Gewissen hatte.

Ich wusste damals noch nicht, dass das die typische Dynamik des Suchtsystems ist, und zweifelte zunehmend an mir und meiner Wahrnehmung.

Unsere Beziehung bestand letztendlich aus emotionalen Höhenflügen und noch tieferen Abstürzen. Es gab genau genommen niemals einen entspannten Flow-Zustand dazwischen.

Das Fatale war, je besser und schöner seine, und somit unsere guten Phasen waren, umso härter war für mich der Aufprall auf dem Boden der Tatsachen, wenn er wieder einen Rückfall hatte.

Rückblickend weiß ich, dass wir uns beide in einer – für das Suchtsystem typischen – ungesunden Abhängigkeit voneinander befanden und wir zu keinem Zeitpunkt eine Beziehung auf Augenhöhe führten, in der man wachsen und authentisch sein konnte. Je schlimmer aber sein Zustand und unsere Situation wurden, umso mehr isolierte ich mich auch von meinen engsten Bezugspersonen. Und je mehr ich mich isolierte, umso mehr fokussierte ich mich auf ihn und desto manipulierbarer wurde ich.

Zu einer Zeit, in der ich mich der Krankheit meines Partners endgültig völlig orientierungslos ausgeliefert fühlte, stieß ich durch Zufall, Schicksal oder Fügung auf einen Film über den trockenen Alkoholiker Rolf Bollmann.

Er arbeitete bis zu seinem persönlichen Tiefpunkt als Manager in einem amerikanischen Konzern, hatte ein Familienleben, ein schönes Haus, einen schicken Wagen mit Chauffeur und trug Designeranzüge von Dior und Krawatten von Hermès. Rolf hatte 37 Jahre lang Alkohol getrunken. Nachdem er sein ganzes Vermögen versoffen, 14 Autos zu Schrott gefahren und alles verloren hatte, was ihm lieb und teuer war, schaffte er es, wie er selber sagt, in letzter Sekunde, seine Nüchternheit in einem County Detox in den USA zu erlangen. Diese Abstinenz hält nun schon über 30 Jahre lang an.

Rolf half mir, er war es, der mir die Augen öffnete und mir dadurch ermöglichte, die alten zerstörerischen Muster aufzulösen. Denn erst als ich durch ihn die Krankheit Alkoholismus und die daraus resultierende Co-Abhängigkeit wirklich verstanden hatte (endlich!), konnte ich einen neuen Weg einschlagen, der mich nach und nach zurück in meine Kraft und zurück zu mir führte.

Je mehr ich über die Krankheit Alkoholismus lernte und die Co-Abhängigkeit begriff und je besser es mir ging, desto klarer wurde mir, wie all diese Erfahrungen einen Sinn bekommen konnten. Ich hatte es für mich aufgelöst und wollte es nun weitergeben. Wie Rolf an mich.

Von Alkoholismus betroffen zu sein
ist kein Grund,
sich zu schämen,
aber ein Grund,
ins Handeln zu kommen.
Je früher, desto besser.

1. Suchtsystem: Co-Abhängigkeit verstehen

Eine Co-Abhängigkeit muss der betroffene Mensch erst einmal verstehen. Das Problem dabei ist, dass er den Kopf voller Gedanken hat, die um den Alkoholabhängigen kreisen. Da ist zunächst einmal gar kein Raum für Fragen zur eigenen Situation. Wer macht sich schon klar, dass man gemeinsam in einem System steckt, obwohl doch nur der Partner/die Partnerin abhängig ist. Aber genau das ist der Punkt: Es leiden mehr Menschen unter einer Alkoholsucht als nur der Betroffene selber. Aber ich kann dir aus eigener Erfahrung versichern: Es gibt einen Ausweg aus der Co-Abhängigkeit. Das Wichtigste ist, die eigene Beteiligung zu verstehen.

Was bedeutet Co-Abhängigkeit?

Ich habe viele Co-Abhängige kennengelernt, die selbst nach jahrelangen Leidenswegen nicht wussten, was Co-Abhängigkeit bedeutet. Sie waren sich nicht im Klaren darüber, dass dieses sozialmedizinische Konzept existiert und sie davon betroffen waren. Somit ist der allererste Schritt aus der Co-Abhängigkeit, sich überhaupt erst einmal dessen bewusst zu werden, dass man co-abhängig ist.

Co-abhängig von einem alkoholkranken Menschen zu sein bedeutet, sich für dessen Sucht, alle daraus resultierenden Folgen, seine Handlungen und Emotionen verantwortlich zu fühlen. Man befindet sich sozusagen in dem verzweifelten Versuch, das Unkontrollierbare – die Sucht des anderen – kontrollieren zu wollen, immer im Außen. Darüber aber verliert man zwangsläufig den Kontakt zu sich, den eigenen Gefühlen und Bedürfnissen. Man entwickelt eine emotionale Abhängigkeit, die von Schuldgefühlen und riesengroßen Ängsten gefestigt wird, weil man sich ausmalt, was dem Alkoholkranken alles zustoßen könnte, wenn man nicht mehr auf ihn »aufpasst« und aufhören würde, für ihn die Konsequenzen seiner Sucht zu tragen.

Das eigene Leben, Handeln und Wohlbefinden wird somit zunehmend von der Alkoholsucht des Kranken gesteuert. Aus Scham, Unwissenheit und Überforderung versucht der Co-Abhängige zudem permanent, den Schein zu wahren und alles am Laufen zu halten. Dieser enorme Druck, der riesig hohe Dauerstresslevel, die Unsicherheit, die mit der Unberechenbarkeit der Alkoholsucht einhergeht, die Angst und ein Alltag, der zwangsläufig zu einer Zerreißprobe wird, wirken sich über kurz oder lang nicht nur auf die Stimmung, sondern natürlich auch auf die Gesundheit des Co-Abhängigen aus. Während dieser in seiner Rolle immer weiter funktioniert und etwa versucht, die Auswirkungen der Sucht zu vertuschen und die Konsequenzen zu tragen, isoliert er sich darüber zunehmend von seinem Umfeld, lädt sich immer mehr Verantwortung auf und bemerkt leider meistens viel zu spät, dass der Mensch, um den er sich eigentlich dringend kümmern sollte, er selbst ist.

Ein Co-Abhängiger versucht
das Unkontrollierbare zu kontrollieren.

Der Weg in die Co-Abhängigkeit

Co-abhängig wird man nicht von heute auf morgen. Es ist ein Prozess, der heimtückisch schleichend ist und in der Regel mehrere Jahre dauert. Schließlich ist auch der Übergang von einem genussvollen zu einem riskanten bis hin zu einem unkontrollierten Trinken meist kein Paukenschlag. Diese Entwicklung kann zunächst unauffällig vor sich gehen, weshalb es den Angehörigen so schwerfällt festzumachen, ab wann man es überhaupt mit Alkoholismus zu tun hat. Der Grat zwischen genussvollem, riskantem und unkontrolliertem Trinken ist schmal.

Etliche Anlässe sind häufig wie selbstverständlich von Alkohol begleitet. Viele von uns erleben wahrscheinlich, dass auch in ihrem Umfeld regelmäßig getrunken wird. Wir trinken an Geburtstagen, in Vereinen, bei Straßenfesten und Familienfeiern. Wir trinken bei Hochzeiten und Beerdigungen. Wir trinken, wenn wir die Berghütte erreicht haben oder im Tal das Après-Ski-Programm beginnt. Wir genehmigen uns gerne einen Drink zum Feierabend wie zum Sonntagsbraten. Wir gehen in einem schicken Hotel noch auf einen Absacker an die Bar, freuen uns auf den Sundowner im Urlaub, einen Aperitif vor dem Essen und die Happy Hour nach einem stressigen Tag im Büro. Wir stoßen beim Brunch mit Sekt, auf Partys mit Gin Tonic, beim Grillen mit Bier, beim Dinner mit Champagner, vor dem Kamin mit Whiskey und auf dem Weihnachtsmarkt mit Glühwein an.

Die Schattenseiten und Gefahren des Alkoholkonsums werden dabei gerne ausgeblendet, belächelt oder bagatellisiert. Alkohol ist gesellschaftsfähig und für die meisten von uns im Privatleben allgegenwärtig, ganz genau wie Alkoholismus, auch wenn sich diese Krankheit meist erstaunlich lange und sehr gut tarnen kann.

Obwohl man die betroffenen Menschen nicht zwangsläufig auf den ersten Blick erkennt, gibt es sie überall in unserem Umfeld, in allen Berufsgruppen, mit jedem Bildungsgrad, in jeder erdenklichen Lebenssituation, und das Trinkverhalten bei einer Alkoholkonsumstörung ist so individuell wie der Mensch an sich.

Die Angehörigen wachsen in den meisten Fällen langsam und zunächst unauffällig in die Co-Abhängigkeit hinein, relativieren oder ignorieren das immer auffälliger werdende Trinkverhalten, bis die Sucht irgendwann offensichtlich und somit zwangsläufig vorangeschritten ist. Die Auswirkungen machen vor den Angehörigen nicht halt. Ist man sich schließlich darüber bewusst, dass man längst im Strudel der Alkoholsucht eines anderen Menschen gefangen ist und Denk- sowie Verhaltensweisen entwickelt hat, die einem selbst extrem schaden, steckt man bereits mittendrin und hat die herausfordernde Aufgabe, sich wieder aus dem zerstörerischen System zu befreien.

Die Strategien eines Co-Abhängigen haben sich zunächst beinahe unbemerkt, klammheimlich und leise eingeschlichen und werden bis zu dem Punkt, wo sie einem plötzlich um die Ohren fliegen, leider selten hinterfragt. Die Betroffenen bauen sie stattdessen weiter aus und perfektionieren sie, weil Angehörige von Alkoholkranken schließlich das tun, was sie für richtig, hilfreich und zielführend halten. Die Tatsache, dass sich alles zunehmend zum Schlimmeren entwickelt, wird meist ausgeblendet. Co-Abhängige halten an den vertrauten und eingespielten Vorgehensweisen fest, nicht zuletzt, weil es an alternativen Ansätzen mangelt.

Hinzu kommt ganz häufig die riesengroße Angst vor einer Trennung, die einen Druck erzeugt, der die betroffenen Menschen zusätzlich lähmt und auf der Stelle treten lässt. Doch um das Muster des Systems zu durchbrechen, ist es nicht nötig, den alkoholkranken Partner zu verlassen oder den Kontakt zu einem alkoholkranken Verwandten oder Freund abzubrechen. Ich selbst kenne diese Angst und erlebe sie oft in meiner Beratung. Aber gerade dann, wenn ein Mensch seine Beziehung zu einem Alkoholkranken retten möchte, ist es wichtig, den Teufelskreis der manipulativen Dynamik des Suchtsystems zu stoppen.

Wie aber befreit man sich aus diesem System? Der Schlüssel ist, die Strategien, die das Suchtsystem stabilisieren, als solche zu erkennen, sie zu durchbrechen und Schritt für Schritt neue Verhaltensweisen zu etablieren. Man kann ein Verhalten erlernen, das es einem ermöglicht, bei sich zu bleiben, sich abzugrenzen, sich nicht verunsichern zu lassen und Verantwortlichkeiten richtig zuzuordnen. Um zu veranschaulichen, wie dies überhaupt erst möglich wird, hole ich hier ein wenig aus.

Der Mensch ist ein soziales Lebewesen. Kommen wir zur Welt, sind wir über eine sehr lange Zeit nicht alleine lebensfähig. Wir sind existenziell auf andere angewiesen, weshalb wir die Bindung zu anderen Menschen suchen. Wir lernen von Geburt an, innerhalb der Familie nicht nur die Freuden miteinander zu teilen, sondern füreinander da zu sein, uns gegenseitig zu unterstützen und uns einander im erforderlichen Maße anzupassen, um diese wichtige Bindung nicht zu verlieren. Kurz: Wir sind füreinander da. In guten wie in schlechten Zeiten. Wir leisten einander Gesellschaft, auch wenn es manchmal nicht so lustig ist, und wir versuchen, jedes Problem gemeinsam zu schultern.

Ich erinnere mich gerne daran, wie glücklich meine Oma jedes Mal war, wenn die ganze Familie gespannt lauschte, weil sie mit verschmitzt blickenden Augen wieder einmal das Geheimnis ihres himmlischen Apfelkuchens preisgab. Wir alle kennen wahrscheinlich die wunderschönen und emotionalen Momente bei Schulaufführungen, wenn ein holperig und mit glühenden Wangen vorgetragenes Gedicht zu tosendem Applaus führt. Auch ich klatschte stolz und mit Tränen in den Augen, bis meine Hände glühten, wenn meine Kinder in einem selbstgebastelten Kostüm aus der Reihe ihrer Klassenkameraden traten und sichtlich aufgeregt ihre Strophe aufsagten. Für Menschen, die mir wichtig sind, würde ich die letzten Groschen zusammenzukratzen oder sie, wie es sicherlich für viele Menschen selbstverständlich ist, im Krankheitsfall pflegen oder eine Versorgung durch Dritte finanzieren, wenn es der Kontostand zuließe.

Für das Wohl und das Glück der Sippe gibt man sein letztes Hemd. Zumindest entspricht das wohl allgemein der Idealvorstellung von Familienzusammenhalt, die auf einem der unter anderem von Psychotherapie-Forscher Klaus Grawe postulierten vier menschlichen Grundbedürfnisse basiert. Es sichert unser Überleben: Bindung beziehungsweise Zugehörigkeit. Und diese Idee von bedingungsloser Verbundenheit und Loyalität nehmen wir auch mit in unsere frei gewählten Beziehungen zu Freunden und Partnern. Dieses Denken im Familiensystem hat uns gelehrt, füreinander da zu sein, erst recht, wenn wir uns etwas bedeuten – und das ist ja gerade bei Partnern und Familie so, aber auch im Kollegenkreis oder unter Freunden. Dabei geht es in erster Linie nicht darum, die Schuldfrage zu stellen, wenn etwas schiefläuft, sondern Lösungen zu finden, zuzuhören und füreinander da zu sein.

Wer geduldig und großzügig mit den Menschen ist, die einen Platz im eigenen Herzen haben, möchte nicht, dass sie unglücklich sind. Das bedeutet: Wir tun alles dafür, sie wieder aufzurichten, wenn das Leben sie beutelt. Und genau dieses Muster greift auch, wenn ein Mensch, der uns nahesteht, alkoholkrank ist: Wir helfen, schützen und engagieren uns.

Angehörige und Bezugspersonen eines Alkoholikers fühlen sich in der Regel verantwortlich, möchten den Alkoholkranken vor den unzähligen und beängstigenden Folgen seines Trinkens (be)schützen und bemerken darüber meist nicht, wie sich die Schlinge der Sucht langsam, aber sicher auch um ihren eigenen Hals legt.

Ich selbst kenne das sehr gut, da auch ich viel zu beschäftigt mit meinem alkoholkranken Partner war: Ich checkte seinen Atem, seinen Blick und seine Stimmung, als sei ich der Bodyguard eines Staatsoberhaupts, und jagte dabei unermüdlich der Illusion hinterher, ich könne den nächsten »ersten Schluck« abwenden oder mich zumindest darauf vorbereiten. Die Wahrheit ist, man kann weder das eine noch das andere.

Insgeheim wusste ich das bald und versuchte deshalb, die guten Momente in dem Bewusstsein zu genießen, dass sie ein immer kürzeres Verfallsdatum hatten. Manchmal gelang es mir, mich von dem Damoklesschwert Rückfall abzulenken und die Hoffnung, dass doch noch alles gut werden würde, wieder mit letzter Kraft zu entfachen. Dann pustete ich sozusagen verzweifelt in die fast erloschene Glut. Doch auch wenn die letzten verkohlten Holzscheite im Kamin noch einmal auflodern, ist es am Ende meist nur ein kurzer Zauber. Und die heiß ersehnte Atempause ist nur die Ruhe vor dem nächsten Sturm.

Als ich mir vornahm, meinen Partner aus seiner Alkoholsucht zu retten, schrieb ich es mir auf die Fahnen, ihn nicht im Stich zu lassen. Ich wollte ihn beschützen: vor dem Alkohol, den Auslösern, die ihn zum Straucheln bringen konnten, vor seinen Dämonen und vor sich selbst. Ich war wild entschlossen, diesen Kampf für ihn zu gewinnen, und daher wollte ich sehr lange nicht wahrhaben, dass ich diese Auseinandersetzung nicht für ihn gewinnen konnte.

Anstatt meine wenig zielführenden Strategien der Co-Abhängigkeit infrage zu stellen, perfektionierte ich sie, wodurch sich das Suchtsystem zwangsläufig stabilisierte – ganz im Gegensatz zu mir, zu ihm und unserem Leben.

Was mir damals nicht bewusst war: Indem ich versuchte, die Verantwortung für die Sucht meines Partners zu tragen, hielt ich das System, indem er maximal »bequem« weitertrinken konnte, am Laufen und hielt somit der Sucht, die Schluck für Schluck die Kontrolle übernahm, unwissentlich die Tür weiter auf.

Wie lange man sich als Rädchen in diesem Suchtsystem dreht, hängt dabei weniger vom Leidensdruck ab, der meistens schnell groß genug wird, um jederzeit daran zerbrechen zu können, sondern davon, die Mechanismen des Systems zu verstehen. Denn alles zu tun, was man für zielführend hält, bedeutet nicht, dass man tatsächlich etwas zum Positiven verändert. Es geht im Kern darum, genau diese Illusion der co-abhängigen Gewohnheiten aufzubrechen. Erst wenn man bewusst die Entscheidung trifft, etwas Grundlegendes verändern zu wollen, kann sich etwas Grundlegendes verändern.

Auch ich wartete jahrelang darauf, dass es bei meinem Partner »Klick« machte, doch am Ende war ich es, die den entscheidenden Schritt tat. Nicht bei ihm legte sich der Schalter um, sondern ich ermöglichte mit meinen Entscheidungen den Richtungswechsel. Dafür war es aber entscheidend, dass ich erkannte: Der Weg in ein nüchternes Leben führt ausschließlich von innen nach außen und ihn kann nur der Kranke selbst gehen.

Allein der alkoholkranke Mensch ist imstande, seine Ängste aufzulösen, seine seelische Obdachlosigkeit mit Vertrauen zu füllen und herauszufinden, was ihm den Halt gibt, der eine langfristige Nüchternheit ermöglicht – und nein, dieser Halt sind nicht co-abhängige Angehörige.

Denn ein Co-Abhängiger kann rund um die Uhr parat stehen, sich aufopfern, verständnisvoll sein, drohen, trösten, weinen, flehen, hoffen, schreien, schweigen und im Außen bis zur Erschöpfung Purzelbäume schlagen – es wird absolut nichts nützen. Solange man das als Co-Abhängiger nicht erkannt hat, wird man gemeinsam mit dem Alkoholiker im Strudel seiner Sucht untergehen.

Es ist so, als ob sich zwei Ertrinkende aneinander festklammerten. Sie haben nur eine einzige Chance zu überleben: Sie müssen einander loslassen und versuchen zu schwimmen. Jeder für sich. Vielleicht schafft es keiner ans rettende Ufer – oder auch nur einer. Aber es ist die einzige Option, die sie haben, damit nicht am Ende beide mit Sicherheit und im wahrsten Sinne des Wortes ertrinken.

Alkoholismus ist eine Familienkrankheit

Co-abhängige Partner, Kinder oder Eltern geraten aus dem Wunsch heraus, helfen zu wollen, mit in den Sog der Abhängigkeit und leiden mitunter sogar noch mehr als der Alkoholkranke. Während sich dieser Schluck für Schluck in seiner Sucht verliert, verlieren sich die Angehörigen häufig ebenfalls darin, allerdings ohne dafür selbst einen einzigen Schluck trinken zu müssen. Sie baden aus, was ein anderer verursacht hat. Sie können und müssen sich an alle hässlichen Details erinnern, denn bei ihnen löscht der Blackout eines Vollrauschs nicht gleichsam alle hässlichen Vorfälle der letzten Nacht von der Festplatte. Sie tragen die schmerzenden Wunden der emotionalen Verletzungen mit sich, genau wie diese unerträgliche Ohnmacht, ihre Sorgen und ihre Hilflosigkeit. Sie halten ihre Ängste aus und den Alltag, der zwangsläufig zur Zerreißprobe wird, am Laufen. Ihre eigenen Gefühle und Bedürfnisse stellen sie immer selbstverständlicher in den Hintergrund.

Co-Abhängige versuchen häufig sehr lange, den Schein zu wahren, und kümmern sich gezwungenermaßen nicht nur um den alkoholkranken Menschen, sondern natürlich auch um den eigenen Job, die Finanzen, anstehende Termine, die gemeinsame Firma, den Haushalt und – die Familie. Sie funktionieren auch dann, wenn der Alkoholkranke sie beschimpft, seine großen Versprechungen bricht, heimlich trinkt und ihnen obendrein noch Schuldgefühle einredet.

Selbstmorddrohungen, betrunkene Autofahrten mit den Kindern, Handgreiflichkeiten, verbale Verletzungen, die immer häufiger auch auf Bereiche jenseits der Gürtellinie zielen, Entgiftungen, Unfälle, mehrtägiges Verschwinden und Anrufe der Polizei werden Teil des Lebens vieler Co-Abhängiger, während sich das, was ihnen einmal als normal erschien, langsam, aber sicher in Luft auflöst. Allmählich gibt es das alles nicht mehr: Vertrauen, ein Austausch auf Augenhöhe, Unbeschwertheit,

Verlässlichkeit und Vorfreude werden von einer toxischen und unberechenbaren Atmosphäre abgelöst. Bis diese als einzig zuverlässige Konstante in der neuen Realität übrig bleibt.

Irgendwann kennen das alle engen Familienangehörigen eines Alkoholkranken: Ein Treffen mit deiner Freundin? Besser nicht… Wer weiß, was in deiner Abwesenheit alles passieren könnte. Ein Spielenachmittag mit den Kindergartenfreunden deiner Tochter könnte von deinem volltrunkenen Mann gesprengt werden, die Einladung bei den Nachbarn sagst du lieber gleich ab, als in Kauf zu nehmen, dass es nicht gut geht, und wichtige Termine erledigst du schon lange selber, anstatt zu riskieren, dass dein alkoholkranker Partner erneut eine wichtige Frist versäumt oder völlig derangiert zu eurem Kunden torkelt. Du weißt gar nicht mehr, wie dir all die Ausreden einfallen, wo du trotz deiner grenzenlosen Erschöpfung die Energie hernimmst, die Kinder aus der Schusslinie und alle Bälle gleichzeitig in der Luft zu halten, aber du schaffst es. Irgendwie. Du spielst deine Rolle immer perfekter.

Kurzum: Je fortgeschrittener die Alkoholsucht eines Menschen ist, desto fataler sind die Folgen nicht nur für ihn, sondern auch für seine engen Bezugspersonen.

Die Angehörigen schämen sich zunehmend für die Auswirkungen der Alkoholsucht, die auch ihr Leben dominiert und immer existenzieller erschüttert. Infolgedessen flüchten sich co-abhängige Menschen sehr häufig in die Isolation, die zu Hause eine vermeintliche Kontrolle sicherstellen und verhindern soll, dass jemand mitbekommt, wie schlimm es wirklich ist und welche hässliche Szenen sich bereits abspielen.

Auch ich lebte mit einem alkoholkranken Mann zusammen und erlebte immer häufiger, dass es jederzeit passieren konnte, dass sein nächster Absturz meinen Alltag von jetzt auf gleich aus den Angeln heben konnte. Nervosität, Unsicherheit und permanente Anspannung wurden chronisch, und versetzten mich in einen Zustand, der seine Spuren hinterließ. Ich wusste nicht mehr, was mich erwartete, wenn ich seinen Schlüssel im Schloss hörte oder wenn ich die Haustüre aufsperrte.

Alkoholismus ist eine Krankheit der Extreme, der Tabus, der Unaufrichtigkeiten, der Manipulation, der Scham, der Angst und der kaputten Beziehungen. Alkoholismus ist eine Familienkrankheit: eine Krankheit, unter der die ganze Familie in extremer Form leidet.

Mütter sitzen mit zwei kleinen Kindern und einem trinkenden Mann, der seinen Job verloren hat, in einem mit Schulden hoch belasteten Neubau und kämpfen verzweifelt darum, dass der Alkohol nicht nur ihren Lebensplan, sondern auch noch ihre Existenz zerstört. Großmütter schleppen Bierflaschen in die Wohnung ihrer erwachsenen Töchter oder Söhne, weil sie Angst haben, was passiert, wenn sie es nicht tun. Um die Wahrheit nicht auszusprechen, erfinden Väter Ausreden, die es ihnen ermöglichen, fluchtartig das Büro zu verlassen. Ehefrauen versuchen, den betrunkenen Mann nach einem Sturz alleine ins Bett zu hieven, oder sie holen ihn aus der Ausnüchterungszelle bei der Polizeiwache ab, wobei sie sich auch noch dafür verantwortlich fühlen, ihn möglichst unauffällig nach Hause zu schaffen, damit sein guter Ruf unter den Blicken der Nachbarn nicht zu Schaden kommt.

Erwachsene Kinder alkoholkranker Eltern besuchen Selbsthilfegruppen, um sich aus den manipulativen und selbstsabotierten Mustern des Suchtsystems zu befreien. Ihre co-abhängigen Denk- und Verhaltensweisen sitzen oft besonders tief und werden durch eine räumliche Distanz leider nicht automatisch aufgelöst. Sie ziehen zwar zu Hause aus, doch sie nehmen alles mit: ihre Ängste, ihre Schuldgefühle, ihren Schmerz, ihre Wut, ihren schwachen Selbstwert, ihre Überangepasstheit und häufig leider auch noch die Überzeugung, sie seien nicht nur für die Alkoholsucht und ihre Folgen, sondern auch für den co-abhängigen Elternteil verantwortlich.

Welche Auswirkungen die co-abhängigen Überlebensstrategien ihrer von Alkoholismus geprägten Kindheit haben und wie sehr sie aktuell verschiedene Lebensbereiche beeinflussen können, wird vielen erst dann bewusst, wenn sie beginnen, sich aktiv und mit professioneller Unterstützung mit ihren wiederkehrenden Problemen auseinanderzusetzen. Bei näherer Betrachtung entdecken sie nämlich sehr häufig einen roten Faden, der zurück in die Vergangenheit reicht. Nicht wenige meiner Klienten sind Erwachsene, die ihre Co-Abhängigkeit zu einem alkoholkranken Elternteil aufarbeiten möchten.

Die in unserer Gesellschaft so weit verbreitete wie tabuisierte Alkoholsucht bringt Menschen an ihre Grenzen und führt obendrein anstatt zu Zusammenhalt nicht selten zu Vorwürfen und Zerwürfnissen unter den Angehörigen.

Verständlicherweise ist jeder zunächst überfordert, wenn ein nahestehender und geliebter Mensch alkoholabhängig wird. Niemand möchte mit dem regelrechten Stigma, das an dieser Krankheit haftet, in Berührung kommen. Also wird häufig nicht nur von dem Alkoholkranken selber geleugnet und bagatellisiert, sondern teilweise auch von den Menschen in seinem Umfeld.

Vielleicht kennst du diesen Gedankengang: »So schlimm wird es schon nicht sein … schließlich trinkt jeder einmal einen über den Durst, und außerdem war es ja auch ganz schön stressig in letzter Zeit.« Die Betroffenen klammern sich verzweifelt an der Wunschvorstellung von ihrer Realität fest, anstatt die Wahrheit anzunehmen. Man möchte nicht aussprechen, dass die eigene Tochter Alkoholikerin und nicht mehr in der Lage ist, sich zuverlässig um ihre Kinder zu kümmern. Man will unbedingt daran glauben, dass nach zehn Tagen Abstinenz die Nüchternheit besiegelt ist und alles wieder seinen gewohnten Gang nehmen kann. Man will nicht hören, dass der erfolgreiche Sohn heimlich in der Garage Wodka trinkt oder betrunken ein Fahrrad geklaut und einen

Unfall verursacht hat. Unter gar keinen Umständen soll irgendjemand erfahren, dass die Tochter, die auch noch als Ärztin arbeitet, barfuß und mit 3 Promille im Blut auf einem Polizeirevier gelandet ist. Niemand soll mitbekommen, dass dein Ehemann in die Hose uriniert und das Auto gegen die Garage gefahren hat. Bringt einer den Mut auf, die Wahrheit anzunehmen, sie auszusprechen und Konsequenzen zu ziehen, führt das in manchen Familien leider dazu, dass ausgerechnet diese Person zum Sündenbock erkoren und als Lügner tituliert wird.

Dann heißt es schnell: »Rede gefälligst nicht so schlecht über… Was fällt dir eigentlich ein?… Es ist alles deine Schuld, weil du dieses Haus bauen wolltest… Du musst dich besser kümmern… Du hast dafür zu sorgen, dass er/sie nicht mehr so viel trinkt… Du musst einfach verständnisvoller mit ihm/ihr umgehen, er/sie hat es ja schließlich nicht leicht… Jetzt hat er/sie es doch eingesehen… Was willst du denn noch?… Wie konntest du es ihm/ihr antun und die Polizei rufen? Willst du etwa seinen/ihren guten Ruf zerstören?«

Stößt man innerhalb der Familie auf solche Bedingungen, ist es natürlich umso herausfordernder, sich aus seiner Co-Abhängigkeit zu befreien. Aber es ist grundsätzlich sehr hilfreich, sich für diesen Weg emotionale Unterstützung, aber auch professionelle Hilfe zu suchen. Man kann sich einem guten Freund anvertrauen, versuchen Stärkung in einer Selbsthilfegruppe zu finden, eine Therapie beginnen, mit einem Coach arbeiten und sich einen Verbündeten suchen, den man um Hilfe bitten kann. Darüber hinaus ist es extrem richtungsändernd, wenn man sich einen »Notfallkoffer« erarbeitet, der es einem immer besser ermöglicht, in herausfordernden Situationen selbstwirksam zu reagieren, bei sich zu bleiben und sich abzugrenzen. Wie das konkret aussieht, möchte ich in diesem Buch Schritt für Schritt erklären.

Der erste Schritt ist, die Wahrheit anzunehmen, da man nicht ändern kann, was man nicht annimmt. Genauso wenig kann man die Menschen ändern, die einen umgeben. Allerdings kann man ändern, mit wem man sich umgibt und wie viel Einfluss auf das eigene Denken und Handeln man anderen Menschen einräumt. Ändert sich ein Teil in einem System, ändert sich das ganze System.

Du kannst der Teil sein, der sich in eine neue, zielführende Richtung bewegt. Unabhängig davon, was alle anderen sagen, tun oder von dir erwarten. Es ist dein Leben, und es ist genau jetzt.

> Alkoholismus ist eine Krankheit, unter der die ganze Familie in extremer Form leidet.

> Es geht nicht darum, die Schuldfrage zu stellen, sondern darum, Verantwortung zu übernehmen.

Ich erinnere mich an den letzten Grundschultag meines jüngeren Sohnes. Es war ein emotionaler Tag voller Freude über den bestandenen Übertritt und die Gewissheit, dass er an der neuen Schule mit seinen besten Freunden in eine Klasse kommen würde. Die Sonne schien an einem strahlend blauen Himmel, rundherum wurden Fotos gemacht, es wurde gemeinsam gelacht, einander zugewunken, schöne Ferien gewünscht, und (wir) ich beobachtete die glücklichen Kinder, die zwischen ihren überall auf dem Boden verstreuten Taschen ausgelassen herumtobten. Unter die allgemeine Euphorie mischten sich allerdings auch ein wenig Wehmut und Abschiedsschmerz von einer unbeschwerten Schulzeit und einer wahren Bilderbuchlehrerin, weshalb der eine oder andere mit den Tränen kämpfte – so auch ich.

Doch plötzlich registrierte ich, dass da noch ein anderes Gefühl in mir sein Unwesen trieb. Es mischte sich zunächst unbemerkt unter meine Freude, und die Melancholie übernahm zwar langsam, aber unaufhaltsam das Steuer. Egal, wie sehr ich mich bemühte, diese Entwicklung zu ignorieren: Es gelang mir nicht. Diese neue Emotion war stark und dabei nicht wehmütig schön, sondern einfach nur toxisch und schmerzhaft. Als ich dem unangenehmen Gefühl Raum gab, wurde mir klar, woher es kam: Dieser Tag katapultierte mich vier Jahre zurück zu dem nicht weniger aufregenden und emotionalen ersten Schultag meines Sohnes. Allerdings hatte dieser damals einen anderen Hauptdarsteller als das kleine Kind mit der großen Schultüte.

Nach einem sich wie so häufig über Wochen anbahnenden Alkoholdrama war mein Partner damals wieder einmal in der Klinik. Wie so oft in unserer Beziehung war ich am Tag der Einschulung alleine und musste die Stellung halten, die Gefühle aushalten und dabei funktionieren. Ich war einerseits traurig, dass der Mann in meinem Leben nicht an meiner Seite war, und gleichzeitig war ich unendlich wütend und enttäuscht von ihm, weil ich meinem Sohn einen anderen, einen unbeschwerten ersten Schultag gewünscht hatte. Ich versuchte – vor allem meinem Kind zuliebe –, meine Rolle so perfekt wie möglich zu spielen, obwohl ich mich inmitten der anderen, scheinbar glücklichen Familien so elend und einsam fühlte wie selten zuvor. Trotzdem biss ich die Zähne zusammen. Wie üblich in dieser Beziehung. Ich versuchte, mich fröhlich und unbeschwert zu geben, als sei alles in bester Ordnung. Die Blicke und die Fragen, wo »er« denn sei, hielt ich aus, während ich lächelnd meine hübsch einstudierte Standardantwort wiederholte, dass er eine Kur mache. In Wahrheit war mir absolut nicht nach Lächeln zumute, denn ich fühlte mich komplett ausgebrannt und hätte mir am liebsten die Decke über den Kopf gezogen und all das verschlafen.

Ich wollte nichts mehr tun und nichts mehr erklären müssen, sondern einfach nur meiner seelischen und körperlichen Erschöpfung nachgeben können. Aber ich funktionierte und nahm meinen Partner dabei wie selbstverständlich die ganze Zeit über in Schutz.

Da wurde ich plötzlich aus meinen Gedanken gerissen: »Drei, zwei, eins, los!« Die Kinder ließen die großen Trauben bunter Ballons in die Luft steigen, grölten dabei vor Spaß und liefen alle wild durcheinander, um dem eigenen Ballon möglichst lange mit dem Blick zu folgen: »Meiner ist schon über alle Bäume geflogen …«

Mir kamen vor Freude über diese »Normalität« die Tränen, weil mir die in den Himmel aufsteigenden Ballons unsere wiedergewonnene emotionale Freiheit vor Augen führten und mir bewusst machten, dass eine Sucht viel mehr ist und mehr kann, als nur einen Menschen kontrollieren, krank und unglücklich machen.

- *Meine alkoholabhängige Mutter verdrehte die Tatsachen so gekonnt, bis am Ende immer ihre Wahrheit siegte.*

- *Wenn ich die Telefonnummer meiner Nachbarin auf dem Display sah, wusste ich, dass meine Frau wieder betrunken im Hausflur lag, weil sie es nicht mehr geschafft hatte, die Tür aufzuschließen.*

- *Ich schämte mich so sehr vor meinen Freunden, wenn meine Mutter sturzbetrunken am Fußballplatz vorbeitorkelte und herumschrie. In mir nistete sich seitdem eine unfassbare Wut ein, der ich bis heute nicht Herr werden kann.*

- *Als ich meinen Mann bat, sich in seinem Zustand bitte nicht mehr ans Steuer zu setzen, schrie er mich an, dass er betrunken immer noch besser Auto fahre als wir alle zusammen nüchtern.*

- *Ich habe meiner alkoholkranken Tochter immer Bier gekauft und es ihr nach Hause gebracht, weil ich Angst hatte, dass sie wieder einen Wutanfall bekommt, wenn ihr Pegel sinkt, oder dass sie nachts betrunken ihre Wohnung verlässt, um sich Nachschub zu besorgen.*

- *Ich habe in der zweiten Klasse aufgehört, Freunde einzuladen, weil ich nie wusste, ob es gut gehen würde. Irgendwann wurde ich auch nicht mehr eingeladen.*

- *Mein Vater war unter der Woche nicht viel zu Hause. Er verließ das Haus um 9.00 Uhr, um in seine Praxis zu fahren, und kam erst spätabends betrunken wieder. In der wenigen Zeit, in der ich ihn erlebte, gab es immer Streit. Zumindest ist es in meiner Er-*

innerung so. Seine Anwesenheit wurde in meiner Wahrnehmung praktisch von betrunkenem Gebrüll begleitet. Weder meine Mutter noch wir Kinder konnten ihm irgendetwas recht machen, und keiner von uns hatte auch nur den Hauch einer Chance, dieser toxischen Atmosphäre zu entkommen.

- *Meine Mutter ruft mich nachts regelmäßig betrunken an, was immer im Streit endet. Ich habe ihr schon so oft gesagt, dass ich das nicht möchte, aber ich traue mich auch nicht, mein Telefon auszuschalten, weil ich Angst habe, dass ihr etwas zustoßen könnte.*

- *Die tagtäglichen alkoholbedingten Streitereien nahmen uns die Unbeschwertheit unserer Kindheit, unsere Lebensfreude und die Luft zum Atmen, denn sie hingen erdrückend und schwer über unserem Alltag, und sie hörten auch dann nicht auf, wenn wir Kinder längst in unseren Betten lagen und versuchten zu schlafen.*

- *Mein alkoholabhängiger Vater täuschte einen Selbstmordversuch vor, um meine Mutter dazu zu bringen, von einem Wochenendbesuch bei ihrer Freundin nach Hause zu kommen. Dass ich das mitbekommen musste, weil ich alleine mit ihm zu Hause war, nahm er in Kauf.*

- *Da mein Zimmer direkt über dem Wohnzimmer war, habe ich jedes einzelne der verletzenden Worte meines Vaters verstanden. Allzu oft konnte ich diese Energie nicht aushalten und versuchte dann, meiner Mutter zu helfen. Es zerriss mir das Herz, wie mein Vater sie behandelt hat. Ich konnte regelrecht spüren, wie sie durch seine verbalen Salven, die ihr Abend für Abend um die*

Ohren flogen und die in meinem Empfinden genauso schmerzhaft wie Schläge waren, ihre Kraft verlor. Ich konnte das nur schwer ertragen und entschied mich unzählige Male dazu, wieder aufzustehen, um meinem Vater zu erklären, dass doch alles gut sei. Ich war davon überzeugt, dass ihn eine klare und logische Darlegung meinerseits zur Einsicht bringen würde. Also nahm ich meinen ganzen Mut zusammen und begab mich in die Höhle des Löwen, um meine Mutter zu verteidigen.

- *Damals konnte ich nicht in Worte fassen, was genau mit meiner Familie nicht stimmt, aber natürlich spürte ich, dass es ein ganz massives Problem gab, unter dem wir alle in extremer Form gelitten haben. Es wurde nicht ausgesprochen, dass mein Vater ein Alkoholiker war und dass dies der Grund für all die Verletzungen, den permanenten Streit und die große Verunsicherung war. Heute kann ich meine vielen schmerzvollen Erinnerungen zu einem großen klaren Bild zusammensetzen.*

- *Ich weiß nicht, wie lange der Alkohol damals schon wütete und die Kontrolle über unser Leben übernommen hatte, aber ich weiß heute, dass er das Problem war. Mein Vater sah im Alkohol ein vermeintliches Allheilmittel, um all seiner Ängste und Sorgen Herr werden zu können.*

- *Ich glaube, irgendwann bin ich abgestumpft und habe nicht nur den Kampf um Gerechtigkeit zu Hause aufgegeben, sondern auch mich selber.*

- *Ich fühlte mich mauseklein und leer … wie leblos. In der Schule war ich ein komisches Kind. Ein extrem verunsichertes Mädchen, das sich jedes Wort sehr lange überlegte. Und kaum hatte ich es ausgesprochen, haderte ich sofort mit mir, ob die anderen nicht doch doof finden könnten, was ich gesagt hatte. Zwangsläufig ging das schief. Ich hatte keine Freunde und wurde ausgeschlossen. Mit mir hat man nur gespielt, wenn niemand anders Zeit hatte. Ich konnte einfach nicht unbeschwert auf andere zugehen und hatte nicht nur keinen Selbstwert, sondern auch nicht den Hauch einer Ahnung, wer ich war.*

- *Ich habe ganz einfach gemacht, was ich machen musste. Nicht mehr und nicht weniger … und ich hab immer gelächelt, damit niemand bemerkte, wie es tatsächlich in mir aussah.*

- *Ich hatte gelernt, meinen Mund zu halten und mich möglichst unauffällig und angepasst zu verhalten. Mit dieser Strategie konnte ich in meinem von Alkoholismus dominierten Elternhaus über die Runden kommen. Die Folge war, dass ich keinen einzigen Funken Selbstwert, Selbstbewusstsein oder gar Selbstliebe besaß. Ich konnte mich nicht fühlen, stellte die Meinung der anderen über alles und bemühte mich krampfhaft, mich an ihren Werten, Normen, Wahrheiten und Erwartungen zu orientieren. Ich suchte verzweifelt nach Anerkennung, während ich gleichzeitig davon überzeugt war, es nicht wert zu sein, um meiner selbst willen geschätzt oder gar geliebt werden zu können.*

- *Ich hatte es perfektioniert zu lächeln, auch wenn ich innerlich weinte. Niemand sollte herausfinden, was bei uns zu Hause los war.*

Co-abhängige Kinder

Kinder spüren, wenn etwas nicht stimmt. Man kann ihnen nicht wirklich etwas vormachen und sie erkennen jeden Fake. Versuchen die Erwachsenen, offensichtliche Probleme wie Alkoholismus totzuschweigen und den Dreck unter den Teppich zu kehren, werden Kinder versuchen, sich ihre Fragen selber zu beantworten. Daraus folgt, dass sie mit ihren Ängsten, Gefühlen und Unsicherheiten alleine bleiben. Eine mehr als toxische Atmosphäre entsteht, in der die Kinder leider lernen, an ihrer Intuition zu zweifeln. Denn wenn man den Elefanten im Raum ignoriert oder sogar versucht, ihnen das Gegenteil von dem einzureden, was sie eigentlich so deutlich spüren, müssen sie denken, dass mit ihnen etwas nicht stimmt. Dann suchen sie den Fehler wahrscheinlich bei sich.

Auch Kinder werden sich in der Regel wie erwachsene Co-Abhängige möglichst unauffällig verhalten, was aber nicht bedeutet, dass sie nicht merken: Etwas ist nicht in Ordnung. Vielmehr wollen sie für ihre Eltern und der Bindung zuliebe durch ein meist überangepasstes Verhalten eine vermeintliche Harmonie und Sicherheit herstellen. Sie wollen den abhängigen Elternteil nicht provozieren. Sie wollen es dem co-abhängigen Elternteil nicht noch schwerer machen. Und sie wollen die Situation insgesamt auf keinen Fall noch komplizierter machen, als sie es ohnehin schon ist. Daher tun sie häufig alles dafür, ihre kleine Welt in Ordnung zu halten.

Wird trotz des Schweigens offensichtlich, dass die Eltern oder ein Elternteil zu viel Alkohol trinken, denken Kinder jedenfalls gewiss nicht: »Mama und Papa sind überfordert und sollten sich einmal vom Jugendamt oder beim Blauen Kreuz beraten lassen«, sondern sie versuchen verzweifelt noch mehr Verantwortung zu übernehmen, indem sie beispielsweise leere Flaschen zählen. Sie werden sich wie selbstverständlich selber versorgen, wenn die Mama betrunken im Bett liegt. Sie werden sich möglichst leise und brav verhalten, damit es hoffentlich keinen Streit gibt. Oder sie kippen in ihrer Verzweiflung Salz ins Bier, damit es der Papa nicht trinken kann. Tut er es am Ende doch, ziehen sie sich wahrscheinlich still und leise die Decke über den Kopf, um darauf zu warten, bis die Luft wieder rein ist.

Bei einer schwierigen Situation zu Hause werden Kinder sich schuldig fühlen. Dann liegt für sie leider der Gedanke nahe, dass mit ihnen etwas nicht stimmt, sie nicht zur »Last fallen« dürfen, dass sie falsch, nicht brav genug oder nicht liebenswert sind. Infolgedessen lernen sie meist, sich überanzupassen, um ihre existentiell wichtige Bindung nicht zu verlieren. Nicht selten versuchen sie, eine Verantwortung zu tragen, die ihnen nicht gehört und die sie auch gar nicht tragen können: die Verantwortung, dass die Beziehung zu den Eltern funktioniert. Das überfordert jedes Kind heillos, und genau damit ist häufig der Grundstein für selbstsabotierende Denk- und Verhaltensweisen gelegt, die sich auf ihren Selbstwert und auch auf spätere Beziehungen zu Partnern, Freunden und Kollegen auswirken können. Viele Kinder alkoholkranker Eltern landen wieder in Beziehungen zu einem alkoholkranken Partner, was daran liegt, dass uns bekannte Systeme, auch wenn sie mit schmerzhaften Erfahrungen verknüpft sind, unterbewusst ein gewisses Gefühl der Kontrolle und der Vertrautheit vermitteln. Wir kennen uns in diesem Territorium – auch wenn es toxisch ist – aus, und unser Programm springt beinahe automatisch an. Ehe wir es uns versehen, stecken wir in der nächsten co-abhängigen Beziehung fest.

Es ist essenziell wichtig, Kindern die Möglichkeit zu geben, ihre Erfahrungen mit Alkoholismus zu verarbeiten, ihnen den Raum zu geben, über ihre Gefühle zu sprechen, ohne dass sie Angst haben müssen, in einen Gewissens- oder Loyalitätskonflikt zu geraten.

Auch deshalb ist es so sehr zu empfehlen, professionelle Unterstützung hinzuziehen, ganz egal, wie lange die Erlebnisse möglicherweise bereits zurückliegen. Andernfalls riskiert man, dass Kinder falsche Schlüsse ziehen, sich nachhaltig schämen und dass sie sich verantwortlich oder gar schuldig fühlen.

Beratungsstellen:

- Jugendinformationszentrum (JIZ)
- Blaues Kreuz
- Jugendamt

Die größten emotionalen Probleme Co-Abhängiger

- ***Scham*** für die Auswirkungen der Krankheit eines anderen Menschen
- ***Angst*** vor der ***Unberechenbarkeit*** einer Krankheit, deren Symptome jederzeit zuschlagen können
- ***Isolation***, in die man sich bedingt durch Punkt 1 und Punkt 2 begibt
- ***Angst*** aus ***Sorge***, was passieren könnte, wenn man es nicht schafft, das Unkontrollierbare zu kontrollieren
- ***Ohnmacht/Hilflosigkeit***, *die sich aus der Co-Abhängigkeit ergibt*
- ***Angst*** vor der ***Gewalterfahrung*** durch die ***Veränderung der Persönlichkeit*** des Alkoholkranken, verbal oder physisch
- ***seelische Verletzungen***, die sich aus alldem ergeben
- ***Hilflosigkeit und Müdigkeit und Überforderung*** wegen der ***schwindenden Kraft und Energie***, die einem für alle anderen Lebensbereiche fehlt
- ***Schuldgefühle***, die manchmal aus dem Umfeld, meist aber vom Alkoholkranken geschürt werden

Self-Coaching: Test

Bist du co-abhängig?

- Fühlst du dich für die Emotionen und Handlungen eines alkoholkranken Menschens verantwortlich?
- Zweifelst du selbst dann an deiner Wahrnehmung, wenn du »eigentlich« ganz genau weißt, dass es keinen Zweifel gibt?
- Übergehst du deine eigenen Bedürfnisse immer selbstverständlicher?
- Isolierst du dich zunehmend von deinem Umfeld?
- Hast du aufgrund der Sucht eines anderen Menschen Strategien entwickelt, die dir selber extrem schaden?
- Fühlst du dich schnell schuldig wie verantwortlich und suchst den Fehler immer selbstverständlicher bei dir?
- Glaubt du, du könntest oder müsstest den nächsten ersten Schluck verhindern?
- Checkst du den Atem, den Blick und die Stimmung, als seist du der Bodyguard eines Staatsoberhauptes?
- Versuchst du nach außen den Schein zu wahren, indem du das ganze Ausmaß und die Folgen des Trinkens eines anderen Menschen vertuschst?

- Gibt es noch Lebensbereiche, die nicht vom Alkohol kontrolliert oder überschattet werden?
- Fühlst du dich zunehmend ohnmächtig und erschöpft?
- Liegt dein Fokus außerhalb des Wirkungsbereiches deines eigenen Planens und Handelns?
- Hängt dein eigenes Befinden zu (fast) 100 Prozent davon ab, wie es dem Alkoholkranken geht?
- Sehnst du dich danach, dass der Mensch, der dich regelmäßig emotional verletzt, deine Wunden auch wieder verarztet? Ist das (Trink-) Verhalten deines Partners zu deinem Selbstwertspiegel geworden?
- Machst du häufig Kompromisse, die faul sind?
- Fällt es dir schwer, (noch) Nein zu sagen?
- Hast du große Angst davor, was passieren könnte, wenn du aufhörst, die Sucht und ihre Folgen zu kontrollieren?
- Fällt es dir schwer, deine Gefühle zu benennen?
- Wann hast du das letzte Mal in dich hineingespürt und dich gefragt: »Was würde mir guttun?«
- Kannst du die Frage: »Wie geht es dir?« überhaupt noch losgelöst von deinem alkoholkranken Partner beantworten?

Je mehr dieser Fragen du mit Ja beantworten kannst und je mehr du dich in diesen Punkten wiederkennst, umso tiefer hast du dich bereits in das Suchtsystem verstrickt und umso wichtiger ist es, dich wieder um dich selber zu kümmern und aktiv einen Richtungswechsel zu initiieren.

Isolation & Scham von Co-Abhängigen

Menschen, die co-abhängig sind, entwickeln ähnliche Symptome wie der Alkoholkranke selber. Das Heimtückische an diesen Symptomen ist, dass sie gleichzeitig Ergebnis *und* Nährboden des Suchtsystems sind und eine große Hürde für einen Richtungswechsel darstellen können.

Das überaus unangenehme Gefühl der Scham spielt hierbei eine zentrale Rolle. Die Natur hat es uns mitgegeben, damit wir uns unserem Umfeld im überlebensnotwendigen Maß anpassen und uns in die Gesellschaft integrieren. Nimmt die Scham überhand, wird das Gefühl so unangenehm, dass wir tunlichst alles versuchen, um es zu vermeiden.

Geht nun aber ein Mensch, der uns nahesteht und den wir lieben, allmählich im Strudel seiner Alkoholsucht unter, tut er häufig peinliche, unsachliche oder auch verletzende Dinge. Er sagt Sachen, die seiner eigentlichen Persönlichkeit wahrscheinlich völlig fremd sind. Dann wächst die Scham der Angehörigen oft ins Unerträgliche. Sie schämen sich für diesen Menschen, für das, was der Alkohol aus ihm – und auch aus ihnen – macht.

Auch ich schämte mich für die vielen leeren Flaschen, die zunehmend ungepflegte Erscheinung meines Partners, die üblen Blessuren als Resultat seines letzten Sturzes, seine betrunkenen Kommentare, seine unangenehme Fahne, und ich wollte keinesfalls riskieren, dass jemand hört, wie tief das Niveau unserer Streitereien gesunken war.

Irgendwann ist man als Co-Abhängiger die Härte der verbalen Salven gewohnt, man duckt sich weg, während man sich leider Gottes in gewisser Weise daran gewöhnt. Auf keinen Fall aber möchte man, dass Freunde oder Kollegen Zeugen solcher Verletzungen werden. Das Bettzeug zieht man schnell ab, um nicht nur den beißenden Geruch von Urin, Tabak und Alkohol, sondern auch die Erinnerung an die letzte Nacht wegzuwaschen. Schnell versucht man, alle Beweise einer Eskalation zu beseitigen. Die Schramme am Auto nimmt man mit einem aufgesetzten Lächeln auf die eigene Kappe: »Einparken war noch nie meine Stärke.« Bevor eine Auseinandersetzung zu laut wird, gibt man lieber klein bei und entschuldigt sich auch dann, wenn es sich nicht richtig anfühlt, nur um kein zusätzliches Aufsehen zu erregen und die vermeintliche Harmonie wiederherzustellen.

Was ein Angehöriger eines Alkoholkranken tut, um diese extrem unangenehmen Schamgefühle zu vermeiden, ist Teil eines co-abhängigen Verhaltensmusters und führt zunehmend in die Isolation und die heillose Verstrickung aus Angst, Schuldgefühlen und den Schein wahren.

Diese Kombination ist leider kein effektives Mittel, die Sucht in den Griff zu bekommen, sondern vielmehr der perfekte Nährboden, auf dem sie sich weiterhin stabilisieren kann.

Ein weiterer Grund für diese überbordende Scham ist unter anderem das regelrechte Stigma, das samt unendlich vieler Vorurteile an Alkoholismus haftet.

Stell dir vor, du wärst bei einem Ladys-Geburtstagsfrühstück eingeladen. Würde eine der Damen erzählen, dass eine schlimme Krankheit bei ihrem Mann diagnostiziert wurde, würde sie sehr wahrscheinlich auch von denjenigen, die sie nur ganz flüchtig oder gar nicht kennt, mit Anteilnahme überschüttet werden. Man wäre kollektiv bestürzt, und sie bekäme sicherlich haufenweise Angebote der Unterstützung und Empfehlungen für die allerbesten Ärzte. Und was denkst du, würde passieren, wenn du in so einer Runde erzählst, dass dein Mann Alkoholiker ist, er letzte Nacht wieder ins Bett gepinkelt hat und du ihn regelmäßig vom Boden aufkratzen musst, weil er nicht mehr in der Lage ist, alleine auf seinen Beinen zu stehen?

Wenn du zwischen Croissant und Latte macchiato offen darüber sprechen würdest, dass eine Gerichtsverhandlung ansteht, weil er betrunken Auto gefahren ist und du gestern beim Rasenmähen leere Wodkaflaschen im Garten gefunden hast? Betretenes Schweigen wäre wahrscheinlich noch das Angenehmste, was man dir entgegenbringen würde. Vielleicht gäbe man sich nach der anfänglichen peinlichen Stille sogar mitfühlend. Doch was würde über euch geredet werden, sobald du den Raum verlassen hast?

Basierend auf meinen Erfahrungen ist es so, dass die meisten Angehörigen von Alkoholikern nicht offen erzählen würden, was sich bei ihnen zu Hause abspielt. Denn obwohl es sich bei Alkoholismus um eine Krankheit handelt, die eines der größten Gesundheitsprobleme unserer Zeit darstellt, haben viele Menschen doch eher Verachtung als Mitgefühl für sie übrig. Du möchtest nicht die abwertenden Blicke, die sagen: »selber schuld«, und Kommentare wie »dieser blöde Idiot«, »ich dachte, er liebt dich« oder »soll er doch einfach aufhören zu saufen« ertragen, wenn du ohnehin schon verunsichert, ratlos und erschöpft bist. Also verstärkt sich das co-abhängige Verhalten des Vertuschens und Versteckens noch mehr, was die Situation zusehends verschlimmert. Früher oder später spielt der Co-Abhängige eine Rolle, von der es keine Auszeit mehr gibt, und er verliert nicht nur seine Energie und seine Lebensfreude, sondern vor allem sich selber.

In der Regel kommen co-abhängige Menschen an einen Punkt, an dem sie nach dramatischen Nächten, Streitereien, Blackouts, Stürzen und Notarzteinsätzen keine Kraft mehr haben, in einer fröhlichen Runde vorzuspielen, es ginge ihnen gut. Darüber reden, warum man total fertig und übernächtigt ist, kann oder möchte man auch nicht. Also fängt man an Verabredungen abzusagen. Immer öfter.

> Angst, Scham, Schuldgefühle und Isolation sind der perfekte Nährboden für das Suchtsystem.

Du bist nicht alleine! Such dir eine Community.

Self-Coaching: Reality Check zu deiner aktuellen Lebenssituation

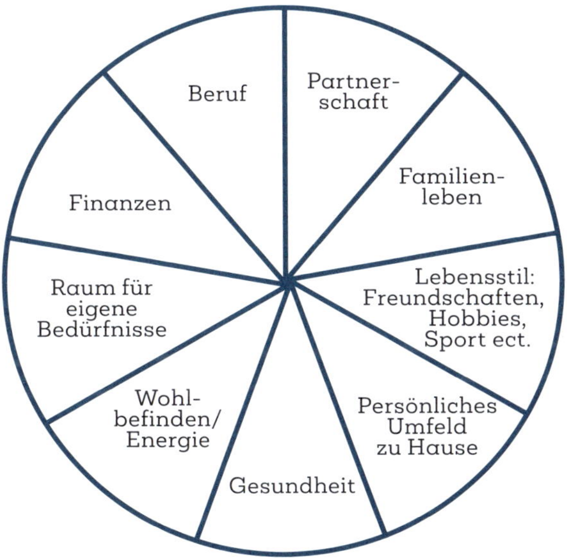

Gehe bitte die einzelnen Lebensbereiche durch und prüfe nacheinander jeden auf seine momentane Qualität. Dann gibst du bitte jedem Bereich eine prozentuale Bewertung entsprechend der aktuellen Attraktivität (von 0%–100%).Trage die einzelnen Werte in die entsprechenden Felder ein und schraffiere sie ungefähr entsprechend ihres Wertes, sodass du auf einen Blick eine Momentaufnahme deiner gefühlten Lebensqualität erhältst.

Ich kann mich nicht genau daran erinnern, wann alles außer Kontrolle geraten ist und ich die ersten leeren Schnapsflaschen in der Garage und im Garten gefunden habe oder mir die vertraute, klare und sympathische Ansage seiner Mailbox den Atem stocken ließ, weil sie für mich zum Vorboten seiner schlimmen Abstürze geworden war. Ich weiß nicht mehr, ab welchem Zeitpunkt ich das Vertrauen in meine Intuition verloren habe und es für mich zur Normalität wurde, dass ein erwachsener Mann ins Bett macht. Ab wann genau der Alkohol begonnen hat, unseren Alltag zu dominieren? Auch das weiß ich nicht mehr. Irgendwann spielte die Uhrzeit bei seiner Sucht einfach keine Rolle mehr. Heute kann ich es nicht mehr genau nachvollziehen. Irgendwann war es ganz einfach so, dass die Worte »nach dem Rückfall« zum Synonym für »vor dem Rückfall« geworden waren.

Aber ich erinnere mich noch exakt an den Moment, als er mich das erste Mal küsste. Er war bereits seit vielen Jahren geschieden, und ich war zu der Zeit im Begriff, aus meiner Ehe auszubrechen. Ich spürte damals eine große Leere in mir und war ständig auf der Suche, aber ich wusste nicht, wonach. An diesem Abend war ich selbst ein bisschen angetrunken, er wirkte nüchtern. Ich habe noch das Knarzen der alten Dielenböden in den Ohren, als Tom sich zu mir neigte, spüre seinen Blick, skeptisch und leidenschaftlich zugleich. Tatsächlich kannte ich ihn schon lange Jahre, denn wir waren uns 20 Jahre zuvor das erste Mal begegnet. 20 Jahre nach der ersten Verliebtheit, 20 Jahre, in denen wir beide heirateten und Eltern wurden, standen wir in dem Hotel seiner Familie, in dem Zimmer mit der Nr. 60 und wussten beide nicht genau, wie wir mit der Situation umgehen sollten. Wir kannten uns schon so lange aus der Ferne und waren nun mit der plötzlichen Nähe überfordert. Er sagte, ich sähe traurig und müde aus und es sei sicher das Beste, ich würde versuchen zu schlafen. Schließlich legten wir uns ins Bett und er hielt mich einfach die ganze Nacht im Arm. Er wunderte sich, dass es sich so vertraut anfühlte, als sei es nie anders gewesen, nahm meine Hand in seine und ich schlief ein. Am nächsten Morgen, als ich mich möglichst unverbindlich verabschiedete, sah er mich plötzlich unerwartet ernst an und sagte: »Ich werde auf Dich warten.« Ich kann diesen Moment noch heute jederzeit abrufen.

Doch tatsächlich weiß ich nicht mehr, wann mir klar wurde, dass es ein massives Problem gab. Ich kann mich nicht erinnern, ab wann Streitereien, Manipulation und Lügen unseren Alltag dominierten und es für mich zur Normalität wurde, dass er bereits vormittags regelmäßig betrunken von mir aus dem Verkehr gezogen werden musste.

Aber ich erinnere mich noch bis ins Detail an den Moment, als wir uns nach dieser Nacht in Zimmer 60 das erste Mal wiederbegegneten. Ich war mit den Kindern beim Baden am See und plötzlich stand er da. Ich war mehr als überrascht, da ich ihn hier so gut wie nie zuvor gesehen hatte. Später erzählte er mir, dass er seine Freizeit, um Smalltalk zu vermeiden, lieber dort verbrachte, wo er möglichst wenig Leute traf. Gleichzeitig wusste er, dass dies der einzige Ort war, an dem er mir mit sehr hoher Wahrscheinlichkeit und einigermaßen unverfänglich begegnen konnte.

Er blieb stehen und sah von der Terrasse des Strandbad-Restaurants zu mir herüber. Mein Herz fing wie wild an zu schlagen. Ich stand auf und ging zu ihm. Ich konnte seine Nervosität schon aus der Entfernung spüren. Er fuhr sich ständig durchs Haar und wirkte auf mich ein wenig fahrig. Und als ich dann vor ihm stand, sprach er sehr unsicher und leise und schaffte es kaum, mir in die Augen zu sehen. Er gab sich distanziert und tat so, als müsse er mit mir noch ein paar Details bezüglich meiner »Reservierung« im Hotel besprechen. Ging es um solche Fakten, sprach er betont laut und deutlich, um sicherzustellen, dass die anderen Badegäste um uns herum hören konnten: Dies war ein rein geschäftliches Gespräch. Ich spielte das Spiel mit und er notierte meine Telefonnummer auf einem abgebrochenen Bierdeckel. Er konnte die Zahlen kaum leserlich schreiben, da er so zitterte. Als er die letzte Ziffer notiert hatte, nickte er kurz und verschwand so schnell und unerwartet, wie er aufgetaucht war. Den Bierdeckel hat er tatsächlich bis heute aufgehoben.

Heute kann ich nicht mehr sagen, welches der vielen Vorkommnisse auslöste, dass in mir die nackte Panik aufsteigt, sobald ich eine Krankenwagensirene höre. Aber denke ich an unser erstes richtiges Date, ist es, als sei es gestern gewesen. Es war ein unendlich schöner, warmer Sommerabend und Tom wartete auf seinem Boot auf mich. Er stand da, verzog keine Miene, war barfuß, trug eine Badehose, die Haare hingen ihm lässig in die Stirn und sein T-Shirt war von oben bis unten voller Soßenflecken. Er fragte mich, ob ich sehr hungrig wäre, weil ihm unser Essen auf dem Weg zum See leider in der Kurve vom Fahrrad geflogen sei. Er neigte den Kopf leicht zur Seite, strich sich eine Strähne aus der Stirn, ein verschmitztes Lächeln huschte über sein sonnengebräuntes Gesicht und er reichte mir die Hand, um mir auf das Boot zu helfen. Für mich war es bereits zu diesem Zeitpunkt das perfekte Date.

Wir trennten uns erst wieder, als die Sonne aufging, und von diesem Moment an trafen wir uns so oft wie möglich. Uns gingen niemals die Themen aus, er brachte mich zum Lachen und er berührte mein Herz. Ich hatte bisher keine Ahnung, mit wie wenig Schlaf ein Mensch auskommen kann. Trafen wir uns, machten wir die Nacht durch, und konnten wir uns nicht sehen, telefonierten wir, bis die Sonne aufging. Einmal bot sich über mehrere Tage keine Gelegenheit für ein Treffen, also verabredeten wir uns vor Arbeitsbeginn um halb sieben auf dem Parkplatz einer Klinik. Und obwohl es in Strömen regnete, standen wir ganze zwei Stunden unter einem Baum und küssten uns, bis wir völlig durchnässt waren. Nach knapp drei Monaten wollte er mich heiraten.

Ich habe unendlich viele schöne Erinnerungen an diese aufregende Anfangszeit unserer Beziehung. Eines Tages fand ich eine Flaschenpost, die er in dem Bach, der durch meinen Garten fließt, versteckt hatte. Den

Brief habe ich bestimmt hundert Mal gelesen. Ich weiß noch genau, was er mir an unserem ersten Wochenende auf seiner Hütte in den Bergen gekocht hat und an welchem Treffpunkt er mich damals mit seinem Jeep abgeholt hat. Ich muss jetzt noch lachen, wenn ich an den überforderten, schlaksigen Typ vom Zimmerservice denke, dem Tom nur mit einem winzigen Handtuch bedeckt die Tür öffnete. Es war unser allererster gemeinsamer Wochenendtrip und Tom hatte alle Gerichte von der Karte bestellt, von denen er wusste, dass ich sie mochte. Der arme Kellner versuchte ernst zu bleiben und die unzähligen Tabletts bei dem wenigen Platz fachmännisch abzustellen, während der nahezu nackte Tom lachend und scherzend um ihn herumturnte. Die riesengroßen Schweißperlen auf der Nase des Azubis verrieten, wie sehr ihn die Situation überforderte und dass er sich sichtlich anstrengen musste, die Contenance zu bewahren. Während wir anschließend versuchten, alles aufzuessen, erzählte mir Tom, dass er nach unserer ersten Nacht die Hausdamen gebeten hatte, das Zimmer 60 nicht aufzuräumen und dass er mehrere Nächte dort schlief, um mir nah zu sein. Damals konnte ich mir kaum etwas Romantischeres vorstellen. Ich mochte es, wie haarscharf er alles an mir wahrnahm, wie klar er mich sah und durchschaute, fast, als könne er meine Gedanken lesen. Ich war in Tom vernarrt, weil er so ein Kindskopf war, ich liebte seinen Humor, sein großes Herz, seine Art, mich anzusehen, und seinen etwas ungehobelten Charme. Manch einer mochte der Meinung gewesen sein, dass er etwas Schliff vertragen könnte, aber ich mochte definitiv das Ungeschliffene ganz besonders an ihm. Jeder Platz, an dem wir zusammen Zeit verbrachten, wurde zu einem besonderen Ort für uns, da unsere Verbindung fast etwas Magisches hatte. Ich erinnere mich an jede Kleinigkeit der Treffen in unserem ersten gemeinsamen Sommer und an alle Lieder unseres persönlichen Soundtracks aus dieser Zeit.

Ich werde oft gefragt, ob ich denn nichts von seiner Alkoholsucht bemerkt habe oder ab wann es mir klar geworden sei, dass er nicht kontrolliert trinken kann. Doch es gab tatsächlich nicht diesen einen Moment, ab dem es für mich offensichtlich war, sondern die traurige Erkenntnis ist langsam eingesickert und irgendwann war es meine Realität, dass sein unkontrollierter Alkoholkonsum unser Leben kontrollierte.

Rückblickend gibt es natürlich viele kleine Puzzleteile, die ich im Nachhinein zu einem klaren Bild zusammensetzen kann. Die ersten Anzeichen zeigten sich sehr früh, aber ich erkannte sie damals nicht als solche. Oder vielleicht wollte ich sie auch nicht erkennen. Ich weiß es nicht.

Am Anfang unserer Beziehung war er fit, lustig und gut drauf, wenn wir uns sahen. Beispielsweise sorgte er immer dafür, dass maximal zwei Weinflaschen vorhanden waren, wenn er mich zum Essen einlud. Ich wunderte mich damals schon ein bisschen darüber, dass ein Gastronom, der Koch ist und dessen Familie ein Weingut besitzt, bei jeder Einladung genau zwei Flaschen Wein im Haus hat und nicht, wie ich aufgrund seines Berufes angenommen hätte, immer eine kleine Auswahl seiner Lieblingsweine vorhanden war. Später war mir natürlich klar, warum er es so hielt: Er wollte sich selbst davor schützen, sich vor mir unter den Tisch zu trinken.

In der Nacht vor einem unserer ersten Dates rief er mich ziemlich angetrunken an. Er sagte, ihn quäle die Angst, dass ich morgen nicht zu unserer Verabredung komme. Ich sollte ihm mehrfach versprechen, dass ich auch wirklich da sein würde. Ich fand es damals irgendwie schmeichelhaft und süß, dass ein gestandener erwachsener Mann sich so verletzlich zeigte. Heute weiß ich natürlich, dass auch das eine Auswirkung seiner Krankheit war. Ich erinnere mich außerdem an ein Frühstück, bei dem er extrem zitterte und schwitzte. Der Schweiß tropfte ohne Unterlass von seinem Gesicht auf die blank polierte Tischplatte. Es war ihm sichtlich unangenehm, er war sehr unruhig und nervös und wiegelte mein besorgtes Nachfragen, was denn los sei, ob es ihm nicht gut gehe, schroff ab. Auch die Ursache dafür war mir später klar.

Irgendwann ergaben die vielen kleinen Ungereimtheiten, die ich zu Anfang nicht ernst nahm, ein klares, »ernüchterndes« Bild.

Doch bis zur Erkenntnis war es ein langer, schleichender Prozess. Irgendwann war es für mich nämlich normal, dass Tom schon tagsüber kolossal betrunken war, völlig derangiert durch das Hotel torkelte, aufgrund seines immensen Alkoholkonsums immer häufiger stürzte, sich verletzte. Leider begann auch seine Persönlichkeit, sich unangenehm zu verändern, und er wurde krankhaft eifersüchtig.

Im Zuge dessen fing ich an, Einladungen und Verabredungen abzusagen, während ich mir vormachte, das sei meine freie Entscheidung. Den wahren Grund blendete ich stoisch aus: Tom war offensichtlich ein Alkoholiker.

Das wollte ich nicht wahrhaben und ich erzählte mir Geschichten, die mich darin bestätigen sollten, weiterhin unbeirrt an meinem bisherigen Verhalten und an dieser Beziehung festzuhalten, um weiterhin daran glauben zu können, dass wir eine glückliche, gemeinsame Zukunft haben würden.

In Wahrheit war ich ziemlich schnell eine Gefangene meiner Angst und seiner Sucht. So zerstörerisch und toxisch dieser Zustand auch war, wurde er für mich vertraut und ich begann, mich damit zu arrangieren.

Meine Gedanken kreisten schnell nur noch um ihn, denn ich war davon überzeugt, ich könne das Problem von außen nach innen angehen. Ich musste »nur« die Umstände so gestalten, dass es für ihn keine Anlässe oder Auslöser zum Trinken mehr gab. Natürlich hat das nicht funktioniert.

Heute weiß ich: Es funktioniert nie von außen nach innen, sondern immer nur von innen nach außen.

Ich kämpfte einen Kampf, den man nicht gewinnen kann. Nicht auf diesem Weg.

Schon lange bevor Tom und ich uns näherkamen, hatte ich einen Stammtisch in dem Hotel seiner Familie. Als wir schließlich ein Paar waren, freute ich mich umso mehr auf diesen Jour fixe mit meinen Freundinnen. Ich genoss diese Abende zu Beginn unserer Beziehung sehr, doch das sollte sich bald ändern.

An einem dieser Mittwochabende war es sehr voll im Restaurant und wir mussten auf unseren Tisch warten. Tom war nicht zu sehen, aber an der Bar stand sein Glas, wo es immer stand. Da ich sehr durstig und in dem Glauben war, dass darin ein halber Liter Wasser wäre, nahm ich einen großen Schluck. In dem Glas war ein halber Liter Wodka. Als ich nach ihm sehen wollte, ist er das erste Mal ausgerastet und schrie mich an, ob er nicht einmal mehr in Ruhe arbeiten könne. Wahrscheinlich wurde genau in diesem Moment der Grundstein der toxischen Dynamik unserer Beziehung gelegt. Je näher wir uns gekommen waren, umso näher kam ich auch der Wahrheit, dass er den Alkohol nicht kontrollieren kann, weshalb er begonnen hatte, mich mit allen notwendigen emotionalen Verletzungen auf Abstand zu bringen, um seine Beziehung zum Alkohol zu verteidigen. Meine Wahrnehmung der Situation und seine Reaktion lagen so unendlich weit voneinander entfernt, dass ich begann, an mir zu zweifeln. Und anstatt mich umzudrehen und zu gehen, fing ich leider an darum zu kämpfen, seine liebenswerte Seite wieder zum Vorschein zu bringen. Zu dem Zeitpunkt hatten wir uns längst in unsere gemeinsame Zukunft gestürzt. Wir hatten uns irgendwann tatsächlich getraut, das Versteckspiel zu beenden und zueinander zu stehen. Wenn ich geahnt hätte, welche Konsequenzen es haben würde, die Red Flags zu ignorieren.

Wir verbrachten so viel Zeit wie möglich mit den Kindern, fuhren in die Berge oder an den See, haben viel gelacht, machten Picknick im Boot, sangen laut im Auto, sprangen vom Dach seiner Badehütte ins Wasser, aßen Pizza auf dem Steg, sahen uns gemeinsam Filme an, tanzten in der Küche, kochten zusammen oder spielten vor dem Kamin »Monopoly«. Tom brachte meinem jüngeren Sohn das Schwimmen bei und es fühlte sich an, als wären wir alle schon immer eine Familie gewesen. Wir hatten nach kürzester Zeit unzählige Running Gags, die nur wir verstanden. Wir brauchten nicht viel und konnten einfach überall Spaß haben. Es war schön. Wir waren uns genug. Tom sagte damals immer, wir würden es allen noch beweisen, dass man sich auch friedlich trennen und als Patchworkfamilie glücklich zusammenleben könne. Wörtlich sagte er: »Wir werden den ganzen See mit unserer Liebe zum Beben und somit alle zum Schweigen bringen, die uns unser Glück nicht gönnen.«

Aber die Umstände waren zu diesem Zeitpunkt schon längst nicht mehr so unbeschwert, wie ich es mir vormachte und gewünscht hätte. Meine Intuition meldete sich wiederholt mit großen Zweifeln, aber ich hielt mir mit aller Kraft die Ohren zu. Rückblickend weiß ich, dass allein das der Grund war, warum ich seinem Drängen nicht nachgab, noch ein gemeinsames Kind zu bekommen. Tief in mir wusste ich, dass wir von echter Stabilität weit entfernt waren. Trotzdem blendete ich alle Vorbehalte aus und vertraute darauf, dass belohnt wird, wer seinem Herzen folgt. Denn kann Alkohol wirklich stärker und mächtiger sein als wahre Liebe?

Wie groß und mächtig der Sturm um uns herum noch werden würde, ahnte ich zu diesem Zeitpunkt nicht ansatzweise. Allerdings legte ich – unbewusst – bereits damals die typischen Verhaltensmuster der Co-Abhängigkeit an den Tag. Damals wusste ich nicht einmal, dass dieses sozialmedizinische Konzept überhaupt existiert, geschweige denn, dass ich ahnte: Ich war längst davon betroffen.

Ich fühlte mich für alles verantwortlich: dass es allen Beteiligten gut ging. Ich versuchte für alle da zu sein, zu vermitteln, ein gutes Verhältnis zu allen Familienmitgliedern herzustellen, Brücken zu bauen und nebenbei den Alltag für alle so rund wie nur möglich zu gestalten. Ich war davon überzeugt, dass das große Ganze funktionierte, wenn ich funktionierte. Toms Aufgabe war es, nichts zu trinken. Alles andere schrieb ich ganz freiwillig auf meine To-do-Liste. Schließlich musste er unter allen Umständen bei Laune gehalten, geschont und vom Alkohol abgelenkt werden. Ich wusste ja mittlerweile, wie leicht alles durch seine Trinkerei ins Wanken geraten konnte.

Mähte er hin und wieder freiwillig den Rasen oder kaufte sporadisch Lebensmittel ein, überschüttete ich ihn mit absolut übertriebener Begeisterung und Dankbarkeit für diesen Beitrag zu unserem Alltag. Schließlich versuchte ich als Co-Abhängige nicht nur ihm alle Probleme aus dem Weg zu räumen, sondern ich wollte ihm darüber hinaus zur Selbstliebe verhelfen. Ich erlag dem Irrglauben, ich sei in der Lage, ihm die lang und verzweifelt ersehnte Anerkennung seiner selbst zu schenken. Um ihm zu einem besseren Selbstbild zu verhelfen, versuchte ich ihn möglichst nicht zu kritisieren oder zu viel von ihm zu fordern.

Meine Gedanken kreisten irgendwann 24 Stunden am Tag um ihn, denn wie es mir ging, hing vollständig davon ab, wie es ihm ging.

Gerieten wir in Streit, gab ich meistens klein bei, auch wenn es sich nicht richtig angefühlt hat. Es ist doch so: Ist dein Partner Alkoholiker, tust du als Co-Abhängiger alles, nur um ihm keinen »Grund« zum Trinken zu liefern, was an sich schon der große Trugschluss und Kern der Co-Abhängigkeit ist.

Das alles war mir leider nicht bewusst, doch wenn man anfängt, sich bis zur Unkenntlichkeit zu verbiegen, sich ungerecht behandeln und manipulieren zu lassen, verliert man sich. Auch ich schleppte einen immer größeren Brocken aus unguten und toxischen Gefühlen mit mir herum, was bekanntlich viele Menschen auf Dauer krank macht.

Bei mir war es auch so: Es ging mir irgendwann nicht mehr gut. Weder physisch noch psychisch. Ich war latent wütend und traurig, doch ich hatte eine Rolle zu spielen, von der es keine Auszeit mehr gab. Anstatt meine Bedürfnisse mitzuteilen, gab ich mich stark und unermüdlich. Ich war in dem Glauben, ich hielte die Zügel in der Hand und könne alles irgendwie deichseln.

Doch wer sich aufopfert, der macht sich selbst zum Opfer. Auch ich hatte längst eine Opferrolle eingenommen, ohne es zu merken. Es ist ja nicht so, dass ich irgendwann beschlossen habe, alles aufzugeben, was mich ausmacht. Doch ich habe genau das getan – aus Angst. Was aber war diese Angst, die mich im Griff hielt?

Es war die Angst, dass meinem alkoholkranken Partner etwas zustoßen könnte. Die Angst, dass jemand Zeuge einer schlimmen Entgleisung werden könnte. Und die Angst, was passieren könnte, wenn ich nicht da war. Hinter all dem stand die Angst, mich schuldig zu machen.

Ich lief wie auf rohen Eiern durch unser von seiner Sucht dominiertes Leben. Indem ich auf seine Einsicht, seine Nüchternheit, seine Umkehr wartete, hatte ich die Verantwortung für mich und meinen inneren Frieden automatisch abgegeben. Eigentlich schöne Anlässe wurden zunehmend angsteinflößend und stressig für mich. Ich erinnere mich heute ungern an eine von vielen Veranstaltungen, die zunächst fröhlich begonnen hatte.

Es war ein Osterbrunch in dem Hotel, in dem Tom arbeitete. Er konnte sich zwar nicht frei nehmen, aber ich hatte mit Familie und Freunden einen großen Tisch reserviert und er konnte sicher zwischendurch bei uns vorbeischauen. Am Ende des Tages würden wir gemeinsam nach Hause fahren und den Abend genießen, während die Kinder all ihre Süßigkeiten vernichteten. So weit meine Wunschvorstellung.

Tom war schon sehr früh aufgebrochen zur Arbeit, und so kam ich mit den Jungs nach. Es war wie immer eine besonders schöne, familiäre Atmosphäre und die Kulisse an diesem für mich fast magischen Ort, mit dem Park und einem atemberaubendem Blick in die Berge, hätte nicht schöner sein können. Ich war nach wie vor optimistisch, dass alles gut gehen würde, und freute mich über die Aussicht auf einen schönen Feiertag. Aber wie ich ja bereits erwähnte, ist die Krankheit Alkoholismus unberechenbar. Und so hoffnungsvoll dieser Tag begonnen hatte, endete er am frühen Nachmittag – die Kinder waren schon bei einer Freundin – damit, dass Tom kaum noch ansprechbar von Kollegen in einen Nebenraum geschafft werden musste. Ich holte das Auto und wir hievten Tom gemeinsam hinein. Ich habe keinen blassen Schimmer, wie es mir zu Hause gelungen ist, ihn vom Beifahrersitz in den ersten Stock und weiter ins Bett zu befördern, aber ich weiß noch, wie ich mich fühlte, als er endlich eingeschlafen war. Ich war traurig, sprachlos, und in mir fühlte ich eine unendliche Leere. So schnell also konnte es gehen: Gerade noch saß ich in einer fröhlichen Runde, plauderte, lachte, genoss in vertrauter Gesellschaft ein köstliches Essen und die wunderschöne Aussicht. Draußen sah man eine Schar ausgelassener Kinder in Dirndl und Lederhosen, die übermütig umherliefen, um bunte Ostereier und Schokoladenhasen zu suchen. Und auf einen Schlag war das Idyll zerstört.

Ich war Teil einer heilen Welt in Perfektion – von außen betrachtet. Im Inneren des Idylls sah das Bild anders aus: Nur drei Stunden später saß ich am Ostersonntag bei schönstem Wetter in meinem mittlerweile zerknitterten Seidenkleid alleine auf dem Fußboden in der Küche. Ich überlegte mir, wie und wohin ich meine Kinder über Nacht ausquartieren könnte, ohne dass sie sich am Ende noch Sorgen machten. Gleichzeitig hatte ich eine höllische Angst, was noch passieren konnte, wenn Tom wieder zu sich kam. Ich weiß noch, dass ich gebetet habe, er möge durchschlafen und nüchtern wieder aufwachen. Immerhin hatte man mir klargemacht, dass man ihn an diesem Tag im Hotel nicht mehr sehen wollte. Das war aber leichter gesagt als getan. Wenn ein volltrunkener Alkoholiker zu Bewusstsein kommt, aber dennoch weit davon entfernt ist, nüchtern zu sein, dann treibt ihn nichts anderes an als der Gedanke an den nächsten Schluck. Und tatsächlich dauerte es leider nicht allzu lange, und Tom kam völlig derangiert die Treppe heruntergepoltert. Natürlich konnte ich ihn nicht davon abhalten, sich auf den Weg zurück ins Hotel zu machen. Er beharrte darauf, dort dringend gebraucht zu werden. Ich wusste, dass es mir nicht gelingen würde, ihn aufzuhalten. Also saß ich zu Hause, lethargisch, wie gelähmt, und hoffte darauf, dass dieser schreckliche Tag bitte möglichst schnell ein glimpfliches Ende nehmen würde.

Hatten sich nach einem Rückfall die Wogen langsam wieder geglättet, bemühte ich mich umso mehr, gute Miene zum bösen Spiel zu machen und allen Ärger von ihm fernzuhalten. Ich bin mir ganz sicher, hätte ich das alles nicht selber erlebt, sondern eine gute Freundin von mir, ich hätte wahrscheinlich an ihrem Verstand gezweifelt, sie geschüttelt und angeschrien, wie sie nur so blöd sein konnte, sich so etwas anzutun. Aber so ist es sicherlich mit vielen Dingen im Leben: Manches muss man selber erlebt haben, um es wirklich verstehen zu können. Insgeheim aber war mir all dies natürlich bewusst, und so erzählte ich selbst meinen engsten Vertrauten nur Fragmente der ganzen Wahrheit. Ich konnte nicht riskieren, dass der Mann, mit dem ich damals eine gemeinsame Zukunft plante, in schlechtem Licht gesehen wurde. Ich wollte nicht hören, dass meine Bemühungen zwecklos waren und sein würden und dass es so nicht mehr weitergehen konnte. Also habe ich meine Rolle in verschiedenen Abstufungen einfach überall gespielt.

Was heißt hier Rolle – meine Rollen: Ich war die funktionierende Mutter, die Partnerin, Tochter, Freundin und allen voran war ich seine Komplizin, wie jemand, der nur noch mit einer Maske durch die Welt läuft. Natürlich gab es trotzdem Gespräche mit Freunden und der Familie, sie wussten Bescheid, haben mich oft weinend erlebt, haben mich getröstet und mir zugehört und geholfen, wo sie konnten. Aber dennoch habe ich ganz viel vor ihnen verborgen. Ich hatte ja im Prinzip kein anderes Thema mehr und solange ich mich zusammenreißen konnte, tat ich mein Möglichstes, um meine Vertrauten nicht zu überfordern. Alles hätte ich gewollt, nur nicht, dass ich sie gegen den Mann aufbrachte, den ich schließlich heiraten wollte, sobald seine Nüchternheit absehbar und sein Zustand stabil war. Ich wollte mir auf keinen Fall die Tür zu unserem Happy End zuschlagen. Also isolierte ich mich sogar in gewisser Weise von meinem inneren Kreis, dem »inner circle«. Je mehr ich mich aber isolierte, umso mehr konzentrierte ich mich auf ihn.

Ein weiterer Punkt, warum ich meinen Vertrauten nicht alles erzählte: Ich schämte mich für die zunehmend heftiger werdenden Auswirkungen der Krankheit. Also beschloss ich, dass es einfacher wäre, manches lieber für mich zu behalten. Denn was sollte es schon nützen, meinen Freunden zu erzählen, dass der Mann, den ich liebte, bei Regen volltrunken durch den Ort getaumelt war, mehrfach dabei stürzte und sich mit Schlamm und Dreck regelrecht eingesaut hatte.

Leider verlor auch ich nach solch furchtbaren Abstürzen zuweilen komplett die Nerven und wurde dann regelrecht hysterisch. Ich weiß noch, wie ich einmal, als die Kinder nicht da waren, alle Sachen von Tom auf einen riesigen Haufen im Flur geworfen habe, während ich ihn voller Wut anschrie. Bilder, Schuhe, Kleidung und auch sein Silberbesteck, alles flog quer durch die Küche. Es war schrecklich. Ich erkannte mich selber nicht mehr wieder.

Doch auch das hatte nur zur Folge, dass ich am nächsten Tag wieder möglichst schnell und ohne Aufhebens zurück in unsere sogenannte Normalität flüchten wollte – all dies, nur um vor mir selber zu rechtfertigen, dass es nicht nötig wäre, tatsächlich Konsequenzen zu ziehen.

Es wird Außenstehende nicht wundern, dass sein Zustand sich durch unser Zusammenleben nicht besserte: Der Mann, der nach außen so stark schien, hatte ein massives Problem.

2.
Suchtsystem: Alkoholismus verstehen

Alkoholismus kann man nicht aussitzen.

Bei Alkoholismus handelt es sich nicht um einen Schnupfen, der wieder von alleine verschwindet, eine schlechte Phase, die mit der Zeit vorübergeht, oder ein »über die Stränge schlagen«. Alkoholismus ist eine chronische Krankheit, deren Verlauf sich stetig bergab entwickelt, solange die Betroffenen nicht ins Handeln kommen. Es ist leider keine Frage, ob dies geschieht, sondern eine Tatsache. Die einzige Frage, die sich stellt, ist, in welchem Tempo die Verwüstung eines Lebens, einer Familie, eines Körpers, einer Karriere oder einer Beziehung stattfindet.

Viele Co-Abhängige versuchen sich einzureden, sie hätten sich mit ihrer aktuellen Situation arrangiert. Die Idee, man könne sich arrangieren ist aber leider ein großer Trugschluss, da man Alkoholismus nicht aussitzen kann. Es wird weder bei dem gewohnten Konsum bleiben noch bei den bisher üblichen Auswirkungen. Die Abstürze werden sich in kürzeren Abständen und mit immer größerer Wucht ereignen. Und die meisten Co-Abhängigen wachen erst dann auf, wenn sie sich selbst bereits großen Schaden zugefügt haben. Ich muss das hier so drastisch sagen, denn es ist die Wahrheit: Mit dieser Krankheit kann man, solange der Alkoholiker trinkt – ganz egal, was, in welchen Mengen oder in welchen zeitlichen Abständen –, nie zu einem Zustand kommen, der auf Dauer berechenbar bleibt.

Der Alkohol wird Schluck für Schluck die Kontrolle übernehmen und die Folgen der Sucht werden immer fatalere, schlimmstenfalls irreparablere Folgen haben: finanziell, gesundheitlich und zwischenmenschlich.

Irgendwann gibt es betrunkene Autofahrten, die Kündigung, Konflikte mit der Polizei, Gerichtsverfahren, zerrüttete Beziehungen, Stürze mit schlimmen Folgen oder schließlich sogar Organversagen. Es gibt so viele Folgen von Alkoholismus, dass ich hier unmöglich alles aufzählen kann. Aber es kann und wird immer schlimmer kommen.

Da mich persönlich das Thema Alkoholismus schon sehr lange begleitet, habe ich einige traurige Beispiele erlebt, die mir brutal vor Augen geführt haben, wie es enden kann, wenn ein Betroffener nicht früh genug ins Handeln kommt. Menschen, die ein schönes Leben hätten leben können, starben viel zu früh an den gesundheitlichen Folgen ihres Alkoholkonsums. So musste ich miterleben, wie der Vater einer meiner ältesten Freundinnen mit fortschreitendem Alter ebenfalls unter dieser Krankheit litt. Genau genommen hatte er nichts mit dem klischeebehafteten Bild eines asozialen Trinkers gemein. Und doch lebt er heute nicht mehr, weil er den Kampf gegen den Alkohol verloren hat. Eine wohlhabende Frau aus dem entfernten Bekanntenkreis hat sich ebenfalls zu Tode getrunken und drei kleine Kinder zurückgelassen. Auch der Mann einer Freundin von mir, Vater ihres Sohnes und Liebe ihres Lebens, ist heute tot. Er setzte sich nachts betrunken an den Straßenrand und wurde von einem Auto überfahren. Als ich sie kennenlernte, war sie alleinerziehende Mutter.

Ein alkoholkranker Mensch hat nur eine einzige Option, wenn er ein gesundes, selbstbestimmtes Leben führen will: Er muss vor dem Alkohol kapitulieren. Egal, was er in welchen Mengen oder in welchen Abständen trinkt, er wird den Konsum auf Dauer nicht kontrollieren können. Oder anders gesagt: Könnte dieser Mensch kontrolliert trinken, wäre er kein Alkoholiker.

Die ersten Anzeichen erkennen

Alkoholismus wird häufig tabuisiert, verleugnet und ignoriert, so lange und so gut es geht. Wer möchte schon mit dem Stigma dieser Krankheit in Zusammenhang gebracht werden oder riskieren, dass die Freude über den eigenen Konsum in irgendeiner Weise getrübt wird. Auch wenn sie ahnen, dass ein Mensch, der ihnen nahesteht oder den sie sogar lieben, alkoholsüchtig ist, neigen Angehörige dazu, das Ganze erst einmal zu bagatellisieren. Sätze wie diese hört man häufig:

»Schließlich trinkt ja jeder einmal einen über den Durst …« oder: »Es war ja auch ganz schön stressig in letzter Zeit, und wer jeden Tag seinen Job macht, ist ja ohnehin kein Alkoholiker.« – »Den echten Alkoholiker findet man unter der Brücke« und: »Jemand, der nur am Wochenende trinkt oder nur abends, hat doch kein Alkoholproblem!« Gerne heißt es auch: »Sie trinkt nur den guten Wein und nie Schnaps, das hat doch mit Alkoholismus nichts zu tun.«

Von wegen!

Das Trinkverhalten bei einer Alkoholkonsumstörung ist so individuell wie der Mensch selber.

Es gibt Spiegeltrinker, die einen gewissen Pegel aufrechterhalten müssen, um »funktionieren« zu können und um keine Entzugserscheinungen wie Zittern oder Schwitzen zu entwickeln. Dann wieder sind da Menschen, die nüchterne Phasen erleben, aber während des Trinkens die Kontrolle verlieren. Dann gibt es die sogenannten »Quartalssäufer«, die in größeren Abständen mit zwischenzeitlich unauffälligen oder sogar langen trockenen Phasen regelrechte Saufexzesse erleben, die sich über mehrere Tage erstrecken können und häufig zum sogenannten Filmriss führen. Andere trinken in Gesellschaft unauffällig oder bleiben sogar nüchtern, um sich unbemerkt zu betrinken, sobald sie alleine sind.

Viele Alkoholiker können ihre Krankheit sehr gut vertuschen und ihre Tricks variieren. Sie trinken heimlich, auswärts oder nachts, verstecken die leeren Flaschen, übertünchen die Fahne mit Mundwasser und schaffen es teilweise erstaunlich lange, durch Lügen und Alibis ihr Trinken zu vertuschen.

Während die (heimliche) Beschaffung und der (heimliche) Konsum von Alkohol das Leben des Suchtkranken zunehmend bestimmen und die Kontrolle über das Trinkverhalten stetig abnimmt, werden Pflichten vernachlässigt, weil sich ein Kontrollverlust einstellt. Das vehemente Leugnen des Suchtverhaltens ist dabei eine typische Begleiterscheinung dieser Entwicklung. Der Übergang vom kontrollierten zum riskanten Trinken ist ein schleichender Prozess und kann zum Missbrauch, der in die Abhängigkeit mündet, führen. Das kann sich über Jahre hinziehen.

Der zunehmende Kontrollverlust wird von vielen Anzeichen begleitet, die Angehörige leider häufig erst rückblickend zu einem klaren Bild zusammensetzen können. Mir erging es ganz genauso. Daher ist es mir ein großes Anliegen, hier ein paar Beispiele aufzuzeigen, die ich persönlich lange ignorierte oder nicht zuordnen konnte.

Hat ein Mensch offensichtlich getrunken, streitet dies aber vehement ab und wird dabei sogar angriffslustig, verletzend und unsachlich, ist das ein typisches Indiz für ein Alkoholproblem, da Leugnen und verbale Angriffe essenzielle Merkmale von Alkoholismus sind. Steigt der Alkoholkonsum stetig, findet man zu Hause leere Flaschen an ungewöhnlichen Orten, die dort offensichtlich versteckt wurden, oder fängt ein Mensch an, sich zu isolieren, verändert sich seine Persönlichkeit zum Negativen, verstrickt er sich mehr und mehr in Lügen, wirkt zunehmend gereizt und angespannt oder ist telefonisch häufig nicht mehr erreichbar – können all das Ursachen einer Alkoholkrankheit sein.

Ich höre von meinen Klientinnen und Klienten immer wieder ähnliche Schilderungen der Entwicklung in die Sucht, hier nur ein Beispiel: »Früher haben wir öfters zusammen getrunken und es war lustig. Es war schön, abends ein Glas Wein zum Essen zu trinken, im Sommer den Feierabend mit einem Bier auf dem Balkon ausklingen zu lassen oder auch mal am Wochenende ausgelassen mit Freunden zu feiern. Aber irgendwann trank mein Partner täglich und schließlich wurde aus einem Glas eine Flasche, die immer früher geöffnet wurde.«

Keine Ausflucht bleibt unversucht. Um zu vertuschen, dass man bereits um 17.00 Uhr zu trinken beginnt, wird der Wein aus der Kaffeetasse getrunken, die Flasche im Bücherregal versteckt oder ein kleiner Flachmann in der Jackentasche. Wodka wird in Wasserflaschen umgefüllt, die Fahne mit Pfefferminz übertüncht und der immer offensichtlicher und immer regelmäßiger werdende Dauerrausch geleugnet, mit Stress gerechtfertigt oder bagatellisiert.

Welche Frage zudem eine zentrale Rolle spielt: »Trinkt ein Mensch aus Genuss oder weil er gezielt die Wirkung sucht, um zu kompensieren? Hat er seinen Konsum im Griff oder hat der Alkohol die Kontrolle übernommen?« Wir alle sollten Aussagen wie »Ich brauche abends meinen Wein, um runterzukommen« kritisch hinterfragen. Und wir sollten uns selber eine ehrliche Antwort geben, denn diese kann und sollte wegweisend sein.

Doch je näher man einem Menschen steht, umso leichter wird es einem trotz all der Täuschungsmanöver fallen, eine krankhafte Entwicklung wahrzunehmen. Das lässt sich in einem Satz auf den Punkt bringen:

Wenn Alkohol Probleme schafft, ist Alkohol das Problem.

Alkoholkonsum: eine Gratwanderung

Es wird immer von Alkohol und Drogen gesprochen, als wären dies zweierlei Kategorien. Dabei müsste es heißen: Alkohol und andere Drogen, denn Alkohol wirkt psychoaktiv und ist – im Gegensatz zu vielen anderen Drogen – rund um die Uhr für wenig Geld zu haben. Wir bekommen alkoholhaltige Getränke überall: in Restaurants, in Kneipen und Bars sowieso, aber auch im Schwimmbad und im Kino, im Theater und in der Oper, am Kiosk und am Bahnhof. Im Zug wird er uns genauso angeboten wie im Flugzeug, am Strand wie auf Skihütten. Alkohol steht in der Minibar deines Hotelzimmers, ohne dass du darum gebeten hast, als wären alkoholhaltige Getränke ebenso existenziell wie ein Bett, Handtücher oder Klopapier. Ein trockener Alkoholiker, der um seine Nüchternheit fürchtet, muss beim Einchecken darum bitten, dass der Alkohol aus seinem Zimmer entfernt wird. An Tankstellen, Autobahnraststätten und in Supermärkten stehen kleine Schnapsflaschen griffbereit an der Kasse: 38% Vol. to go. Wie aufmerksam! Ich mutmaße, dass diese »Quengelware« neben den Süßigkeiten für die Kinder ganz gezielt platziert wird, um Jugendliche in Partystimmung anzusprechen und – als Hauptzielgruppe – Alkoholiker, die ja um das Warten an der Kasse auch nicht herumkommen. Wer sonst sollte auf diesen hochprozentigen Spontankauf anspringen? Es gibt dramatisch aufgeladene und emotional bebilderte Kampagnen, die aufrütteln sollen, um zu demonstrieren, wie gefährlich die Nutzung eines Handys am Steuer ist. Gleichzeitig darf an Tankstellen Alkohol verkauft werden? Das ist in meinen Augen »nüchtern betrachtet« der Inbegriff eines Paradoxons. Überhaupt sollte hinterfragt werden, ob es Hochprozentiges in Miniflaschen zum Auf-ex-Trinken geben muss. Wen soll sowas denn ansprechen, wenn nicht Alkoholiker oder leicht verführbare Jugendliche? Welcher Passant würde sich spontan entschließen, sich gleich neben der Waschstraße einen Weinbrand zu genehmigen? Mütter, denen beim Tanken einfällt, dass neben Taschentüchern und Pflastern der Wodka Shot in der Handtasche fehlt?

Ich habe einige Alkoholiker zu diesem Thema befragt und sie haben mir bestätigt, welch harter Gang das ist, diese wenigen Meter etwa an der Tankstelle bis zum Zahlen der Benzinrechnung, und wie häufig sie den Kampf gegen diese Form der Verführung verloren haben. Während Kinder und Partner im Auto saßen, warteten sie nur auf die passende Gelegenheit, die kleinen, nach dem Kauf rasch in der Jackentasche versteckten Fläschchen heimlich zu leeren. Ich selber finde oft solche offensichtlich verstohlen auf dem Boden abgestellten Fläschchen an Tankstellen. Und sollten jetzt Stimmen laut werden, die der Meinung sind, dass jeder Mensch selber »schuld« ist, wenn er trinkt, der hat die Heimtücke der Krankheit noch nicht verstanden. Ganz abgesehen von der Schuldfrage sollten wir außerdem bedenken, welche Gefahr für die Allgemeinheit diese Fläschchen darstellen, wenn alkoholisierte Fahrer sich wieder in den Verkehr einfädeln.

Wer aber den Verkauf von Hochprozentigem an den Kassen von Supermärkten und Tankstellen einfach toleriert, der blendet nicht nur das große gesundheitliche Problem Alkoholismus aus, sondern nimmt hin, dass auch andere vulnerable Zielgruppen durch diese fragwürdige Produktplatzierung angesprochen werden. Ohne Alkohol, der zweifelsohne ein gesellschaftlich anerkanntes Genussmittel ist, komplett zu verteufeln, wäre es aber doch durchaus sinnvoll, besonders Jugendliche auch für die Gefahren und Schattenseiten des Konsums zu sensibilisieren.

Denn Alkohol kann dir helfen, dich zu entspannen, kann dich gleichermaßen aufputschen, eine romantische Stimmung fördern oder – wie das Beispiel von Hooligans zeigt – die Gewaltbereitschaft erhöhen. Alkohol unterstützt dich beim Einschlafen und macht dich munter. Er hilft dir zu vergessen oder in Erinnerungen zu schwelgen, verleiht dir Mut und schenkt dir Gelassenheit. Alkohol kann dir genauso die Angst vor der Einsamkeit wie die Furcht vor vielen Menschen nehmen. Er ist sogar imstande, deine Schüchternheit mit allen Unsicherheiten für eine gewisse Zeit auszuschalten. Egal, wonach du suchst: Alkohol kann dir dabei helfen, es kurzfristig zu finden. Zumindest gaukelt er dir täuschend echt vor, du hättest gefunden, wonach du suchst.

Selbstverständlich aber ist das im Rausch Erlebte, sind all die alkoholbedingt hervorgerufenen oder weggedrückten Emotionen, all das Ausschalten von inkompatiblen Erlebnissen und Gefühlen, das auflodernde Selbstbewusstsein, das Verdrängen, das Vergessen, das über sich und seine Ängste Hinauswachsen, das sich groß, stark, witzig, unbeschwert und unverwundbar Fühlen, nichts mehr als eine Illusion. Ein fauler Zauber.

Trinkt ein Mensch nicht (mehr) aus Genuss, sondern der Wirkung halber, wird er seine Dosis stetig erhöhen müssen, um denselben Effekt zu erzielen. Der Alkoholiker verspürt eine andere Art der Befriedung, wenn er trinkt, und benötigt mit der Zeit immer größere Mengen Alkohol, um den Zustand dieser erleichternden Euphorie zu erlangen oder, um das immer unangenehmere Gefühl über das unkontrollierte Trinken und seine Folgen wegzuspülen. Wo das über kurz oder lang hinführt, wissen wir und schweigen es dennoch viel zu lange und viel zu häufig tot.

Welche Alkoholiker-Typen gibt es?

Ärzte unterscheiden insgesamt fünf Alkoholiker-Typen:

1. **Alpha-Trinker**
   Der Alpha-Trinker ist ein Problemtrinker. Er greift zum Alkohol, um sich zu entspannen und den Ärger herunterzuspülen. Er ist ein sogenannter Konflikttrinker und deshalb gefährdet. Obwohl er eine seelische Abhängigkeit zeigt, wird er nicht den Alkoholikern zugerechnet.

2. **Beta-Trinker**
   Der Beta-Trinker ist ein Gelegenheitstrinker unter dem Einfluss seines Umfelds. Er ist nicht abhängig, aber gefährdet.

3. **Gamma-Alkoholiker**
   Der Gamma-Alkoholiker ist suchtkrank. Er kann das Trinken nicht mehr steuern und hat die Kontrolle über den Alkoholkonsum verloren. Sein Körper verlangt nach Alkohol. Dennoch kann ein

Gamma-Alkoholiker durchaus längere, manchmal sogar monatelang andauernde Alkoholpausen haben.

4. **Delta-Alkoholiker**
   Der Delta-Alkoholiker ist der sogenannte Spiegeltrinker. Er muss seinen Blutalkoholspiegel konstant halten und erleidet schwere Entzugserscheinungen, wenn er nicht trinkt. Ein Delta-Alkoholiker ist schwer alkoholkrank und zeigt keinerlei Abstinenzfähigkeit mehr.

5. **Epsilon-Alkoholiker**
   Der Epsilon-Alkoholiker wird umgangssprachlich auch »Quartalssäufer« genannt. Er neigt zu schweren Exzessen und ist dann über Tage betrunken. In den Phasen dazwischen trinkt er oft über Wochen nichts und hat auch nicht das Bedürfnis danach. Auch er ist alkoholkrank.

Von innen nach außen

Ich habe Alkoholiker kennengelernt, deren Leben weitab von Plattenbauten und Discountern stattfand. Sie lebten an den schönsten Flecken, die man sich nur vorstellen kann. Sie hatten eigene Ferienhäuser, sahen blendend aus, verbrachten den Sommer auf Ibiza, auf dem eigenen Boot, das am Privatsteg anlegte, oder fuhren im Winter Ski in der Schweiz. Vor dem Haus standen Porsche oder Range Rover, die Karriere war mehr als beeindruckend, die Namen fanden sich auf den Gästelisten der High Society. Kurz: Von außen betrachtet schien alles perfekt. Aber wie ich bereits sagte: Alkoholismus ist eine Krankheit, die man nicht von außen nach innen in den Griff bekommt und die nicht ausbricht, weil man ein asoziales Leben führt. Es ist keine Krankheit, die einen nur dann heimsucht, wenn man offensichtlich allen Grund hat, sich sinnlos zu besaufen. Das bedeutet im Umkehrschluss: Es bleibt niemand verschont, nur weil die Lebensumstände vermeintlich keine Wünsche offen lassen, das zeigen ja etliche prominente Beispiele. Es geht nicht um beruflichen Erfolg, gutes Aussehen, Ruhm, Bildung oder Reichtum.

Der Grund, warum ein Alkoholiker trinkt, ist immer derselbe: Angst. Diese Angst könnte man auch als seelische Obdachlosigkeit bezeichnen, die sich ausnahmslos durch alle sozialen Schichten zieht.

Wer die chronische Krankheit Alkoholismus in den Griff bekommen möchte, wer es schaffen möchte, trocken zu leben, muss genau dort ansetzen: ganz tief im eigenen Innern, wo der Schmerz sitzt, die Ängste, der Mangel, die Bedürftigkeit und diese schwer erträgliche Leere.

Hier findet sich ein weiterer Auslöser für die Co-Abhängigkeit: die Unwissenheit. Auch ich war wie so viele Co-Abhängige davon überzeugt, dass ich durch das Aufräumen im Außen verhindern könnte, dass mein Partner trinkt. Ich dachte tatsächlich, dass er gesund würde, wenn ich ihn glücklich machte. Mir war damals nicht klar, dass jeder sein Glück beziehungsweise seine Stabilität selber finden und in der Lage sein muss, es in sich selber fühlen zu können.

Mit beiden Beinen im Leben zu stehen sollte nicht nur dann möglich sein, wenn uns jemand sagt, dass er uns liebt, er sich für uns verbiegt, die Sonne scheint, das Traumhaus fertig oder endlich Wochenende ist. Deshalb wird ein Alkoholiker, solange er lediglich mit »Trostpflastern« arbeitet, auch immer weitertrinken, egal, was das Bankkonto, die Karriere oder das Familienleben sagen, ob die Umstände rosig sind oder eben nicht.

Man kann im Außen rein gar nichts finden, was eine innere Leere nachhaltig zu füllen vermag.

Ein häufiger Irrtum besteht darin, Glück und Spaß zu verwechseln. Menschen, die Spaß für ihr wahres Glück halten, lassen sich gerne von der Suche nach dem Kick in die Irre führen. Man fühlt sich gut, wenn man den Sportwagen gekauft oder ein tolles Date hatte, wenn die Designertasche endlich am eigenen Arm baumelt oder man die Wirkung des Alkohols spürt. Doch all das ist nicht mehr als ein kurzfristiges Vergnügen, welches man nicht mit wahrhaftiger seelischer Zufriedenheit verwechseln sollte. Ein balanciertes Seelenleben kann einem auch in turbulenten Zeiten ein stabiles Fundament bieten, auf dem man sicher stehen kann.

Doch wer seinen tief sitzenden Ängsten lediglich zu entfliehen versucht, indem er kompensiert, wird sich seine eigene Sackgasse erschaffen. Hinzu kommt, dass viele unserer Ängste nicht einmal real sind. Sie existieren teilweise nur im eigenen Kopf und vermögen es dennoch, uns in die Knie zu zwingen.

Niemand geht gerne in die Knie. Der Alkoholiker greift in diesem Fall zu seinem Allheilmittel, dem Alkohol. Trinkt er etwas, geht es ihm schon lange nicht mehr um den Genuss, sondern längst um die Wirkung: inkompatible Gefühle, unschöne Erlebnisse, Ängste und Probleme sollen weich- oder noch besser ganz weggespült werden. Dann ist es nur eine Frage der Zeit, bis die Kontrolle über den Konsum verloren geht, die Teufelsspirale beginnt, und auf einmal dreht sich alles nur noch um die Flasche, die vermag einen Menschen bis zur Unkenntlichkeit zu verwandeln, bis er sein Leben eines Tages nicht mehr meistern kann.

Wir sollten, um die Wahrheit länger verdrängen zu können, tatsächlich nicht dem Irrtum erliegen, dass ein Mensch, der diesen Zustand erreicht hat indem er Abscheu und Verachtung in uns hervorruft, von Haus aus eine gescheiterte Existenz oder jemand mit einem unangenehmen Wesen gewesen sein muss, denn dieser Mensch kann tatsächlich überall »herkommen«. Möglicherweise zeigte sein Leben schon von Kindheit an erschwerte Rahmenbedingungen oder sein Charakter war auch schon ohne Alkohol abgründig. Aber so jemand kann ebenso der cleverste, erfolgreichste, liebenswerteste, großzügigste, kreativste, humorvollste Mensch gewesen sein, dem alle Möglichkeiten in die Wiege gelegt wurden, bevor ihn der Alkoholismus gebrochen hat. Möchte man das worst case Szenario abwenden, ist es unerlässlich sich einzugestehen, dass absolut kein Alkoholiker davor verschont bleibt, der nicht aktiv ins Handeln kommt. Es spielt keine Rolle, ob du reich, ungebildet, erfolgreich oder charismatisch bist, ob du teuren Wein oder billigen Schnaps trinkst.

Möchte ein Alkoholkranker wieder ein selbstbestimmtes Leben führen, kommt er nicht umhin, sich mit sich selbst auseinanderzusetzen. Dann heißt es hinzusehen, wo es richtig wehtut – ohne vorherige Betäubung. Kein Mensch kann vor seinen Dämonen davonlaufen oder sich vor ihnen verstecken. Man muss ihnen irgendwann in die Augen blicken und sie entwaffnen, um sie ein für alle Mal loszuwerden.

Ein Alkoholiker hat die große Aufgabe zu lernen, gerade in schwierigen Situationen, wenn ihm der Wind eiskalt entgegenbläst, die Segel richtig zu setzen, anstatt sich mit Alkohol zu betäuben.

Ein Gebet des US-amerikanischen Theologen und Philosophen Reinhold Niebuhr, das ich sowohl von diversen Therapien meines alkoholkranken Expartners als auch von seinen Besuchen bei den Anonymen Alkoholikern kenne, beschreibt es so:

> Gott gebe mir die Gelassenheit,
> Dinge hinzunehmen, die ich nicht ändern kann,
> den Mut, Dinge zu ändern,
> die ich ändern kann,
> und die Weisheit,
> das eine vom andern zu unterscheiden!

Wer die Krankheit Alkoholismus in den Griff bekommen möchte, sollte den eigenen seelischen Garten aufräumen, das Unkraut jäten und neue Samen säen. Das bedeutet, der Alkoholiker hat die große Aufgabe, den Geist des Alkohols durch einen Geist, der ihm innere Stärke, Glauben, Orientierung und Urvertrauen schenkt, zu ersetzen. Oder um es mit den Worten von Professor Carl Gustav Jung zu sagen, der in einem Brief vom 30. Januar 1971 an Bill W., einen der Gründer der Anonymen Alkoholiker, schrieb: »Spiritus contra spiritum!«

So weit die Aufgabe des Alkoholikers. Was aber bleibt dann uns zu tun, uns Co-Abhängigen? Die Aufgabe des Co-Abhängigen ist es zu erkennen, dass im Außen Purzelbäume zu schlagen, sich bis zur Unkenntlichkeit zu verbiegen, 24/7 parat zu stehen, zu lächeln, zu weinen, zu lieben, zu drohen, zu lügen, zu vertuschen und Rechnungen zu übernehmen alles nur noch schlimmer machen wird.

Typische Auswirkungen von Alkoholismus

- Scham
- Angst
- Isolation
- Andere Personen oder den Umständen für den eigenen Griff zur Flasche verantwortlich machen
- Die Krankheit leugnen, bagatellisieren oder ins Lächerliche ziehen
- Heimlichtuerei, Versteckspiele, Lügen, (verbale) Angriffe
- Veränderung der Persönlichkeit
- Manipulation des Umfelds
- Jeder, der die Wahrheit ausspricht, wird automatisch abgewertet und im Selbstwert möglichst demontiert, denn wer das Vertrauen in die eigene Intuition verliert, der ist erfolgreich vom eigentlichen Thema abgelenkt worden

Alkoholismus verändert die Persönlichkeit

Ich habe mittlerweile viele Filme zum Thema Alkoholismus gesehen. Ein Schlüsselmoment in dem Film »A Star Is Born« war für mich die Szene, in der Kelly (Lady Gaga) in der Wanne sitzt und Jackson (Bradley Cooper) ins Badezimmer kommt. Er ist betrunken und fängt an, wirres Zeug zu reden. Und jetzt passiert das, worüber man als Co-Abhängiger aus meiner Erfahrung mit niemandem spricht: die Transformation von Dr. Jekyll zu Mr. Hyde. Der Zeitpunkt, in dem sich ein einst liebenswerter Mensch durch den Alkohol verwandelt und bösartig, zynisch, ungerecht, anklagend und extrem verletzend wird. Das geschieht vor allem dann, wenn sich ein Alkoholiker ertappt fühlt und fürchtet, man könne aussprechen, was er am meisten fürchtet: die Tatsache, dass er den Alkohol nicht im Griff hat. Zu dem Zeitpunkt weiß er das wahrscheinlich längst selber, aber er leugnet es vor seinem Umfeld wie auch vor sich selber, da seine größte Angst (noch) darin besteht, tatsächlich ohne Alkohol leben zu müssen. Also dreht er den Spieß einfach um. In dem Moment, wo jemand im Begriff ist, die gefürchtete Wahrheit auszusprechen, greift er an.

Verbal und brutal.

Auch mein alkoholkranker Expartner kannte alle Schwachstellen von mir und wusste, wo es richtig wehtut. Ganz genau wie Jackson im Film. Er kommt ins Bad getorkelt, sieht seine Freundin an, wie sie nackt vor ihm in der Badewanne sitzt, und sagt zu der Frau, die er liebt: »Du bist so hässlich.« Treffer versenkt! Das war das Verletzendste, was er in diesem Moment zu ihr sagen konnte, denn er legte den Finger genau in eine offene Wunde, in ihren Glaubenssatz: »Egal, wie außergewöhnlich meine Stimme ist, egal, wie wunderschön die Lieder sind, die ich schreibe, ich bin es nicht wert, auf einer Bühne zu stehen, weil ich nicht schön genug bin.«

Vielleicht kennst du das ja auch. Jackson lässt seine Freundin erst über sich und alle Komplexe hinauswachsen, und dann kann er sie mit genau diesen Komplexen emotional zusammenbrechen lassen, wenn sie der Wahrheit gefährlich nahekommt: seinen Ängsten, seinen verdrängten Emotionen und Gefühlen. Er hebt ihren Selbstwert in die höchsten Höhen, um ihn wieder komplett zu demontieren. Er verletzt sie emotional und ist gleichzeitig derjenige, der die Wunde auch wieder verarztet. Er ist es, der am Ende über ihren Selbstwert bestimmt – und somit entsteht eine toxische emotionale Abhängigkeit.

Ich habe es genau so erlebt.

Dieses Verhalten ist ganz typisch für einen Alkoholiker. Es ist genauso klassisch wie Leugnen und Lügen. Das hat nicht zwangsläufig etwas mit dem Charakter des Kranken oder mit seinen Gefühlen für die Menschen zu tun, die er verletzt. Doch das Verhalten geht ihm in Fleisch und Blut über und wird durch die Krankheit irgendwann ein Teil von ihm und somit auch ein Teil deiner Beziehung zu ihm. Ob du diesen verletzenden Teil seiner Krankheit zuschreiben kannst, ändert leider letztendlich nichts an deinem Schmerz und an deinem Unglück.

Es tut markerschütternd weh, wenn sich der Charakter der Person, die man liebt, unangenehm und bis zur Unkenntlichkeit wandelt. Es ist, als versperrte dir ein Fremder den Weg, und er gibt dir keine Chance, an ihm vorbei und zu dem Menschen zu kommen, den du eigentlich kennst.

Auch ich wartete wie so viele Angehörige von Alkoholkranken unzählige Male ohnmächtig darauf, dass er wieder zu mir zurückkommen und meine emotionalen Wunden versorgen würde. Letztlich aber hilft nur, sich selbst aufzurichten. Aber nicht, um ihm zu helfen, sondern dir selbst.

Wenn Alkohol Probleme schafft, ist Alkohol das Problem.

Das Trinkverhalten bei einer Alkoholkonsumstörung ist so individuell wie der Mensch selber.

Self-Coaching: Lebensbaum

Wenn man mit einem wichtigen Lebensthema »feststeckt«, sieht man oft den sprichwörtlichen Wald vor lauter Bäumen nicht mehr. Es kann in solchen Situationen sehr hilfreich sein, alles einmal aus einer anderen Perspektive zu betrachten. Eine Methodik, die sich dafür sehr gut eignet, heißt der Lebensbaum. Stell dir bitte einmal vor, dieser Baum symbolisiert dein Leben.

Wir beginnen mit deinen Wurzeln:

Was erdet dich?

- Wer oder was gibt dir Halt?
- Wobei tankst du Kraft

Nun gehen wir weiter zu deinem Stamm. Er zeigt, was heute von dir sichtbar ist.

Was ist sozusagen dein Stamm?

- Was präsentierst du nach außen?
- Ist die Rinde deines Stammes gesund und kräftig oder dünn und anfällig?

- Gibt es Efeu, das an deinem Stamm hochklettert und ihn erstickt und neue Triebe verschattet?

Die Krone deines Baumes steht für deine Visionen und Ziele.
- Hast du ein Ziel?
- Wohin möchtest du wachsen?
- Welche Früchte würdest du gerne in Zukunft ernten?

Vielleicht möchtest du einen Spaziergang machen, um einmal in Ruhe über diese Fragen nachzudenken. Versuche, dich dabei nicht unter Druck zu setzen, sondern einfach ehrlich darauf zu hören, welche Antworten in dir schlummern.

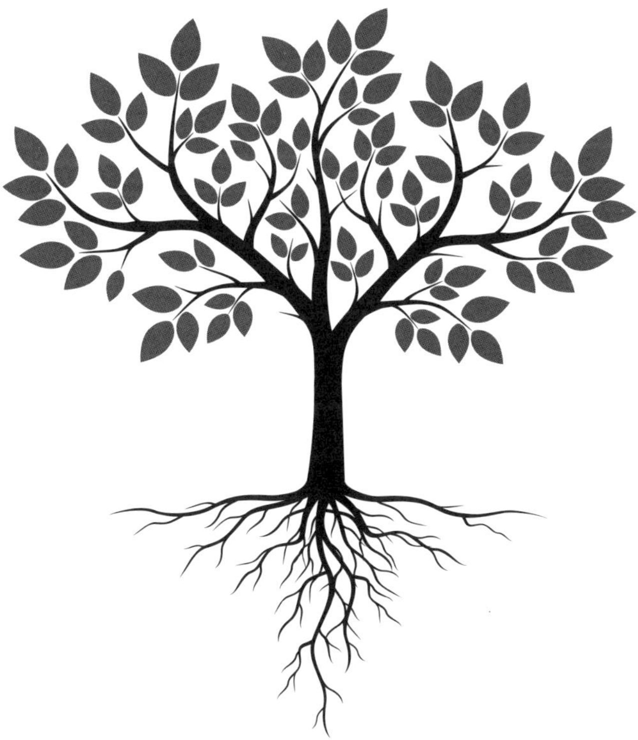

Schließlich sprach ich Tom das erste Mal direkt auf seinen Alkoholkonsum an und versuchte, ihm vorsichtig zu vermitteln, dass ich mir Sorgen machte. »So kann es nicht weitergehen«, sagte ich. Wie lange er damals bereits in seine Sucht verstrickt war, hatte ich noch nicht ansatzweise erkannt. Ich unterschätzte den Ernst der Lage nach wie vor gewaltig. Tom räumte ein, in letzter Zeit tatsächlich etwas über die Stränge geschlagen zu haben, und gab sich einsichtig. Er ziehe schnellstmöglich die Notbremse. Er machte deutlich, dass er keinesfalls eine ärztliche Behandlung, sondern lediglich einen Tapetenwechsel und Zeit mit mir alleine bräuchte, um sich wieder zu fangen. Ich sah ein, dass alles etwas viel gewesen war, und kam zu dem Schluss, dass mir ein bisschen Abstand und Erholung auch guttäten. Er schlug vor, dass wir beide verreisen sollten. Ich fand diese Vorstellung mehr als schön.

Kurz darauf zeigte er mir Bilder eines traumhaften Resorts in Vietnam: lediglich sieben Villen auf 90 Hektar Land, idyllisch in einer privaten Bucht gelegen. Vor dem geschmackvollen Anwesen erstreckt sich ein 900 Meter langer Privatstrand. Tom versicherte mir, mit mir gemeinsam an diesem wundervollen, entlegenen Ort zu sein, sei alles, was er bräuchte, um das Trinken wieder in den Griff zu bekommen. Da wir noch am Anfang unseres gemeinsamen Weges standen und ich noch nicht wirklich etwas über die Krankheit Alkoholismus wusste, ließ ich mich auf seinen Vorschlag ein und reiste mit ihm in das wunderschöne Hideaway in die Provinz Phú Yên. Ich wollte ihm glauben, dass dies die Lösung wäre, und freute mich, mit diesem Trip gleich zwei Fliegen mit einer Klappe zu schlagen. Tom würde wieder ins Lot kommen, während wir ganz unverhofft einen Traumurlaub miteinander verbrachten.

Wir bekamen auf dem Hinflug keine Sitze nebeneinander und insgeheim war ich schon damals misstrauisch, wenn Tom seinen Platz möglichst unauffällig verließ und dabei tunlichst vermied, mit mir Blickkontakt aufzunehmen. Schon damals meldete sich mein Bauchgefühl, das mir zuflüsterte, dass er sich möglicherweise heimlich einen Drink genehmigte. Aber ich wollte nicht so recht auf diese Stimme hören. Denn ich konnte auf keinen Fall vor allen anderen Fluggästen einen Streit riskieren. Schließlich war es ja auch möglich, dass ich mich irrte und ihn zu Unrecht verdächtigte, während er sich nur ein wenig die Beine vertreten wollte. Außerdem waren wir ja hier, weil Tom einsichtig war und vorhatte, etwas an seinem Trinkverhalten zu ändern. Also ignorierte ich meine Intuition und sah weg. Das schien mir für den Moment die beste Lösung zu sein, denn schließlich wollte ich unsere Ferien nicht mit einem Drama beginnen, noch bevor wir am Ziel angekommen waren.

Leider sind die scheinbar bequemeren Wege nicht selten nur am Anfang geteert und entpuppen sich langfristig als die steinigeren. Mir fallen heute etliche Situationen ein, in denen ich mich für einen vermeintlichen Frieden entschieden habe und wegsah. Doch jeder Fake fliegt einem früher oder später gewaltig um die Ohren.

In Vietnam gelandet, wurden wir von einem Hotelshuttle vom Flughafen abgeholt. Sobald wir Händchen haltend in dem kleinen Bus saßen und die Landschaft an uns vorüberzog, wollte ich mich einfach nur noch auf unsere gemeinsame Zeit freuen. Ich genoss den Moment in vollen Zügen und verdrängte alle Probleme, so gut es ging, aus meinem Kopf. Als wir das Eingangstor zu unserem Resort passierten, erkannte ich glücklich, dass dieser Ort noch viel wundervoller war, als ich es ohnehin schon erwartet hatte. Wir machten einen kleinen Stopp und uns wurden zur Begrüßung köstliche Spieße mit exotischen Früchten gereicht. Sie schmeckten süß und saftig und waren auf mit Orchideen garnierten Platten angerichtet. Nach dieser himmlischen Erfrischung stiegen wir wieder in das Auto und fuhren circa fünf Minuten weiter, bis wir nach einer Kurve hinter riesigen Palmen die wunderschön gelegene Unterkunft sahen. Das Hotel bestand neben den einzelnen Villen der Gäste aus einem einzigen großzügig angelegten Bambuspavillon, der ringsherum offen war und über den parallel angelegten Pool mit akkurat aufgestellten, weiß bezogenen Holzliegen einen atemberaubenden Blick auf das Meer bot. Dort fanden sich die Rezeption, das Restaurant sowie viele lauschige Ecken, in denen man es sich bequem machen konnte. Überall hingen große, kokonartige Schaukelsessel von den Deckenbalken und mitten im Raum war ein Teich angelegt, auf dessen Wasseroberfläche prächtige Seerosen blühten. Von den gerollten Badehandtüchern bis zu den Blumen auf den Tischen war ausnahmslos alles mit unglaublich viel Liebe zum Detail arrangiert. Wir wurden auf das Herzlichste willkommen geheißen und durch den warmen, weißen Sand zu unserer Villa geführt. Ich konnte kaum glauben, was ich sah. Wir hatten ein riesiges Wohnzimmer, in dem wir uns die ganze Zeit über keine fünf Minuten aufhielten, ein wundervolles Schlafzimmer mit Blick auf das Meer, ein Badezimmer mit angrenzender Außendusche und einen Pool nur für uns. Es war wie im Paradies! Da wir offenbar als Honeymoon-Pärchen registriert waren, wurden wir täglich von dem reizenden Hotelpersonal mit romantischen Überraschungen verwöhnt. Eines Abends erwarteten uns Blütenblätter und ein Kerzenmeer im Schlafzimmer, sie schrieben unsere Namen mit Orchideen in den Sand, und es wurde für uns ein privates Candle-Light-Dinner am Strand organisiert. Es blieben wirklich keine Wünsche offen.

Wir hatten uns.

Alles war perfekt.

Doch selbst vor dieser Hollywood-würdigen Kulisse war ich nicht wirklich entspannt. Es gab zwar keinen Rausch, keinen Streit oder etwas dergleichen, aber meine innere Stimme, die sich schon im Flugzeug gemeldet hatte, meldete sich immer wieder. Obwohl es keine offensichtlichen Anzeichen für sein Trinken gab, vermutete ich, dass Tom sich, wenn ich eingenickt, im Bad oder schwimmen war, heimlich einen Drink im Restaurant genehmigte. Ich kann heute nicht wirklich erklären, was mich damals davon abgehalten hat, dem auf den Grund zu gehen. Ich weiß nicht, wie groß der Anteil in mir war, der die Krankheit tatsächlich unterschätzte, oder wie sehr ich die Macht der Sucht mehr oder weniger unbewusst und aus Furcht vor der Wahrheit unterschätzen *wollte*. Ich kann tatsächlich nicht mehr beurteilen, wie groß meine Angst vor seiner Reaktion war, wenn ich ihn direkt mit meinen Befürchtungen konfrontierte, und ob sie es war, die mich letztendlich vom Handeln abhielt. Fakt ist, dass Tom in Vietnam nie so viel konsumiert hat, dass man es ihm angemerkt hätte, aber er hat auch dort heimlich getrunken. Eigentlich war mir schon während dieser Ferien insgeheim klar, wie instabil sein Zustand war, denn sobald wir uns auf den Heimweg machten, wurde ich bei der Vorstellung nervös, was sein würde, wenn erst wieder der Alltag auf uns einprasselte. So weit Tom davon entfernt war, trocken zu sein, so weit war ich davon entfernt, entspannt zu sein und wirklich an seine vorgetäuschte Einsicht zu glauben. Meine Gelassenheit in den Ferien war nicht echt, denn sie wurde einzig und alleine durch die Ausnahmesituation bedingt. Solange wir in Watte gepackt waren, konnte ich mir kinderleicht etwas vormachen. Doch kaum waren wir zu Hause angekommen, gelang es mir nicht mehr, meine Angst auszublenden. Tief in mir wusste ich, dass es nicht lange gut gehen würde, und es ging auch nicht lange gut.

Da ein Alkoholkranker nichts mehr fürchtet, als ohne Alkohol leben zu müssen, tut er alles dafür, seine Krankheit zu leugnen und sein Trinken zu vertuschen. Dafür manipuliert er sein Umfeld und den Co-Abhängigen so massiv und gekonnt, dass dieser zunehmend an seiner Wahrnehmung zweifelt und immer unsicherer wird. Das war bei meinem Partner natürlich auch nicht anders. Somit ging das Katz-und-Maus-Spiel zu Hause weiter.

Eines meiner einschneidendsten Erlebnisse ereignete sich bald darauf. Alarmiert durch einen Anruf von Toms Schwester, wusste ich sofort, was los war. Sie hatte einen Großteil ihrer Familie zu Besuch und alle waren wegen ihm außer sich vor Sorge und redeten im Hintergrund wild durcheinander. Es hatte sich bis zu ihnen herumgesprochen, dass er einen ziemlich betrunkenen Auftritt im Hotel hingelegt hatte und daraufhin verschwunden war. Sie konnten ihn telefonisch nicht erreichen und baten mich, nach ihm zu suchen. Ich ließ alles stehen und liegen und brachte die Kinder zu ihrer Tante. Kaum hatte sich die Haustür hinter ihnen geschlossen, wählte ich Toms Nummer. Er ging sofort ans Handy und lallte, dass er auf dem Weg zum »Sportlerstüberl« sei und mich dort treffen wolle. Kurz darauf standen wir uns gegenüber. Er hatte einen »guten Freund« im Schlepptau, der nicht minder betrunken war als er. Als ich Tom bat, bitte einfach mit mir nach Hause zu kommen, lachte sein guter Kumpel nur abfällig, legte ihm den Arm um die Schultern und begann, ihn mit den ermunternden Worten »Lass die doch zicken« in Richtung Lokal zu ziehen. Dass sich ein Dutzend Menschen Sorgen machten, dass sein Freund bis unter das Dach voll war und auch für meine Kinder der Abend wegen seinem Besäufnis sehr unschön verlief, fand er anscheinend ziemlich witzig, denn er grinste in einer Tour. Ich wusste, dass ich oder vielmehr mein authentisches Ich »normalerweise« gegangen wäre, doch die Angst, was alles passieren konnte, wenn er vollends die Kontrolle verlor, machte mich wie schon so oft zuvor zu einer Marionette seiner Sucht. Ich erkannte mich selber nicht mehr wieder.

Das Fatale ist, dass man extrem manipulierbar bleibt, solange man sich von der Angst leiten lässt, man trüge die Verantwortung für das Denken und Handeln eines anderen.

Ich erlebte während meiner Co-Abhängigkeit unzählige Situationen, in denen ich nicht verstand, warum ich reagierte, wie ich reagierte. Ich zweifelte an mir und meiner Wahrnehmung, obwohl ich eigentlich ganz genau wusste, dass es keinen Zweifel gab. Ich tolerierte sein unmögliches Verhalten, obwohl ich es unmöglich fand. Am Ende siegte meistens seine Wahrheit und ich fühlte mich schlecht und schuldig. Nach all den Dramen sehnte ich mich so sehr nach Versöhnung, dass ich bereit war, dafür in Kauf zu nehmen, was sich alles andere als richtig anfühlte. Ich wollte nichts mehr, als seinen Versprechen glauben, dass ab jetzt alles anders würde. All das zerriss mich so sehr, dass ich irgendwann gar nicht mehr wusste, was richtig war und was nicht, und es gab nur eine Sache, die mir noch schwieriger erschien, als zu bleiben: zu gehen.

Ich wollte Tom um keinen Preis endgültig an den Alkohol verlieren. Doch solange er nach wie vor in der Flasche nach der Selbstliebe und der Anerkennung suchte, war er dem Alkohol behilflich, das einzige Versprechen einzulösen, das Alkohol einem Menschen geben kann: »Ich werde dir alles nehmen, was dir lieb und teuer ist – dein Geld, deinen Job, deinen Führerschein, deine Freundschaften, deine Würde, deinen Selbstwert, deine Gesundheit, die Menschen, die du liebst, und zu guter Letzt dein (selbstbestimmtes) Leben.«

Je mehr mir dämmerte, wie verworren alles war, umso mehr strengte ich mich an zu verhindern, dass unser großer Traum zerplatzte. Doch leider wurde während unseres Zusammenlebens ziemlich schnell immer offensichtlicher, dass Tom ein massives Problem hatte. Aber alles, was damals geschah, geschah im Außen. Tom hatte keine seiner Ängste, keinen seiner blockierenden Glaubenssätze und keinen seiner Konflikte gelöst. Und auch wenn es zwischendurch längere Phasen ohne größere Zwischenfälle gab, war er nicht trocken!

Wie hätten wir damals denn auch ahnen können, dass eine seiner allergrößten Ängste durch unsere Liebe nur verstärkt wurde: seine riesengroße Verlustangst. Ich war vielmehr in dem Glauben gefangen, dass ihm unsere Beziehung helfen würde, seine Krankheit in den Griff zu bekommen. Leider war genau das Gegenteil der Fall. Die Gefühle, mit denen Tom durch unsere Beziehung konfrontiert wurde und die er über lange Zeit schon mit Alkohol kompensiert hatte, führten dazu, dass die riesengroße Verlustangst in ihm förmlich explodierte.

Für mich kaum erträglich, entwickelte er eine Eifersucht, die pathologisch war. Er arbeitete mit haarsträubenden Unterstellungen und trieb mich noch mehr in die Isolation, weil ich alles tat, um seinen Eifersuchtsanfällen vorzubeugen.

Natürlich hatten wir trotz allem auch sehr schöne Momente. Das waren Momente, in denen ich mehr denn je davon überzeugt war, dass alles gut werden würde. Das Fatale ist nur, je intensiver die guten Zeiten sind, umso tiefer ist auch der Fall, wenn sich das Blatt wieder wendet.

Es gab damals niemanden, mit dem ich lieber zusammen war als mit Tom, wenn er in der Spur war. Mit den Kindern verbrachten wir wunderschöne Winterferien und Tom war in meinen Augen der beste Skifahrer der Welt. Sobald er auf den Brettern stand, schien es, als könne ihn nichts und niemand aufhalten. Er strotzte nur so vor Selbstsicherheit und Kraft. Er wirkte zu jedem Zeitpunkt tiefenentspannt und sah mit seinem bis zur Brust geöffneten olivgrünem Parka, seinem braungebrannten Gesicht und dem Dreitagebart immer unfassbar gut aus und seine dichten kastanienbraunen Haare verschwanden, egal, wie kalt es war, niemals unter einer Mütze. Damals wünschte ich mir, er könnte diese Souveränität immer fühlen, sie einpacken, konservieren und mit in unseren Alltag nehmen. Hier auf den Pisten war *er* derjenige, der souverän war und alles im Griff hatte. Er kannte jeden Berg, jede Abfahrt und jeden Lift. Tom plante unsere Route, polierte die Gläser der Brillen, kontrollierte den Sitz der Helme und checkte die Bindungen. Er fuhr durch Tiefschnee und über spiegelglatte Eisplatten mit derselben Leichtigkeit wie auf den platt gewalzten Hängen. Wenn ich ihn so sah, wünschte ich mir jedes Mal, dass er auch zu Hause genau so sein könnte: ein Mann, der sich nicht so leicht von dem Gegenwind des Lebens umblasen ließ. Ein richtiger Partner, einen, auf den ich mich, egal, was kam, verlassen konnte.

Wenn wir nicht auf den Pisten unterwegs waren, kochten wir zusammen, spielten »Monopoly«, gingen ins Schwimmbad oder in die Sauna. Eines Nachmittags saßen wir bei schönstem Wetter in einem Café und aßen alle einen gemischten Eisbecher, während wir die warmen Sonnenstrahlen genossen. Auf der anderen Seite des kleinen idyllischen Platzes standen Pferdeschlitten, deren Sitzbänke von dicken Lammfellen bedeckt waren. Die Köpfe der stämmigen Tiere waren mit großen bunten Federn geschmückt und sie dösten, ein Bein angewinkelt, bis zur nächsten Fahrt vor sich hin. Es war ein stiller, kleiner perfekter Moment im Leben einer scheinbar glücklichen Patchworkfamilie. Abends machten wir es uns gemütlich, kuschelten uns alle auf das große Sofa und sahen uns gemeinsam Filme an. Es hätte wirklich nicht schöner sein können.

Das waren sie, die anderen Seiten des Lebens mit einem Alkoholiker, und da ich sie kannte, wollte ich es nicht wahrhaben, dass es nicht immer so sein konnte.

Aber Fakt ist, das das Leben mit einem nicht trockenen Alkoholiker nicht über längere Phasen schön sein kann. Ich weiß noch, wie wir nach einer entsetzlich aus dem Ruder gelaufenen Silvesterparty nach Rom flogen. Ich war nach diesem wirklich schrecklichen Abend so verzweifelt, dass ich den ganzen Tag bis zur Abreise nur geweint habe und den ganzen Trip eigentlich abblasen wollte. Letztendlich flogen wir doch, und kaum waren wir in Italien angekommen, hatten wir eine Zeit, wie sie schöner nicht sein konnte. Tom hatte sich gefangen, und da wir ganz alleine unterwegs waren, musste ich mir auch keine Sorgen mehr um die Fassade machen und konnte mich entspannen. Wir waren weit weg von allem Ärger, weit weg von allen Problemen und schwebten regelrecht durch die ewige Stadt. Wir standen im Morgengrauen auf einem fast leeren Petersplatz an, um uns den Dom anzusehen, besuchten kleine Restaurants aus unserem Slow-Food-Führer, kauften mir ein wunderschönes Kleid, schlenderten Hand in Hand durch Museen, aßen saftige Feigen mit köstlichem Parmaschinken und genossen die ersten warmen Sonnenstrahlen nach dem Winter. Es gab keinen Stress, keinen Streit, keinen Rausch und keinen Absturz. Es gab ihn und es gab mich. Niemand wäre auf die Idee gekommen, was in unserem Leben, was in unserem Alltag los war. Und genauso wenig hätte jemand diesen charmanten, zurückhaltenden, verschmitzt lächelnden Mann für einen seit Jahren strauchelnden schweren Alkoholiker gehalten.

Da waren also meine verletzten Gefühle und meine Ängste auf der einen Seite, und auf der anderen waren es genau diese wunderschönen Momente, die es mir umso schwerer machten, früher die Reißleine zu ziehen. Und obwohl ich mittlerweile wusste, dass Tom schon lange vor unserer Beziehung etliche Entzüge und Therapien hinter sich gebracht hatte, war ich an solchen Tagen überzeugt, dass sich alles zum Guten wenden würde. Bestimmt würde er endgültig die Kurve kriegen.

Aber kaum waren wir zu Hause, bahnte sich das Drama wieder seinen Weg.

Ich entwickelte im Laufe der Zeit die gleichen Symptome wie mein alkoholabhängiger Partner: Scham, Angst und Depression führten dazu, dass ich mich immer mehr isolierte. Ich musste immer mit dem Schlimmsten rechnen und vermied deshalb alle Partys und Veranstaltungen, auf denen getrunken wurde. Ich war bereits im Vorfeld so angespannt, dass ich meistens – scheinbar freiwillig – darauf verzichtete herauszufinden, ob es dieses Mal vielleicht gut gehen würde. Ich redete mir immer hartnäckiger ein, ich hätte sowieso keine Lust auszugehen. Ich höre mich diese Floskeln noch heute sagen: »Die Leute sind nicht so mein Fall… Oktoberfest? Ist mir viel zu stressig und zu voll … Partys sind mir auf Dauer zu oberflächlich… Ich gehe am Wochenende lieber früh ins Bett, um mein Schlafdefizit aufzuholen oder um ein gutes Buch zu lesen.«

Ich machte mir selber etwas vor, damit es erträglicher war, mein gesamtes soziales Leben nahezu stillzulegen.

Aber oft war es auch so, dass ich mich doch auf etwas einließ, meine Angst so gut es ging ausblendete, versuchte, daran zu glauben, dass Tom es schaffen würde, nichts zu trinken, und knallhart enttäuscht wurde.

Ich erinnere mich an eine Grilleinladung bei uns zu Hause. Es war Fußball-WM und da Tom eine sehr gute Phase hatte, entschied ich mich, es zu wagen. Ich lud also ein paar gute Freunde ein. Um auf Nummer sicher zu gehen, bat ich Tom nicht, sich an den Vorbereitungen zu beteiligen. Ich wollte auf keinen Fall riskieren, dass die gute Stimmung kippte. Ich kaufte Chips und schwarz/rot/gelbe Gummibärchen für die Kinder, Fleisch und Würstchen, besorgte für uns alle Fanaccessoires, bereitete verschiedene Salate zu, kaufte alkoholfreies Bier, das er damals trotz der Einwände seines Therapeuten trank, und rückte den Fernseher an die Terrassentür. Ich schlüpfte in meine Lieblingsjeans und kombinierte ein hübsches schulterfreies Top dazu. Als ich Toms Auto vorfahren hörte, lief ich in den Flur und öffnete voller Vorfreude die Tür, um ihn mit einem Kuss zu begrüßen. Doch so weit kam es nicht, da ich ihm sofort ansah, dass er wieder getrunken hatte.

Er versuchte, mit einer gespielt guten Laune und blöden Sprüchen seinen Zustand zu überspielen, doch das Ganze war wenig überzeugend und glich eher einem wirklich miesen Schmierentheater. Er fuhr sich wie immer, wenn er nicht nüchtern war, übertrieben oft durch die Haare und sein Blick sagte alles. Er war in einem Moment angriffslustig, im nächsten orientierungslos, um sich immer wieder in der Leere zu verlieren. Ich stand einfach nur da. Wie angewurzelt. Es war wie ein Schlag in die Magengrube. Es war, als wäre ich angeschossen worden.

Dabei hätte alles, wie schon so oft, perfekt sein können! Die Sonne schien, die Girlanden schmückten den Garten, der Tisch war dort im Grünen gedeckt, die Jungs freuten sich und unsere Freunde waren auf dem Weg. Ich hatte alles getan, um es uns schön zu machen, und konnte jetzt rein gar nichts daran ändern, dass daraus nun nichts mehr werden würde. Selbst wenn das Ganze einigermaßen glatt über die Bühne ging, meine Unbeschwertheit, die ich mir für den Moment gegönnt hatte, war im Keim erstickt, und natürlich spüren das auch die Menschen, die einem nahestehen, selbst wenn sie dir zuliebe schweigen. Sie spielen das Spiel mit, aber eine ausgelassene Stimmung sieht anders aus. Ich wusste, dass es keinen Zweck hatte, Tom sofort darauf anzusprechen, da er nur unsachlich werden, das Trinken abstreiten und davon auch nicht nüchtern werden würde. Sollte ich alles abblasen und den Tag somit auch für die Kinder komplett ruinieren?

Nein. Ich tat, was ich immer tat, solange er sich noch halbwegs unter Kontrolle hatte: Ich unterdrückte meine Enttäuschung, meine Traurigkeit, meine überbordende Wut und die Angst vor dem, was noch passieren könnte, und versuchte, seinen Zustand vor allen anderen zu überspielen. Ich machte wie immer in solchen Situationen gute Miene zum bösen Spiel, während es in mir brodelte. Jedes Mal, wenn er aus meinem Blickfeld verschwand, fürchtete ich, dass er heimlich wieder zur Flasche griff, und hoffte inständig, dass es wenigstens kein Wodka war, sondern nur ein Bier.

Sosehr ich mich auf diesen Nachmittag gefreut hatte, so sehr betete ich nun, dass er möglichst schnell und ohne großes Drama vorübergehen, die Nacht und die darauffolgenden Tage nicht wieder in der Notaufnahme enden würden.

Es gab unzählige Situationen wie diese, die nicht selten ausuferten und in dem verzweifelten Versuch endeten, Tom aus dem Verkehr zu ziehen, bis er wieder klar denken konnte und einsah, dass er aufhören musste zu trinken. Einmal fand ich ihn vormittags im Hotel so betrunken vor, dass er kaum noch laufen beziehungsweise stehen konnte. Ich versuchte, ihn mit aller Kraft dazu zu bewegen, ins Auto zu steigen, um ihn nach Hause zu schaffen. Ich wollte ihn unbedingt davon abhalten, noch mehr zu trinken, wollte verhindern, dass ihn Gäste so sahen oder er wirklich gravierenden Schaden anrichtete, weil er sich etwa noch ans Steuer setzte. Aber von Heimgehen wollte er natürlich nichts wissen, wurde aggressiv und wehrte sich so vehement, dass sein Hemd dabei komplett zerriss, er stolperte und mit einem lauten dumpfen Knall gegen die Garagenwand prallte. Bei einem anderen Versuch, ihn mit der Hilfe eines Freundes in die Klinik zu bringen, versuchte er tatsächlich, aus dem bereits fahrenden Auto zu springen. Es gab Zustände, die mich veranlassten, den Notarzt zu rufen. Dann wieder musste ich instinktiv handeln, weil ich befürchtete, er werde die Ankunft des Arztes nicht mehr erleben.

Er hatte scheinbar aufgehört zu atmen, regte sich nicht mehr, und als ich seinen Arm hob und wieder losließ, knallte seine Hand ungebremst auf die Bettkante. Ohne nachzudenken, rammte ich ihm meine geballten Fäuste so oft gegen die Brust genau vor das Herz, und versuchte mich in Mund-zu-Mund-Beatmung, bis er wie ein Ertrinkender einen großen Luftzug nahm und sich sein Brustkorb wieder erkennbar hob und senkte.

Dabei konnte ich meine Wut gar nicht richtig spüren. Einmal fand ich Tom nach Stunden der Sorge um ihn im Garten quer über der alten Holzbank liegend auf. Seine Augen waren geschlossen und sein linker Arm hing runter auf den Boden. Entsetzt sah ich ihn mir genauer an und registrierte erleichtert, dass er atmete, aber er zeigte keine Regung, als ich ihn ansprach. Die nackte Panik machte sich in mir breit und ich war nicht sicher, ob ich einen Arzt rufen sollte. Wie immer war da der Gedanke, dass Tom außer sich sein würde, weil ich Hilfe geholt hatte, wenn er erst wieder zu sich gekommen war. Ich war also hin- und hergerissen, und benötigte ein kleines Zeichen von ihm, das es mir ermöglichte, mir ein Bild über seinen Zustand zu verschaffen, doch er sprach kein Wort, verzog keine Miene, ließ nicht durchblicken, ob er bei Bewusstsein war oder nicht.

Schließlich hielt ich ihm in meiner Verzweiflung mein Handy mit unserem Lieblingslied ans Ohr. Sein Atem ging schneller und plötzlich liefen ihm Tränen über die Wangen. Zunächst still und leise, bis er schließlich anfing laut zu schluchzen. Bitterlich weinend klammerte er sich an mich wie ein Dreijähriger, der nicht alleine im Kindergarten bleiben möchte.

Er sagte kaum verständlich: »Sie werden niemals begreifen, wie sehr ich dich liebe.«

Und schon waren alle verzweifelten Gefühle verflogen und ich sah wieder all seine guten Seiten.

Alles nahm seinen gewohnten Lauf, bis er sich endlich bereit erklärte, in die Klinik zu gehen. Das geschah nur aufgrund unserer Intervention, also des großen Drucks von seiner gesamten Familie und mir.

Intervention

Eine der größten Ängste eines Alkoholikers ist, ein Leben ohne Alkohol führen zu müssen.

Alkohol ist zu seinem vermeintlichen Allheilmittel geworden, der Griff zur Flasche erscheint ihm wie der Sprung auf die rettende Insel, sein Anker in jeder Lebenslage. Wir wissen, dass das die heimtückische Illusion der Krankheit ist. Eigentlich ist genau das Gegenteil der Fall, doch ein alkoholkranker Mensch glaubt das im Zweifel auch noch dann, wenn er von Schürfwunden übersät, barfuß und mit einem Filmriss auf einer Parkbank aufwacht. Oder sagen wir es so: Der Erkrankte möchte es glauben, um der Wahrheit nicht in die Augen sehen zu müssen: dass er niemals kontrolliert trinken können wird.

Die Vorstellung, in Zukunft alle Situationen nüchtern zu bewältigen, seine Ängste und Unsicherheiten nicht mehr mit Alkohol betäuben und sich keinen Mut mehr antrinken zu können, ist zu viel. Allein die Vorstellung, ohne Alkohol leben zu müssen, ängstigt ihn zu Tode. Schließlich kreist sein ganzes Leben längst nur noch um die Flasche, die man ihm jetzt einfach so wegnehmen möchte.

In dieser Situation aber ist er noch lange nicht bereit, den Alkohol einfach kampflos aufzugeben. Er wird sich weiterhin einreden, dass alle anderen das Ganze dramatisieren, weil sie absolut keine Ahnung haben. Denn er ist überzeugt, jederzeit aufhören zu können, wenn er es nur wollte.

Die Macht der Sucht ist so unendlich groß, dass Alkoholkranke sogar den absehbaren Tod einer Umkehr in ein nüchternes Leben vorziehen. Die Uneinsichtigkeit und die stoische Verweigerung, sich professionelle Unterstützung zu holen, sind leider ein typisches Merkmal dieser Krankheit.

Du wirst dich jetzt bestimmt fragen, was man dann als Co-Abhängiger noch tun kann? Wie erreicht man den Erkrankten in seinem Inneren? Was kann man im Außen für ihn tun?

Es gibt die Möglichkeit, ein sogenanntes Interventionsgespräch zu führen. Was das ist?

Hierbei wird der Alkoholkranke von seinen engsten Bezugspersonen überrascht. Jede/r aus seinem engen Umfeld bereitet einen Brief vor, indem er/sie die eigenen Gefühle, Sorgen und Ängste schildert.

Wichtig ist, dass ihr versucht, dem Abhängigen anhand konkreter Vorfälle das Bild zu spiegeln, das ihr von ihm habt beziehungsweise, was seine Sucht mit euch macht. Dadurch versetzt ihr den Betroffenen in eine Art Metaposition, in der es idealerweise gelingt, ihm/ihr das ganze Ausmaß seiner Sucht vor Augen zu führen. Wichtig ist, dass ihm auch bewusst wird, wie viel Schmerz er anderen und jedem von euch zufügt.

Jetzt aber kommt ein sehr wichtiger Punkt: Es geht darum, ihm einerseits zu vermitteln, wie sehr man sich sorgt und ihn liebt. Aber es muss deutlich und unmissverständlich klar werden, dass keine der Personen aus dem Umfeld von dem Moment an weiter für ihn funktionieren wird. Alle zusammen ziehen eine Konsequenz aus der Erkenntnis seiner Erkrankung. Und hier hilft es eben nicht, die Krankenschwester zu spielen, die gute Frau, die sich sorgt und kümmert. Oder die Eltern, die das Kind vor allem Ungemach bewahren wollen. Nein, alle Anwesenden/Briefschreiber und Briefschreiberinnen erklären, dass sie dem Alkoholkranken hiermit die Verantwortung für seine Sucht zurückgeben. Von dem Moment an wird er derjenige sein, der die Konsequenzen seines Handelns trägt.

So ein Gespräch muss dringend von einem Spezialisten wie beispielsweise einem Arzt oder einem Therapeuten begleitet und eine anschließende Entgiftung samt Therapie organisiert werden. Ziel des Interventionsgesprächs ist, dass der Betroffene direkt im Anschluss in eine Klinik geht. Du weißt vielleicht, dass so eine Therapie nur funktioniert, wenn sich der zu Therapierende aus eigener Überzeugung dazu bereit erklärt. Genau darauf zielen eure Briefe und Zeugnisse ab und eben deshalb ist es so wichtig, dass er erkennt: niemand macht mehr weiter wie bisher.

Man hofft sozusagen, die Gunst der Stunde für die Umkehr nutzen zu können, wenn nach anfänglicher Gegenwehr hoffentlich die Emotionen siegen und die Erkenntnis zur Einsicht führt. Kaum ein Alkoholiker wird zunächst von dieser Überraschung begeistert sein. Meist wollen sie von all dem Unsinn nichts wissen, reagieren zunächst aggressiv, ziehen alles ins Lächerliche oder gehen direkt in die altbekannte Abwehrhaltung.

Doch am Ende sind tatsächlich viele Interventionsgespräche erfolgreich. So verdankt zum Beispiel auch Betty Ford ihre Umkehr in ein nüchternes, selbstbestimmtes Leben so einem Gespräch mit ihrem Mann und ihren Kindern, als sie bereits dramatisch von ihrer Sucht gezeichnet, aber immer noch absolut uneinsichtig war.

Bei den Anonymen Alkoholikern heißt es: »Wir erkennen, dass wir nur durch völlige Niederlage unseren ersten Schritt auf dem Weg zu Befreiung und Stärke tun können.«

Mit einer Intervention ist es theoretisch möglich, diesen Tiefpunkt vorzuziehen, indem man ihn sozusagen initiiert. So kann der Leidensweg aller Betroffenen enorm verkürzt werden.

Filmtipps:

- Flight
- Eine Frau besiegt die Angst | The Betty Ford Story
- Bill W.
- A Star Is Born
- The Shift
- When a Man Loves a Woman
- Rocket Man

Wir hatten alle zusammen eine Intervention herbeigeführt, und ich setzte all meine Hoffnungen in den mehrwöchigen Klinikaufenthalt. Ich wollte daran glauben, dass nun alles gut werden würde. Doch je näher Toms Heimkehr rückte, umso gemischter wurden meine Gefühle. So gut ich darin geworden war, mir etwas vorzumachen, so unaufhaltsam bahnten sich meine unterdrückten Zweifel ihren Weg. Die aktuelle Distanz brachte Stabilität und eine große Erleichterung in mein Leben, und ich hatte Sorge, dass nun alles wieder ins Wanken geraten könnte. Ich freute mich so sehr auf ihn, aber mir schwante auch, dass die lang ersehnte Nüchternheit nicht nur Glückseligkeit, sondern auch eine große Umstellung und sehr viel Arbeit für uns bedeuten würde. Wir waren in unseren Rollen so festgefahren und hatten nun die Aufgabe, uns als Paar ganz neu zu erfinden. Wir mussten es schaffen, die ganzen alten Verletzungen und Ängste, die sich über die lange Zeit aufgebaut hatten, wieder loszuwerden – von meinem Misstrauen, das sich als logische Konsequenz der Krankheit entwickelt hatte, ganz zu schweigen.

Ich befürchtete, er werde den unzähligen entweihten Plätzen des Trinkens im Hotel nicht widerstehen können. War er wirklich schon so weit, bei Stress und Problemen standhaft zu bleiben und nicht zur Flasche zu greifen? Schließlich kehrte er in eine Umgebung zurück, in der der Alkohol allgegenwärtig war.

Aber es musste ja weitergehen und so nahmen wir unseren gemeinsamen Alltag wieder in Angriff. Tom begann zu arbeiten und suchte wöchentlich eine Therapiegruppe auf. Damals fiel mir zum ersten Mal bewusst auf, wie schwer es einem in unserer Gesellschaft gemacht wird, keinen Alkohol zu trinken. Ich erinnere mich an sehr viele unangenehme Kommentare, wenn Tom im Restaurant ein Spezi bestellte. Ein Kellner fragte, ob er ein Mann oder eine Maus sei, ein anderer zwinkerte ihm süffisant zu und schlussfolgerte, dass er heute wohl an der Reihe sei zu fahren, oder es hieß ganz einfach, er solle doch etwas »Gescheites« bestellen, frei nach dem Motto: »Komm schon, ein Bierchen geht doch immer!«

Es ist in der Tat erschreckend, wie oft man regelrecht genötigt wird, sich zu rechtfertigen, wenn man keinen Alkohol trinken möchte. Es scheint, als würde man manchen Menschen dadurch suspekt, fast, als fühlten sie sich bedroht, als wolle man sie angreifen oder ihnen ihren persönlichen Konsum streitig machen. Sie erwarten geradezu eine Erklärung, warum man sich für ein alkoholfreies Getränk entscheidet. Nicht wenige fangen im nächsten Schritt an, einen zu »wenigstens einem Drink« überreden zu wollen. Solche Situationen sind für einen alkoholkranken Menschen natürlich weitaus stressiger als für jeden anderen, denn ein Alkoholiker möchte in der Regel nicht auffallen, sondern anonym bleiben.

Ich spürte, wie unangenehm Tom solche Situationen waren, wenn seine Bestellung Grundsatzdiskussionen auslöste und wir aufgrund einer Saftschorle eine übertriebene Aufmerksamkeit auf unseren Tisch zogen. Dabei wollte er diese ja eigentlich um alles in der Welt vermeiden. Tatsächlich ist Alkohol wohl die einzige Droge, für deren »Nichtkonsum« sich Menschen rechtfertigen müssen.

Es begann eine Zeit des Hoffens und des Zweifelns, denn obwohl es gute Phasen gab, ließen auch die Rückfälle leider nicht allzu lange auf sich warten. Sie bahnten sich still und leise, aber dafür umso hartnäckiger ihren Weg. Es gab nicht von heute auf morgen den Vollrausch, sondern etliche Momente, in denen ich ahnte, dass Tom etwas getrunken hatte. Nicht so viel, dass es ihm ein Fremder angemerkt hätte, aber genug, dass ich die kleine Veränderung an ihm wahrnahm. Vor dem nächsten großen Vollrausch kam unweigerlich das kräftezehrende Katz-und-Maus-Spiel. Ich registrierte zwar, wenn es wieder losging, aber meine Erfahrung sagte mir, dass es zwecklos war, Tom darauf anzusprechen. Ich fürchtete seine Reaktion, da ein Alkoholiker in dem Moment, wo er (wieder) trinkt, aggressiv reagiert, sobald man das Thema anschneidet und er sich ertappt fühlt. Also fiel ich schneller, als mir lieb war, tief zurück in meine co-abhängigen Muster, wurde zunehmend ängstlich, beobachtete Tom ganz genau und versuchte mehr denn je, von außen positiv unterstützend auf ihn einzuwirken. Natürlich brachte das nichts, denn Tom hatte keine einzige der dunklen, schmutzigen Ecken in seinem Inneren aufgeräumt und war insgeheim, nach allem, was passiert war, einfach nicht bereit, den Alkohol loszulassen.

Gründe für den Rückfall

Wie viele Co-Abhängige verstand auch ich zunächst nicht, warum keine Therapie nachhaltigen Erfolg hatte. Eine Erklärung hierfür findet sich in der Frage nach dem Ziel. Der Angehörige geht davon aus, dass der Alkoholkranke, sobald er in die Klinik oder Therapie geht, das gleiche Ziel verfolgt wie der Co-Abhängige: Nüchternheit.

In Wahrheit aber verfolgen Alkoholkranke ganz oft und insgeheim immer noch das Ziel, kontrolliert trinken zu können. Daher stellen sie sich nach einer gewissen Zeit der Abstinenz wieder und wieder diesem Wunschtraum, einem für jeden Alkoholkranken von vornherein illusorischen Ziel. Sie probieren es aus – und greifen zur Flasche.

Auch bei uns war das so, Tom trank wieder, irgendwann stand ich erneut im Schlafzimmer und packte seine Tasche für den nächsten Entzug.

Entwöhnungsmedikament Antabus

Antabus ist ein sogenanntes Entwöhnungsmedikament, das den Abbau von Alkohol hemmt. Das hat zur Folge, dass man nach der Einnahme in Verbindung mit geringsten Mengen Alkohol starke Unverträglichkeitserscheinungen wie Hautausschlag oder Übelkeit aufweist. Die Idee ist, dass das Wissen um die gefährliche Kombination des Medikaments mit Alkohol, die auch tödlich enden kann, einen Abhängigen vom Rückfall abhalten soll. So weit, so theoretisch.

Diesem Ansatz liegen meiner Meinung nach zwei große Denkfehler zugrunde. Denn es würde ja bedeuten, man könne die Kontrolle über die Sucht eines anderen Menschen, über dessen wahre Einsicht hinweg, gewinnen. Aber das kann man nicht! Ein Alkoholkranker, der trinken möchte, wird einen Weg finden zu konsumieren. Ganz egal, ob das bedeutet, barfuß im Schnee zur nächsten Tankstelle zu laufen, alkoholhaltige Substanzen zweckzuentfremden oder sich auch einfach nur über den Balkon aus dem Staub zu machen. Ein Alkoholiker nimmt doch ohnehin bereits die fatalen Folgen des Trinkens in Kauf, weil die Sucht stärker wird als die Angst vor dem Verfall oder die Einsicht und der Mut, sich mit allen Konsequenzen für ein nüchternes Leben zu entscheiden. Wenn ein Alkoholiker nicht selber die Kapitulation vor dem Alkohol wählt, kann man absolut nichts tun, was ihn nachhaltig vom Trinken abhalten wird.

Als der behandelnde Arzt meines Partners ihm Antabus vorschlug, war ich voll neuer Hoffnung und froh über diesen vermeintlichen Rettungsanker, der doch scheinbar so viel Kontrolle und Sicherheit versprach. Die Tatsache, dass der Professor mir die Verantwortung für die tägliche Einnahme der Tabletten übertrug, stellte ich damals nicht infrage. Ich vertraute darauf, dass er wusste, was er tat. Wieder ein Strohhalm, an den ich mich klammern konnte. Die Verheißung, nun endlich die Kontrolle über die Sucht meines Partners zu erlangen, war trügerisch und doch ungemein verführerisch. Ich hatte eine lange Durststrecke hinter mir und nahm die Anweisungen des Arztes dankbar entgegen. Das wurde mir erst sehr viel später klar. Das Rezept für Antabus aber beinhaltete letztendlich nicht mehr als ein Upgrade meiner Co-Abhängigkeit, doch damals war ich mir dessen nicht bewusst.

Auf Toms Rückfall also folgte der Einsatz des Medikaments Antabus. Ich erlebte zu dieser Zeit alle Varianten des Einfallsreichtums eines Trinkers, der an seinen Stoff will. Im ersten Anlauf tauschte Tom die Tabletten, die lose in einer Plastikdose aufbewahrt waren, aus. Als ich das herausgefunden hatte, stiegen wir auf wasserlösliche Pillen um, doch es gab natürlich reichliche Schlupflöcher, so brauchte er im Zweifel nur das Haus zu verlassen, bevor ich ihm seinen »Antabus-Drink« überreichen konnte. Irgendwann war er so weit und trank ganz einfach, obwohl er Antabus geschluckt hatte. Die scheußlichen Nebenwirkungen nahm er in Kauf. Und kaum breitete sich der typische Hautausschlag unübersehbar aus, leugnete Tom vehement, dass Alkohol im Spiel war. Schlimmer noch, er drehte den Spieß wie immer ganz schnell um und machte mir Vorwürfe. Es sei kein Wunder, wenn es ihm schlecht ginge, da ich ihn ständig zu Unrecht verdächtigen und an ihm herumnörgeln würde: »Jetzt wirfst du mir auch noch meine Allergie vor!« Er gab sich gekränkt und zutiefst verletzt von meinem enttäuschenden Verhalten. Sobald er gesagt hatte, was er loswerden wollte – womit wieder einmal seine Wahrheit siegte –, war das Gespräch für ihn beendet.

Das ist eine sehr effektive Methode, jemanden mundtot zu machen. Ich stand auf verlorenem Posten, egal, was ich versuchte.

Völlig überraschend folgte dieser Phase eine Entscheidung, die Tom still und leise getroffen hatte und die mich erneut hoffen ließ. Er fasste den Entschluss, nur noch tagsüber im Hotel zu arbeiten, um auf diesem Weg endlich die 100-prozentige Nüchternheit zu erlangen. Das leuchtete mir ein, und ich war mehr als erleichtert bei dem Gedanken, dass er ab sofort abends zu Hause war, anstatt sich um Partys, Hochzeiten oder Weihnachtsfeiern zu kümmern, an der Zapfanlage zu stehen oder den Weinkellerbestand zu kontrollieren. Ich freute mich außerdem über die Aussicht für uns als Familie, endlich einen geregelten Tagesablauf zu haben, und klammerte mich nun an diesen neuen Strohhalm.

Ich weiß nicht mehr, welcher der vielen Notarzteinsätze uns damals erschütterte oder wo genau er umgekippt war, aber das Projekt, durch geregelte Arbeitszeiten vom Alkohol loszukommen, scheiterte genauso kläglich wie alle anderen Versuche zuvor. Tom war immer noch nicht bereit, sich einzugestehen, dass der Alkohol für ihn ein übermächtiger Gegner war und immer sein wird, vor dem er kapitulieren muss. Insgeheim war er von dem Ziel besessen, stärker als der Alkohol zu sein und es zu schaffen, kontrolliert zu trinken. Dabei ignorierte er leider die Tatsache, dass genau das für einen Alkoholiker unmöglich ist.

Aber zum Glück gibt es, wo Schatten ist, auch Licht! Genau wie auf unserem Weg, auf dem uns viele ganz wundervolle Menschen begleitet haben. Aber wir waren alle ein Stück weit überfordert und ratlos. Erst allmählich begannen wir, das ganze Ausmaß der Situation zu begreifen. Als wieder einmal ein Abend eskalierte, folgten innerhalb von Toms Familie sehr offene Gespräche. Wir waren an einem Punkt angelangt, an dem ich nicht mehr weiterwusste, an dem das Drama zur Tagesordnung geworden war, doch endlich war ich nicht mehr alleine mit der Verantwortung, die ich mir aufgeladen hatte. Wir kamen gemeinsam zu dem Entschluss, dass es höchste Zeit war, die Reißleine zu ziehen und Tom erneut in professionelle Hände zu geben. Wer jedoch glaubt, er sei darüber froh oder auch nur dankbar für unsere Fürsorge gewesen: weit gefehlt!

Tom begann an diesem Punkt, sich möglichst vernünftig und verantwortungsbewusst zu geben, und brachte haufenweise Argumente vor, warum er jetzt, zu diesem Zeitpunkt, auf keinen Fall in die Klinik gehen konnte. Die Tatsache, dass er eine große Belastung im Privatleben, aber auch im Job geworden war, blendete er natürlich aus. Er argumentierte mit bevorstehenden Events und Projekten, bei denen er unabkömmlich sei. Außerdem stehe noch ein runder Geburtstag an, die Homepage müsse genau wie die Speisekarte vor Saisonstart auf den neuesten Stand gebracht werden. Und was denn mit den Gemeinderatssitzungen sei? Da müsse er doch teilnehmen. Der Urlaub sei schließlich auch schon geplant.

Du kennst das Prinzip vielleicht aus eigener Erfahrung. Ein Alkoholiker läuft zu Hochtouren auf, wenn es darum geht, mit unendlich vielen, existenziell wichtigen Terminen und Verpflichtungen deutlich zu machen, dass ein Klinikaufenthalt vielleicht gut gemeint, aber unmöglich ist. Im Endeffekt möchte er lediglich Zeit schinden und hofft, dass das ganze Projekt »Entzug« von seinem Umfeld vergessen wird und der Plan wieder im Sande verläuft.

Als Tom dämmerte, dass dass er aus dieser Situation nicht herauskam und wir hartnäckig bleiben würden, startete er Argumentationskette Nummer zwei. Auch diese ist keine ureigene Erfindung von ihm, sondern durchaus typisch für einen Alkoholiker: Er versicherte uns, er werde einen Klinikaufenthalt aufgrund seiner Krankenhaus- und Ärztephobie nicht überleben. Außerdem könne er die Vorstellung, den Sommer über von mir getrennt und alleine mit seiner Eifersucht zu sein, nicht ertragen. Er versuchte uns sehr glaubhaft zu vermitteln, dass das dann ohnehin sein sicheres Ende sei und er für nichts garantieren könne.

Aber wir blieben standhaft, ließen uns nicht verunsichern, und Tom musste erkennen, dass es kein Entrinnen mehr gab. Er begab sich wohl oder übel fünf Tage in den Entzug und anschließend in eine mehrwöchige Therapie.

Ich war fast high vor Euphorie, glückselig über die Aussicht, dass dieser Klinikaufenthalt den lang ersehnten Durchbruch bringen konnte. Ich begann erneut damit, mir unsere gemeinsame Zukunft in den allerschönsten Farben auszumalen. Der schwere Vorhang der Verzweiflung hob sich zusehends und Freude und Zuversicht machten sich in mir breit. Ich fühlte mich unfassbar beschwingt und befreit, da ich wusste, ich konnte die tägliche Verantwortung für einen längeren, sogar festgesetzten und somit berechenbaren Zeitraum abgeben.

Es war, als hätte ich Urlaub vom meinem Leben. Und dennoch bahnten sich auch die Verhaltensmuster der Co-Abhängigkeit ganz automatisch wieder ihren Weg. Ich legte mich ins Zeug, so gut ich konnte, um Toms Zweifel aus dem Weg zu räumen und ihm meinen Optimismus überzustülpen. Mir war daran gelegen, ihm zu vermitteln, wie wichtig die Therapie für ihn war. Ich versicherte ihm, dass er sich keine Sorgen machen müsse und ich ganz bestimmt auf ihn warten werde. Ich dachte wieder einmal, es sei meine Aufgabe, alles in meiner Macht Stehende zu tun, ihm die Therapieentscheidung so leicht wie möglich zu machen.

Ich versuchte wie stets, ihn aufzubauen und ihm alles abzunehmen, was ihn belasten könnte. Die Frage nach meinen eigenen Ängsten und Zweifeln stellte sich wie gewohnt nicht und ich nahm das wie üblich so hin. Vorauseilend besorgte ich einen neuen Wasserkocher für zu Hause und einen für die Badehütte, um auch dort jederzeit einen Tee machen zu können, und kaufte sämtliche Limonaden- und Saftschorlen-Varianten ein, die der Getränkemarkt zu bieten hatte. Im Zuge dessen machte ich mich daran, jeden noch so kleinen Alkoholvorrat im Haus, in der Garage und im Garten ausfindig zu machen und sofort zu vernichten. Ich entsorgte sogar Mundwasser, das Sterillium und einige homöopathische Tropfen aus der Hausapotheke. Ich genoss das Gefühl, die Lage wieder in den Griff zu bekommen, und die Gewissheit, dass in diesen Tagen kein Rückfall den Alltag erschüttern konnte. Wir hatten viel Besuch und ich lebte spontan in den Tag hinein. Meine Energie kehrte zurück und ich stand oft frühmorgens auf, um noch vor dem Frühstück am See laufen zu gehen. Egal, wie sehr ich Tom vermisste, liebte ich diesen neu gewonnen Frieden, der für mich schon so lange keine Normalität mehr gewesen war. Ich freute mich darüber, auch überraschende Besuche nicht mit an den Haaren herbeigezogenen Ausreden abwenden zu müssen. Die Nächte blieben ungestört. Und dennoch fuhr ich, sobald es mir möglich war, über das Wochenende in den Schwarzwald, um Tom zu besuchen. Trotz allem vermisste ich ihn unglaublich. Außerdem war ich in meiner Rolle als aufopfernde Co-Abhängige nach wie vor davon überzeugt, das sei selbstverständlich und das Mindeste, was ich jetzt, da er sich immerhin einer Therapie unterzog, für ihn tun konnte. Ich schrieb es mir nach wie vor auf die Fahnen zu »funktionieren« und fühlte mich für den nachhaltigen Erfolg seiner Therapie (mit-)verantwortlich!

Inzwischen hat mich nicht nur die Wirklichkeit davon überzeugt, sondern Tom hat es mir im Gespräch bestätigt: Er war damals nach wie vor davon überzeugt, seinen Alkoholkonsum kontrollieren zu können. Heute sagt er, er habe sich vorgenommen mitzuspielen, alles in Ordnung zu bringen und – wenn sich die Wogen erst geglättet hätten – wieder zu trinken.

Wieder einmal stand Toms Heimkehr an und meine Gefühle wurden umso gemischter, je näher sie rückte. So gut ich darin geworden war, mir etwas vorzumachen, so unaufhaltsam bahnten sich meine unterdrückten Zweifel ihren Weg, und tatsächlich stand ich bald darauf schon wieder im Schlafzimmer und packte seine Tasche für den nächsten Entzug.

Ein ums andere Mal die alte Geschichte samt Tränen, Krisengesprächen und schlaflosen Nächten, und doch wollte ich den Traum von unserer gemeinsamen Zukunft nicht begraben. Die Platte mit dem Refrain »Diesmal wird er es schaffen« lief nach jedem Rückfall in Endlosschleife in meinem Kopf. Hinzu kam die überbordende Unterstützung von Toms großartiger Familie. Ich war davon überzeugt, dass wir das alle gemeinsam hinbekommen würden – eines Tages. Allerdings wurden die Stimmen, dass es ihm nicht gelingen würde, im Hotel trocken zu bleiben, auch von ihrer Seite aus immer lauter. Ich sah das genauso, konnte ihn mir aber beim besten Willen nicht ohne das Hotel – und das Hotel genauso wenig ohne ihn – vorstellen. Dieses Haus, das seit über 100 Jahren in Familienbesitz ist, war für ihn viel mehr als nur ein Arbeitsplatz. Es war seine Kindheit, sein Zuhause, Schauplatz unzähliger Familienfeste, es war sein Lebenswerk und sein Herzblut. Tom war das Hotel. Er war sein Geist, er war seine Seele.

Zudem stellte sich die Frage, was er stattdessen tun könnte, so er sich beruflich verändern wollte. Im Endeffekt schob ich diesen Gedanken weg, sobald er auftauchte, da ich befürchtete, ich würde keine befriedigende Antwort finden. Ich konnte den riesengroßen Berg, der sich vor uns aufgetürmt hatte, nicht mehr im Ganzen betrachten, ansonsten hätte es mich gelähmt, hätte mich dieses ganze Ausmaß komplett handlungsunfähig gemacht. Ich versuchte, nur an den jeweils nächsten Schritt zu denken, und konzentrierte mich weiterhin auf Toms Nüchternheit als oberste Priorität.

Tatsächlich schien es gut zu laufen. So gut sogar, dass ein von der Klinik angesetzter Besuch zu Hause anstand. Er sollte in kleinen Dosen in den Alltag zurückfinden. Ich freute mich wahnsinnig darauf, ihn endlich wiederzusehen, doch gleichzeitig mischten sich wie immer Zweifel und die alten Ängste in meine Euphorie.

War ich in der Lage, ihm jemals wieder uneingeschränkt zu vertrauen? Wäre neben all diesen Baustellen und Stolpersteinen noch Platz für unsere Liebe? Denn schließlich konnten auch die größten Gefühle irgendwann unter zu viel Druck zerbrechen. Wie oft konnte man die Einzelteile einer Vase wieder zusammenkleben, bis sie undicht wurde? Und während ich emotional zwischen Freude und Zukunftsängsten hin- und hertaumelte, war der Tag seines Besuches, den ich gleichermaßen herbeigesehnt und gefürchtet hatte, gekommen.

Plötzlich stand Tom fremd und vertraut zugleich vor der Tür. Wir umarmten uns lange und sprachen dabei kaum ein Wort. Ich wollte nicht mit der Tür ins Haus fallen und riskieren, den schönen Moment des Wiedersehens direkt zu zerstören. Andererseits hatte ich so viele Fragen an ihn.

Ich wusste nicht, wie wir am besten miteinander umgehen sollten, schließlich war es keine »normale« Heimkehr von einer Geschäftsreise oder einer Skitour mit Freunden. Also beschloss ich, Tom erst einmal ankommen zu lassen, vorläufig gar nichts zum Thema zu sagen. Ich setzte mich auf einen der Barhocker in der Küche, während er seine Sachen nacheinander ablegte. Es dauerte allerdings nicht lange, bis er sich mir gegenüberstellte und mir verkündete, er werde nach seiner Therapie nicht mehr ins Hotel zurückkehren.

Ich war wie vom Donner gerührt und konnte es kaum glauben, was ich gerade gehört hatte! Mein Blick war nun nicht mehr unsicher und verhalten, sondern ich starrte ihn geschockt, begeistert, ungläubig und euphorisch an. Es war, als hätte dieser eine Satz, der so unerwartet, dabei aber unmissverständlich klar über seine Lippen gekommen war, all meine Zweifel beiseitegewischt. Ich möchte behaupten, dass niemand, der Tom kennt, diese Entscheidung jemals für möglich gehalten hätte. Dies war für mich endgültig der Beweis, dass alles gut werden würde, er seine Krankheit wirklich ernst nahm und wir uns nun endlich auf der Zielgeraden befanden. Die Ängste, die sich noch bis vor Kurzem unter meine Wiedersehensfreude gemischt hatten, lösten sich nahezu in Luft auf und ich war unendlich glücklich über die Aussicht eines richtigen Neuanfangs. Tom hatte sich in der Klinik Gedanken gemacht und präsentierte mir die Idee für seine geplante Selbstständigkeit. Er wirkte selbstbewusst und stark. Er war nüchtern, er war wieder er selbst: Der tolle, liebenswerte, lustige Tom war zurück! Es war für mich so schön, ihn endlich wieder voller Tatendrang und optimistisch zu sehen, und die Platte »Diesmal wird er es schaffen!« schmetterte so laut in meinem Kopf wie niemals zuvor.

Alle Unsicherheiten waren verflogen und es war, als wären wir nie getrennt gewesen, als hätte es nie Zweifel oder Probleme gegeben. Wir gerieten in Begeisterung, und ehe wir uns versahen, wurde aus seiner Idee ein Gemeinschaftsprojekt. Wir hatten wie aus dem Nichts eine Vision, bei der wir uns perfekt ergänzten und außerdem jeden Tag zusammen sein konnten. Es schien, als würde sich nun alles zum Guten wenden, als hätten wir nun endlich den Weg in eine gemeinsame Zukunft gefunden. Wir standen wieder nebeneinander, als Team und als Paar. Wir hatten plötzlich ein gemeinsames Ziel, uns verband die Aussicht zusammenzuarbeiten, uns gegenseitig zu befruchten, zu unterstützen und zu inspirieren. Es war uns schon immer schwergefallen, uns zu trennen, und nun hatten wir eine Geschäftsidee, bei der wir sogar gemeinsam arbeiten konnten. Tom, der als ortsansässiger Gastronom nicht nur über einen hohen Bekanntheitsgrad, sondern auch über ein grandioses Netzwerk verfügte, wollte sich als Caterer selbstständig machen. Im vorderen Teil unserer gemeinsam angemieteten Location sollte sich bei mir alles rund ums Wohnen drehen. Neben Möbeln, Wohnaccessoires, Schmuck und frischen Blumen konnten seine wie meine Kunden außerdem bei Cappuccino und frisch gepressten Säften kleine Kostproben aus seiner Küche genießen. Das Ganze planten wir natürlich zu 100 Prozent alkoholfrei! Ich konnte mein Glück kaum fassen. Ich war ganz sicher, dass dies die Lösung war. Nun lief in meinem Kopf eine neue Platte mit dem Song: »Happy End, wir kommen ...«

Tom sprach mit seiner Familie über die Pläne, und trotz aller Dramen und Rückschläge teilten sie unsere Euphorie. Sie bestärkten uns darin, freuten sich mit uns und unterstützen uns mit einer unfassbaren Großzügigkeit und Herzlichkeit, wie man sie, wenn überhaupt, bestimmt nur sehr selten im Leben erfährt! Man spürte, wie riesengroß ihr Wohlwollen war, wie sehr sie uns wünschten, dass nun endlich alles gut würde, und wie aufrichtig sie sich für uns freuten, dass es jetzt scheinbar steil bergauf ging. Sie standen uns *beiden* mit Rat und Tat zur Seite, hatten immer ein offenes Ohr und bestärkten uns darin, optimistisch nach vorne zu blicken. Somit nahm unsere Idee sehr schnell konkrete Formen an und wir fanden auch prompt die perfekte Location für unser Geschäft. So holprig und beschwerlich alles in der Vergangenheit gelaufen war – jetzt fügte sich plötzlich alles wie von selbst. Wir schwebten voller Tatendrang auf einer Welle der Unterstützung in eine neue Zukunft.

Und dann war der große Tag da! Wir eröffneten unser Geschäft und es fühlte sich wundervoll an. Der Andrang und das Interesse waren enorm und das Feedback unserer Kunden, Freunde und Familien gab uns extremen Rückenwind. Unser Konzept schien aufzugehen. Tom war in der Spur, wir hatten eine Vision, wir waren ein Team und wir hatten tatsächlich die Grundlage für eine gemeinsame Existenz geschaffen. Wir waren erschöpft, aber glücklich und sehr stolz auf unser Werk. Es schien, als ergänzten wir uns perfekt und als hätten wir mit diesem Schritt die richtige Entscheidung getroffen. Wir bekamen so viel Zuspruch und Unterstützung. Das Beste aber war für mich, dass es an Toms neuem Arbeitsplatz keinen Alkohol gab und ich mir somit keine Sorgen machen musste, wenn er zwischendurch mal aus meinem Blickfeld verschwand. Zumindest dachte ich das damals noch.

Aber wenn man ein riesengroßes Haus auf ein wackeliges, morsches Fundament baut, wird es nicht lange dauern, bis es wieder einstürzt, da jede Erschütterung, jeder Windstoß und jedes Unwetter es sehr leicht ins Wanken bringen können. Tom hatte sich in keiner der Therapien von seiner inneren Vereinsamung oder seinen tief sitzenden Ängsten befreit und die alten Dämonen kehrten erneut zurück. Ich spürte, wie er zu straucheln begann und sich die bekannten Muster – sowohl bei ihm als auch bei mir – ihren Weg zurück in unser Leben bahnten.

Irgendwann fing ich wieder an, ihn ständig zu beobachten, jede Kleinigkeit zu hinterfragen, mir Sorgen zu machen, wenn er zum Einkaufen fuhr, ihn regelrecht zu scannen und mich verantwortlich zu fühlen, wenn er gestresst war. Meine Sorge, er könnte rückfällig werden, wuchs.

Und er wurde rückfällig.

Als ich ihn eines Vormittags suchte, fand ich ihn auf dem Parkplatz am Hinterausgang unseres Geschäftes, wo er schnell mehrere Schnäpse hinuntergekippt hatte. Als er mich bemerkte, versuchte er noch, die leeren Fläschchen mit den blauen Etiketten in der Hosentasche verschwinden zu lassen, registrierte aber, dass es bereits zu spät war. Er wirkte fahrig, sein Blick war leicht entrückt und von dem strahlenden, voller Tatendrang strotzenden Mann war in diesem Moment nichts mehr übrig. Er ließ im wahrsten Sinne des Wortes den Kopf hängen und seine strähnigen Haare fielen ihm ins Gesicht. Für mich brach eine Welt zusammen, wusste ich doch, wie verheerend die Folgen seines Trinkens waren und dass wir jetzt wieder bei null anfangen mussten: »Gehen Sie zurück auf Los.«

Aber nun hatten wir zusätzlich ein eigenes Geschäft am Laufen zu halten, jeden Monat horrende Fixkosten zu begleichen, wir hatten viel Arbeit, ich musste zudem Gehälter bezahlen und in mir wurde die Frage immer lauter, was nach alldem noch geschehen müsste, damit Tom es endlich schaffen würde, trocken zu werden und es auch zu bleiben. Keiner von uns sagte ein Wort. Ich blickte ihm einfach nur in die Augen, bis mir die aufsteigenden Tränen die Sicht vernebelten, und ich ging wortlos zurück ins Geschäft. Dort versteckte ich mich so lange im Lager, bis ich mich wieder gefangen hatte, denn ich war in Tränen ausgebrochen. Mein Leben fühlte sich für mich an wie ein Guns-N'-Roses-Song: »It's hard to hold a candle in the cold November rain …«

Da ich die Vorstellung über die Enttäuschung unserer Familien, über die Sorgen, die sie sich verständlicherweise machen würden, wenn sie erfuhren, dass Tom wieder trank, kaum ertragen konnte, schwieg ich, solange ich es ertragen konnte. Außerdem erlag ich immer wieder der Illusion, er könne es vielleicht doch schaffen, sich wieder alleine zu fangen, ohne dass es eskalierte. Auch würde die Situation erst einmal noch angespannter werden, wenn ich alle mit ins Boot holte. Tom in diesen Phasen anzusprechen bewirkte nie etwas anderes, als dass er sein Trinken verleugnete oder verharmloste. Er reagierte dann aggressiv, vorwurfsvoll und ging zum Angriff über, um sich daraufhin zu isolieren und heimlich erst recht zu trinken.

Denn gerade in den schlimmsten Phasen seines Trinkens zeigte er keine Einsicht, selbst wenn er sich bereits in der Notaufnahme befand. Einmal riss er sich die Kanüle aus dem Arm und wehrte sich so vehement gegen eine Behandlung, dass ihn die diensthabende Ärztin mitten in der Nacht wieder nach Hause schickte. Sobald er Krankenhaus, Arzt oder Therapie nur hörte, geriet Tom komplett außer sich und wollte davon absolut nichts wissen. Schließlich hatten wir alle keine Ahnung und er alles im Griff! Im Endeffekt versteht sich das von selber, da ein Alkoholiker, der nicht trocken ist, weiterhin trinken möchte. Ein Besuch beim Arzt war wie eine Drohung, da dieser hätte ansprechen können, wie krank er war. Möglicherweise drohte dann eine Aussprache mitsamt der Familie, dann würden Konsequenzen gezogen – all dies ist für einen Alkoholiker, der noch nicht bereit ist vor dem Alkohol zu kapitulieren, keine Option.

Eines Nachmittags jagte mir sein Zustand allerdings so große Angst ein, dass ich mich trotzdem entschied, den Notruf zu wählen. Diesmal war etwas anders als sonst. Nachdem ich ihm die Tür geöffnet hatte, wankte er beinahe wortlos an mir vorbei. Er sah mich kein einziges Mal an und ich konnte den Alkohol noch riechen, als er bereits aus meinem Blickfeld verschwunden war. Ich kannte die Art Absturz, die sich im Laufe eines Abends entwickelte und damit endete, dass er betrunken ins Bett fiel. Doch in letzter Zeit häuften sich Vorfälle wie dieser, die es mir nicht mehr gestatteten, sie mit einem »Dann muss er den Rausch eben ausschlafen« wegzuwischen. Tom war dermaßen jenseits von Gut und Böse, dass mit Sicherheit weitaus mehr als ein Liter Wodka im Spiel gewesen sein musste. Solche Vollräusche am helllichten Tag kamen leider immer öfter vor. Aber meist gelang es mir, seinen Zustand vor den

Kindern zu verbergen. Da war kein Raum, über mein Befinden nachzudenken. Ich fing wie mechanisch an, mich um Tom zu kümmern, und ich wusste, mir blieben gute zwei Stunden, bis die Kinder nach Hause kamen. Also mobilisierte ich wie gewohnt all meine Kräfte, um die schmerzvollen Gefühle wegzuschieben, und folgte ihm. Ich sah ihn, wie er im Wohnzimmer stand. Er war auf eine entrückte Weise abwesend und ich fürchtete, er könne bewusstlos werden. Seine Augen wirkten leer und er schien durch mich hindurchzusehen. Er stand einfach nur so da, balancierte auf der Stelle, und es wirkte, als wüsste er nicht mehr, wer und wo er eigentlich war.

Trotz aller Bemühungen gelang es mir nicht, Tom auch nur ein einziges Wort zu entlocken, um seine Verfassung besser einschätzen zu können. Schließlich fasste ich ihn mit festem Griff an seinen Schultern und bugsierte ihn vorsichtig, aber bestimmt in Richtung Sofa. Er fiel wie ein nasser Sack um, landete aber zum Glück heil auf den weichen Kissen. Das Sofa rutschte durch den Aufprall mit einem kurzen Quietschen ein kleines Stückchen zur Seite. Sobald Tom lag, schloss er die Augen und sein linker Arm rutschte von der Sitzfläche, sodass seine Hand mit einem dumpfen Schlag auf den Parkettboden knallte. Da er scheinbar in einer stabilen Lage war, ließ ich ihn genau so liegen und ging in die Küche.

Ich spürte, wie kurzatmig ich war. Einerseits war ich erleichtert, dass er nun erstmal in Sicherheit war, doch gleichzeitig fürchtete ich den Moment, wo er wieder zu sich kommen würde. Ich hatte große Angst um seinen gesundheitlichen Zustand. Ich begann, mir selber Mut zuzusprechen, und hielt mich nachdrücklich an, tiefe Atemzüge zu nehmen, um mich zu beruhigen. Ich stützte mich mit beiden Händen auf der Arbeitsplatte ab, schloss die Augen und spürte, wie mein Atem zusehends ausgeglichener und gleichmäßiger wurde. Nachdem ich bestimmt fünf Minuten lang so dagestanden hatte, nahm ich einen großen Schluck aus dem Wasserhahn, wischte mir mit dem Handrücken über den Mund und schlich so leise wie möglich zurück ins Wohnzimmer, um nach Tom zu sehen.

Er lag unverändert auf dem Bauch. Sein hellblaues Hemd war verknittert und aus der Hose gerutscht und sein dichtes braunes Haar verdeckte sein Gesicht. Ich konnte sehen, dass sich sein Brustkorb hob und senkte, doch ich machte mir trotzdem große Sorgen. Ich beschloss, den Notarzt zu rufen. Sosehr ich seine Reaktion bei Ankunft der Sanitäter fürchtete, hoffte ich, dass er irgendwann erkennen würde, dass ich es gut meinte. Es war nur nötig, den ersten großen Orkan seines Widerstandes zu überstehen, bis er wieder klar denken konnte. Ich nahm mein Telefon und schlich mich ins Gäste-WC im Flur, damit er mich nicht hören konnte. Mein Herz schlug bis zum Hals. Ich befürchtete, Tom könnte den Braten trotz seines Zustands riechen und sich aus dem Staub machen, bevor der Krankenwagen da war. Ich wählte zitternd die 112.

Nach kurzem Klingeln wurde abgehoben.

Beinahe flüsternd nannte ich mit dünner Stimme meinen Namen, die Adresse und erklärte kurz, dass ich Angst hatte wegen des Zustands meines alkoholkranken Partners und der Meinung war, er benötige dringend ärztliche Versorgung.

Als ich alle notwendigen Informationen mitgeteilt hatte, sagte man mir, dass ein Krankenwagen unterwegs sei. Die Zeit schien sich nun wie ein Kaugummi unendlich in die Länge zu ziehen, und die Zeiger meiner Uhr schlichen förmlich über das Zifferblatt. Nach einer gefühlten Ewigkeit klingelte es endlich. Ich war erleichtert, dass das Schlimmste nun beinahe geschafft war, öffnete schwungvoll die Tür und deutete mit der Hand in die Richtung, wo sich der Patient befand. Die Rettungshelfer verloren keine Sekunde und eilten mit schnellen Schritten und ihrem großen Koffer ausgerüstet in das Wohnzimmer zu Tom.

Während ich ihren leuchtenden Westen hinterherblickte, beschloss ich, dass es besser war, im Flur zu warten. Ich befürchtete, meine Anwesenheit würde Tom eventuell zu einer unnötigen Diskussion animieren.

Ich war sehr nervös und tröstete mich mit dem Gedanken, dass Tom nun in medizinische Obhut käme, entgiften würde und wir dann eine Grundlage schaffen konnten, um zu entscheiden, wie es weitergehen sollte.

Und gerade als mich dieser Gedanke anfing zu beruhigen, erschienen die zwei Sanitäter wieder im Flur und verabschiedeten sich kommentarlos von mir. Aber sie gingen ohne Tom!

Die blanke Panik stieg in mir hoch. Das konnte nur ein Missverständnis sein! Wahrscheinlich hatten sie nur etwas im Wagen vergessen oder holten die Liege, um ihn zu transportieren. Als meine Blicke daraufhin wie ein Pingpongball zwischen den beiden hin- und herhüpfte und ich unsicher fragte, warum sie ihn nicht mitnahmen, lautete die Antwort schlicht wie schockierend: »Der Tom hat mir gesagt, dass er nichts getrunken hat, und dann glaube ich ihm das auch. Servus.«

Das war alles? Sie gingen, drehten sich kein einziges Mal mehr um oder fragten, ob sie mir irgendwie helfen konnten. Ich stand regungslos in der Tür und sah den Krankenwagen davonfahren. Er bog um die Kurve und war weg.

Diese Situation war gleichsam einer der größten Arschtritte, die ich im Verlauf meiner Co-Abhängigkeit erlebt habe. Es hatte mich so unendlich viel Überwindung gekostet, Hilfe zu rufen, und dann ließen die mich ohne ein einziges Wort einfach stehen, ich blieb alleine mit einem Menschen, der sich akut in einem unberechenbaren Zustand befand.

Hielten die zwei mich etwa für eine hysterische Kuh, die den Notruf wählte, weil ihr Mann sich mal ein Bierchen zu viel gegönnt hatte? Ich frage mich damals wie heute, wie man erwarten kann, dass die Gesellschaft Alkoholismus versteht und als Krankheit anerkennt, wenn es sogar Menschen im medizinischen Dienst gibt, die wegsehen.

Ich stand eine halbe Ewigkeit in der offenen Haustür und blickte auf die mittlerweile leere Straße vor dem Haus. Ich wusste, dass ich der Konfrontation mit Tom nicht ewig aus dem Weg gehen konnte, und beschloss, meiner Angst zu trotzen und zu ihm zu gehen. Ich wollte es hinter mich bringen. Jetzt gleich. Ich schloss die Eingangstür, strich mir eine Strähne aus der Stirn und ging ins Wohnzimmer.

Entgegen meiner Erwartung schien er entschlossen, sein Schauspiel, dass alles in Butter sei, bei mir fortzuführen, anstatt mir Vorwürfe zu machen. Vielleicht fürchtete er, ich könnte erneut einen Notruf absetzen. Er saß mittlerweile einigermaßen aufrecht auf dem taubenblauen Sofa und versuchte etwas unbeholfen, die Kissen zu arrangieren. Ich war so unsagbar erleichtert darüber, dass ich das Spiel gerne mitspielte und Tom nach einem belanglosen Geplänkel nach oben begleitete, wo er im Bett sofort wieder in einen tiefen Schlaf fiel. Ich öffnete die Fenster, zog die Vorhänge zu und schloss leise die Tür hinter mir.

Ich ging ins Wohnzimmer und setzte mich auf das andere Sofa, von dem aus man in den Garten direkt auf den kleinen Apfelbaum blicken kann. Die Stille um mich herum wurde plötzlich unerträglich laut und ich spürte, wie meine Schläfen anfingen zu pochen. Mir war klar, dass dies der Vorbote für einen gewaltigen Kopfschmerz war, der sich nun in Windeseile ausbreiten und mich in die Knie zwingen würde. Ich schloss die Augen und nahm mein Gesicht in die Hände.

Die Tatsache, dass Tom in unserem Ort und der ganzen Gegend durch seine Arbeit in der Gastronomie und seinen festen Platz im Gemeinderat einen großen Bekanntheitsgrad hatte, machte den Umgang mit seiner Krankheit noch schwieriger. Meine Angst, dass sich seine alkoholbedingten Aussetzer herumsprachen, war extrem groß, weshalb ich wahrscheinlich besonders bemüht war, sein Trinken zu vertuschen. Dabei war es eigentlich längst kein Geheimnis mehr. Auf der anderen Seite wurde er auch von Außenstehenden gedeckt. Wie ich heute weiß, zeigte deren Verhalten einerseits co-abhängige Aspekte und andererseits dominierte das Prinzip »Eine Hand wäscht die andere«. Am Ende des Tages war diese für mich unglaubliche Reaktion sehr wahrscheinlich eine Mischung aus falsch verstandenem Helferkomplex und Unterwürfigkeit.

Vielleicht wollten es sich die Sanitäter nicht mit ihm verscherzen: Ein Gastronom, der im Gemeinderat tätig ist und dessen Familie das Hotel im Ort gehört, ist natürlich für viele Belange ein guter Kontakt, den sich einige vielleicht warmhalten wollten, indem sie nicht ansprachen, was Tom so offensiv verleugnete.

Das erste Jahr unserer Selbstständigkeit neigte sich nun langsam dem Ende zu und die Sommerferien der Kinder standen vor der Tür. Tom hatte sich wieder einmal ganz gut gefangen, aber ich war abgekämpft, erschöpft, fühlte mich leer, verunsichert und traurig. Es war einfach alles zu viel und ich war am Ende meiner Kräfte. Es ging mir zu diesem Zeitpunkt so schlecht, dass ich beschloss, mir ebenfalls professionelle Hilfe zu suchen. Ich vereinbarte einen Termin bei Toms behandelndem Arzt. Er begleitete Tom nun seit längerer Zeit als Suchtexperte und leitete die Gesprächsgruppe, die Tom wöchentlich besuchte. Er war Professor, eine sogenannte Koryphäe, er kannte Tom als Patient, arbeitete seit vielen Jahren mit Alkoholikern und erschien mir somit als allerbester Arzt und Ratgeber in meiner mir ausweglos erscheinenden Situation. Es kostete mich viel Überwindung, mir einzugestehen, dass ich mit alldem nicht mehr klarkam. Es war hart für mich, in diesem Punkt »Schwäche« zu zeigen, den Telefonhörer in die Hand zu nehmen, um einen Termin für *mich* zu vereinbaren. Aber tief in mir wusste ich, dass es allerhöchste Zeit war zu handeln, endlich etwas für mich selbst zu unternehmen. Doch ehrlich gesagt hätte ich mir den Besuch in der Praxis sparen können, ja sogar sparen sollen, denn das Einzige, was ich nach dem Beratungsgespräch mit nach Hause nahm, war ein Rezept für Antidepressiva!

Ich frage mich heute, wie es sein kann, dass ein Arzt einem Co-Abhängigen, der völlig nachvollziehbar am Ende seiner Kräfte angelangt ist, einfach nur ein Medikament verschreibt, das ihn weiterhin funktionieren lässt? War das seine Antwort? Und wie lange soll so etwas gut gehen? Als Co-Abhängiger ist man ja ohnehin Meister im Verdrängen, Funktionieren und Vertuschen, unübertroffen darin, sich selber etwas vorzumachen. Wird das an einem Punkt, wo man *endlich* spürt, dass es so nicht mehr weitergehen kann, künstlich mit Pillen am Laufen gehalten: Wo soll das hinführen?

Ich für meinen Teil habe keine befriedigende Antwort darauf gefunden, denn der Co-Abhängige ist ja am Ende, weil der Alkoholiker nach wie vor trinkt. Daran werden dem Partner verabreichte Antidepressiva wohl kaum etwas ändern.

Vielmehr hätte man mir die Krankheit Alkoholismus erklären sollen, genau wie die Co-Abhängigkeit und die unabdingbare Notwendigkeit, diesen tödlichen Kreislauf zu durchbrechen! Schließlich handelte es sich bei meiner gedrückten Stimmung wie bei so vielen Co-Abhängigen nicht um eine nicht nachvollziehbar beeinträchtigte Gefühlslage, hier lag doch keineswegs ein unerklärbar verminderter Antrieb vor, sondern was ich zeigte, waren Symptome meiner Co-Abhängigkeit. Das ist eine völlig logische Reaktion auf das Leben mit einem alkoholkranken Menschen. Ich war über Pillen als Lösung zwar schon damals irritiert und – wenn ich das vor mir zugab – enttäuscht, doch ich stellte dies Vorgehen nicht infrage. Eine Stunde lang über meine Ängste, meine Gefühle und unsere schwierige Situation zu sprechen hatte mir kostbare Energie geraubt und ich fühlte mich ausgelaugt. Als die Zeit um war, reichte mir der Professor die Hand, um mich zu verabschieden. Wie ferngesteuert besorgte ich brav die verschriebenen Tabletten in der Apotheke und versuchte, mich auf die bevorstehenden Ferien zu freuen.

Tom hatte in diesem Urlaub eine sehr gute Phase und kümmerte sich zur Abwechslung einmal um mich. Er war richtig fürsorglich, liebevoll und geduldig und sein Atem roch seit Langem nicht mehr alkoholgetränkt. Sein Blick war wieder klar. Ich spürte, wie es mir von Tag zu Tag besser ging, und ich fand die Verbindung zu mir langsam, aber sicher wieder. Nach einer Woche meldete sich meine innere Stimme ziemlich laut und deutlich zu Wort, ich hörte auf sie und warf die Tabletten weg.

Wir hatten eine richtig schöne Zeit in Südtirol, fuhren Tretboot, aßen Eis, machten Arschbomben, dösten nach dem Mittagessen faul in der Sonne und Tom zeigte den Kindern und mir einige Schauplätze der Familienurlaube seiner Kindheit. Wir fuhren in die Therme nach Meran und besuchten Julias Balkon in Verona. Der Jüngste in unserem Bunde wollte unbedingt mit mir auf den berühmten Balkon gehen und natürlich erfüllte ich ihm diesen Wunsch. Als Tom uns beide dort oben sah, rief er laut und mit sehr tiefer Stimme: »Oh Juuuulia, meine Juuuliaaaa …«, und dann: »Die hat ja schon ein Kind!«, und spielte nun, wie er sich ob dieser Enttäuschung äußerst eindrucksvoll einen Dolch ins Herz rammt, um dann röchelnd zu Boden zu stürzen. Wie irritiert manch anderer schirmbemützter Tourist sein dramatisches Schauspiel beobachtete, ließ ihn völlig unbeeindruckt. Die Jungs lachten sich kaputt und ich wusste wieder einmal, warum ich so sehr an Tom hing. Braun gebrannt und erholt nahmen wir die gute Energie mit nach Hause und glücklicherweise verlief auch das restliche Jahr ohne größere Zwischenfälle. Auch im Geschäft spielte sich alles immer besser ein. Nach einem erfolgreichen Weihnachtsgeschäft verbrachten wir bei uns zu Hause einen der schönsten und lustigsten Heiligabende aller Zeiten.

Der Christbaum war der prachtvollste, den wir je hatten, und die Atmosphäre hätte nicht schöner sein können. Die ganze Anspannung der letzten Monate fiel langsam von mir ab, und ich freute mich zudem unendlich auf unseren bevorstehenden Urlaub. Wir wollten über Silvester mit den Jungs nach Orlando fliegen, um mit ihnen die Universal Studios zu besuchen. Es war für die Kinder die erste Reise in die USA, was natürlich sehr aufregend war und die ohnehin gute Stimmung noch zusätzlich steigerte. Alle Probleme und Sorgen waren in weite Ferne gerückt und es schien, als hätten wir die gefährlichsten Stromschnellen erfolgreich umschifft, um nun endlich in ruhigeren Gefilden unterwegs zu sein. Es stellte sich eine gewisse Entspannung ein, die sich nach unserer Ankunft zu Hause vermeintlich fortzusetzen schien, auch wenn ich immer eine gewisse Skepsis in mir trug. Mich beruhigte es damals zu wissen, dass sein Arzt ihn regelmäßig zu Gesicht bekam, und ich verließ mich einfach darauf, dass er Alarm schlagen würde, wenn es notwendig war. Dass Tom die Meetings teilweise alkoholisiert besuchte, ahnte ich damals nicht.

Das neue Jahr verging ohne größere Zwischenfälle und endlich war der Sommer da. Die gute Phase hielt an und wir verbrachten viel Zeit mit meinen engsten Freunden, denen ich mich wegen ihrer riesengroßen Unterstützung in den schwierigen Zeiten näher fühlte denn je. Wir waren in jeder freien Sekunde am See, aalten uns in der Sonne, paddelten mit dem SUP hinaus, aßen Steckerlfisch, diesen typisch bayrischen am Stock gegrillten Fisch, und hatten jede Mange Spaß zusammen. Wir liebten es, mit dem Tretboot zu einem in der Nähe gelegenen herrlich altmodischen Strandbad zu fahren, um uns dort unter gelben Sonnenschirmen und zwischen vielen alten Damen in geblümten Badeanzügen einen hausgemachten Käsekuchen zu teilen. Tom redete wieder verstärkt über unsere Hochzeit, die er sich so sehr wünschte, und wir waren an einem Punkt, an dem ich, nach allem, was passiert war, wieder daran glauben konnte, dass wir es schaffen würden, zusammen glücklich zu sein. Tom konnte sich zu der Zeit über viele gute Aufträge freuen, und es ging uns unterm Strich gesehen so gut wie noch nie. Doch wie so oft kippte sein stabil wirkender Zustand auch jetzt wieder genau in dem Moment, in dem ich am allerwenigsten damit rechnete.

Eines Nachmittags, als ich mit Freunden an der Badehütte saß, sah ich ihn von Weitem kommen und mir schwante nichts Gutes. Er ließ Kopf und Schultern hängen, fuhr sich übertrieben oft durch die Haare und hatte sichtlich Schwierigkeiten, den relativ schmalen Holzsteg in gerader Linie entlangzulaufen. Als er näher kam, erkannte ich den Blick, den ich so fürchtete, weil er alles sagte: Er wirkte orientierungslos, starrte ins

Leere, um mich kurz darauf durchdringend und irritiert anzusehen, als sei er soeben aus dem Schlaf hochgeschreckt, dann verlor sich der Blick wieder in der Leere. Ich fühlte mich machtlos. Sein erstes Wort saß wie ein spitzer Pfeil, der ins Schwarze trifft. Seine warmherzige, liebevolle Persönlichkeit war durch den Alkohol völlig verändert. Wie immer, wenn er getrunken hatte, fand er die wunden Punkte. Es war jedes Mal, als stünde ein völlig Fremder vor mir. Es gab keinen Zweifel: Er hatte getrunken.

Da war er wieder: der Schlag in die Magengrube. Jedes Mal stürzte für mich erneut eine Welt zusammen. Und dann, nach einem weiteren schweren Rückfall, war für mich der Moment gekommen. Der entscheidende Tropfen, der das Fass zum Überlaufen bringt. In dem Augenblick hätte mich keine drohende Konsequenz mehr einschüchtern können. Die Situation war nicht tragbar, nicht tolerierbar, nicht auszuhalten. Nichts hätte mich davon abhalten können zu handeln: Ich bat Tom auszuziehen.

Er tat es und richtete sich notdürftig in seinem Büro in unserem gemeinsamen Geschäft ein. Sein Zustand war beim besten Willen vor keinem der uns Nahestehenden mehr zu verbergen. An einem Wochenende, als seine Verfassung besonders miserabel war, halfen meine Mitarbeiterin und ich Tom dabei, einen seiner Aufträge fertigzustellen, da er nicht mehr in der Lage gewesen wäre, das alleine zu bewerkstelligen. Er überhäufte uns lallend mit Dankbarkeit und gab sich einsichtig, aus dieser Erfahrung heraus es nun endgültig schaffen zu wollen. Er nannte das: »die Kurve zu kratzen«. Er wiederholte in einer Endlosschleife »Ihr seid wirklich die Allerbesten!« Man konnte ihn nicht mehr ernst nehmen, sondern nur noch verfluchen, oder bemitleiden.

In den Tagen und Wochen darauf verwandelte Tom sich zusehends in eine traurige Karikatur seiner selbst. Dennoch funktionierten wir alle auf wundersame Weise. Vor allem meine Mitarbeiterin leistete Übermenschliches und ohne ihren riesengroßen Einsatz und ihre grenzenlose Loyalität wäre ich untergegangen. Dass auch sie schon lange am Ende ihrer Kräfte und ihrer Belastbarkeit angelangt war, bekam ich nicht einmal mit, da ich so sehr mit Tom beschäftigt und im Strudel unserer Probleme verstrickt war.

Es folgte die nächste unausweichliche Entgiftung in einer Klinik und ich fragte meine Mutter, ob Tom im Anschluss vorläufig in ihrer Wohnung unterkommen könne, da sie ohnehin fast ständig unterwegs war. Sie zögerte keinen Moment, da auch sie den »nüchternen Tom« wahnsinnig mochte und auch nach wie vor auf ein glückliches Ende für uns hoffte. Diese Lösung schien für den Moment perfekt! Wir waren ein Paar, lebten aber nicht mehr unter einem Dach, was die Situation leichter machte. Die Kinder und ich konnten endlich wieder durchatmen und unser Zuhause wurde nach und nach wieder zu einem Ort, an dem man sich uneingeschränkt wohlfühlen konnte. Auch die Situation im Geschäft entspannte sich ein wenig.

Mit Toms Nüchternheit fingen wir an, uns zu richtigen Dates zu treffen, gingen essen oder er kochte für mich. Der Abstand tat uns beiden sichtlich gut und ich hoffte, dies sei der entscheidende Schuss vor den Bug gewesen, den er gebraucht hatte und der ihm endlich die Dringlichkeit seiner 100-prozentigen Nüchternheit vor Augen führen würde.

Eines Nachmittags besuchte ich Tom im Haus meiner Mutter. Es war ein wunderschöner Sommertag, und wir schlenderten wie frisch Verliebte, Händchen haltend zum See. Es fühlte sich unbeschwert, vertraut und schön an. Ich war entspannt, denn Tom war einmal nicht getrieben, drohte nicht zu straucheln. Er strahlte eine Aura der Ruhe und Gelassenheit aus, die sich sofort auf mich übertrug. Rückblickend finde ich es erstaunlich, wie schnell ich zwischen Drama und heiler Welt hin- und herswitchen konnte. Ich hatte diesen Mechanismus im Laufe meiner Co-Abhängigkeit geradezu perfektioniert. Tom bat mich, es mir im Garten gemütlich zu machen, und kam kurze Zeit später mit einem köstlichen Sommerpicknick zurück, das er für uns vorbereitet hatte. Es gab knusprige Hähnchenkeulen, einen himmlischen Shrimps-, einen sensationellen Linsensalat und Burrata mit süßen Tomaten. Wir saßen an einem kleinen runden Tisch, die Füße barfuß im warmen Kies, und die prallen Blüten der Kletterrosen hingen schwer und duftend vom Spalier. In der nahe gelegenen Werft war das alljährliche Sommerfest mit Livemusik in vollem Gange, doch weder Tom noch ich hatten Lust, uns unter die Partygäste zu mischen. Zu sehr genossen wir unsere Zweisamkeit. Schließlich begann er, über die Details unserer Hochzeit zu sprechen, als stünde sie kurz bevor. Das Gespräch nahm sehr schnell eine so positive Dynamik an, dass wir einen der allerschönsten und lustigsten Abende überhaupt miteinander verbrachten, und es fühlte sich an, als wären wir ein ganz normales Paar.

Aber wie so oft folgte auch diesmal kurz darauf der nächste richtig große Absturz. Eigentlich kam er immer sehr schnell nach den besonders guten Phasen, genau dann, wenn ich am wenigsten damit rechnete. Ich betrat frühmorgens den Laden und Tom war bereits da. Ich spürte sofort, dass etwas nicht stimmte. Als ich ihn sah, wusste ich es: Er hatte bereits so viel getrunken, dass es sehr schwer bis unmöglich werden würde, in irgendeiner Weise auf ihn einzuwirken. Ich fragte mich, was ich bloß mit ihm anstellen sollte, musste mich aber eigentlich um meine Arbeit kümmern. Denn ausgerechnet an diesem Tag erwarteten wir ortsansässige Dirndl-Designerinnen zu einem Verkaufsevent bei uns im Geschäft. Ich riss mich zusammen, funktionierte wie ferngesteuert, spürte aber die Verantwortung wie ein Gewicht im Magen. Am Ende war es meine Mitarbeiterin, die sich vorne um das Geschäft kümmerte, sodass ich »hinter den Kulissen« versuchen konnte, Tom aus dem Verkehr zu ziehen. Er redete nur noch wirres Zeug, brachte alles durcheinander und ich war kurz davor auszurasten. Ich war wütend und ausgebrannt und die Tränen liefen mir mittlerweile in Strömen über das Gesicht. In der

Zwischenzeit waren die Designerinnen eingetroffen. Ich konnte sie bis in Toms Büro hören. Sie schnatterten fröhlich durcheinander und fingen an, ihre Ware auszupacken und Bistrotische aufzustellen. Die Diskrepanz zwischen diesen zwei Welten unter einem Dach hätte für mich nicht größer und auch nicht deprimierender sein können.

Ich ignorierte das Treiben im Laden und rief Toms Schwester an und flehte, sie möge ihren Bruder schnellstmöglich abholen. Sie hatte das Haus zwar voller Gäste, ließ aber dennoch sofort alles stehen und liegen und machte sich auf den Weg. Bis sie eintraf, schienen Stunden zu vergehen, denn obwohl ich vor Wut, Enttäuschung, Verzweiflung, Erschöpfung und Ohnmacht hätte schreien können, versuchte ich, beschwichtigend und vorsichtig auf ihn einzuwirken, um zu verhindern, dass er in seinem Zustand durch den Laden lief. Mich so zu beherrschen kostete enorm viel Kraft, aber damals gab es letztendlich keine Situation mehr, in der ich authentisch reagiert habe.

Doch je mehr man der Angst folgt und faule Kompromisse macht, umso unsicherer und manipulierbarer wird man. Je mehr man sich selber verliert, umso mehr schämt und isoliert man sich und schafft somit einen perfekten Nährboden für das toxische System der Co-Abhängigkeit.

Damals war mir gar nicht bewusst, dass es allen Co-Abhängigen irgendwann so geht: Du entschuldigst dich für die Dinge, nur damit endlich Ruhe ist, sprichst anderes nicht aus, weil du die Konsequenzen fürchtest, und lächelst immer öfter, obwohl du innerlich weinst – und alles nur, um den Schein zu wahren.

War das wirklich das Leben, das ich führen wollte?

Auch an diesem Vormittag funktionierte ich so gut es ging ... bis ich seine Schwester sah. In diesem Moment brach alles in mir zusammen und die Tränen liefen mir unaufhaltsam über das Gesicht. Ich versuchte, das Schluchzen zu unterdrücken, aber auch das gelang mir nicht mehr. Sie hatte Verstärkung mitgebracht und gemeinsam gelang es ihnen schließlich, den volltrunkenen und widerspenstigen Mann in ihr Auto zu schaffen. In diesem Moment wurde mir wieder einmal bewusst, dass sie und ihre Mutter für mich in diesen schwierigen Zeiten allergrößte Stützen waren. Aber das machte die Sache für mich nicht leichter, denn mittlerweile fürchtete ich nicht nur, Tom zu verlieren, sondern mit ihm seine wundervolle Familie, die mir so sehr ans Herz gewachsen war.

Doch als ich sie wegfahren hörte und alleine und verheult in dem Chaos saß, das er angerichtet hatte, musste ich an ein Zitat von Henry Ford denken: »If you always do what you have always done, you will always get what you have always got!«

Dieser Satz, dass man nur bekommt, was man immer schon erreicht hat, wenn man weiterhin tut, was man schon immer getan hat, bewegte etwas in mir.

3.
Die Weichen stellen

Erkenntnisse sind die beste Hilfe, denn hat man erst einmal verstanden, dass man Probleme, um es mit Albert Einsteins Worten zu sagen, nicht auf dieselbe Weise lösen kann, wie sie entstanden sind, kann man die richtigen Weichen stellen. Ein Zaubermittel gegen Alkoholismus gibt es nicht. Aber das muss man erst einmal verdauen: Was kann man denn dann überhaupt tun? Wie geht man mit dieser ernüchternden Erkenntnis um? Wichtig ist, dass man sich informiert. Und die ersten Schritte tut: Einer davon heißt Umdenken.

Umdenken

Es ist wirklich verblüffend, wie oft Menschen bereit sind, einem Weg zu folgen, der offensichtlich *nicht* der Richtige ist, der zusehends beschwerlicher und schmerzvoller wird. Man kann den nahenden Abgrund förmlich sehen und läuft trotzdem weiter geradewegs und schnurstracks auf ihn zu. Es ist erstaunlich, wie schwer es uns teilweise fällt, Verantwortung zu übernehmen und klare Entscheidungen für uns, für unser Leben und für unser Glück zu treffen. Viele von uns kennen wahrscheinlich das Phänomen, im entscheidenden Moment lieber zu glorifizieren, wer oder was uns schon lange nicht mehr guttut, anstatt uns auf das zu fokussieren, was wir gewinnen könnten, wenn wir uns trauen würden, loszulassen und loszugehen.

Handelte es sich um einen Weg in einem Park, der so vereist und rutschig ist, dass man schon mehrmals gestürzt ist, würde man ihn wahrscheinlich ganz automatisch verlassen, anstatt sich Scheuklappen aufzusetzen und unbeirrt weiterzulaufen. In existenziellen Situationen hingegen fällt es oft extrem schwer, einen neuen Weg einzuschlagen. Denn dies bedeutet zwangsläufig, Vertrautes hinter sich zu lassen. Das bekannte Unglück erscheint oftmals beruhigender als das unbekannte Glück.

Unser Unterbewusstsein ist leider sehr gut darin, uns selbst das größte Elend als erste Wahl zu verkaufen. Ob wir mit unseren Umständen glücklich sind oder nicht, ist dabei erst einmal egal. Was zählt, ist, dass wir in der bekannten Situation überlebt haben und es demnach mit hoher Wahrscheinlichkeit auch in Zukunft tun werden.

Die Angst vor Veränderung verängstigt uns meist mehr als unser reales Unglück, weshalb wir extrem viel aushalten, bis wir irgendwann bereit sind, die berühmte Komfortzone – in der wir zwar leiden, aber uns so gut auskennen – zu verlassen, wenn wir erkennen, dass wir uns für unser Glück, ein erfülltes Leben und unser authentisches Selbst aus der Komfortzone herausbewegen *müssen.*

Ändere deinen Fokus

Anstatt sich in Hoffen und Bangen zu verlieren, geht es darum, Verantwortung zu übernehmen: hier und jetzt. Wir haben häufig Angst vor der Zukunft, verstricken uns in unserer Vergangenheit oder hadern mit unserem Schicksal und vergessen dabei leider oft das Wichtigste: die Gegenwart.

Die Co-Abhängigkeit bringt viel zu viele Menschen dazu, auf bessere Zeiten zu warten, anstatt selbstwirksam zu handeln und ihr Glück somit nicht von etwas abhängig zu machen, was sie nicht beeinflussen können: den Alkoholkonsum oder die Nüchternheit eines anderen Menschen.

In der Warteschleife verlieren die Betroffenen etwas sehr Kostbares: den gegenwärtigen Moment. Co-abhängige Menschen verbringen nicht selten viele Jahre damit, sich die schöne Anfangszeit ihrer Beziehung oder die zukünftige Wunschvorstellung von ihr herbeizusehnen. Doch genau in dieser Zeit stabilisiert sich das Suchtsystem weiter – und wertvolle Lebenszeit verstreicht.

Bei mir war es ganz genauso. Je schwerer das Gewicht des Unglücks auf der einen Seite der Waage wurde, umso mehr legte ich in die Schale meiner Hoffnung und der Glorifizierung meines Partners, um wieder ein Gleichgewicht herzustellen. Doch als ich damit aufhörte, die glorifizierende Brille abnahm und den Kitt, der an meiner Hoffnung klebte, wegwischte, stürzte das Konstrukt aus Illusion und Wunschvorstellung, das so lange von meinen Ängsten vor Veränderung genährt worden war, in sich zusammen.

Hinsehen kann schmerzhaft sein, Wegsehen aber noch viel mehr.

Ich bin sicher, dass das zumindest auf längere Sicht so ist, da der vermeintlich leichtere Weg meist nur am Anfang geteert ist. Auch ich hatte Angst, Konsequenzen zu ziehen, und versuchte deshalb die Wahrheit zu verdrängen und die immer offensichtlicheren Symptome meiner Co-Abhängigkeit zu ignorieren. Ich verstand lange nicht, dass sie für mich da waren. Die Symptome sollten mich aufrütteln, damit ich endlich reagierte.

Wenn dir dein Körper, deine Gefühle und deine Intuition etwas sagen möchten, dann höre hin. Wenn du dich chronisch erschöpft, zerrissen, unsicher, wütend, isoliert oder emotional leer fühlst, du nicht mehr gut schlafen kannst, ständig Kopfschmerzen hast, permanent gereizt oder traurig bist, dann gibt es einen Grund dafür. Eigentlich kennst du ihn (als Co-Abhängiger) auch ganz genau.

Wenn du Angst hast, dich unsicher, alleine, ratlos und überlastet fühlst, versuche nicht, diese Gefühle länger zu bagatellisieren, zu ignorieren. Es ist nicht gut, einfach weiter zu funktionieren.

All diese Gefühle und Reaktionen sind nicht schön, aber sie sind *für* dich! Sie sind da, um dich aufzurütteln und dich an viele Dinge zu erinnern: an das, was du verloren hast. Was dir fehlt. Was du verdienst. Wer du (eigentlich) bist. Welches Leben du (nicht) führen möchtest. Es ist höchste Zeit, wollen dir deine physischen und psychischen Reaktionen sagen, die Verantwortung für dein Glück, deine Gesundheit, deinen inneren und äußeren Frieden wieder in die Hand zu nehmen. Mit *allen* nötigen Konsequenzen.

Es gibt eine Frage, mit der du die Qualität deines Lebens maßgeblich beeinflussen kannst. Sie lautet: »Worauf richte ich meinen Fokus?«

- Möchtest du die Verantwortung für die Alkoholsucht eines anderen Menschen tragen oder die Verantwortung für deine Co-Abhängigkeit übernehmen?
- Redest du dir deine Beziehung schön oder lässt du die Fakten für sich sprechen?
- Denkst du in Problemen oder suchst du nach Lösungen?
- Traust du dich, verschiedene Sichtweisen in Betracht zu ziehen, oder denkst du ausschließlich innerhalb deiner vertrauten Grenzen?
- Glaubst du alles, was du denkst, oder hinterfragst du es beizeiten?
- Siehst du dich als Opfer der Umstände oder als Schöpfer deines Lebens?

Verlasse die Opferrolle

Solange wir uns für schmerzvolle Erfahrungen bemitleiden, kann nur schwer Raum für das Bewusstsein entstehen, dass wir es in der Hand haben, etwas zu verändern. Was uns von der Veränderung trennt, ist eine Entscheidung: unser unglückliches Hamsterrad zu verlassen. Das trifft auf alle Krisen im Leben zu. Wenn sich jetzt die Stimmen melden, die uns sagen, wir haben keine Wahl, weil dies und das und jenes. Hörst du sie in deinem Kopf? Was wird mit meinen/unseren Kindern? Wie wird die Familie reagieren? Und die Arbeit, die Firma und das Haus? Ganz zu schweigen von den Finanzen und all den Ungerechtigkeiten? Denkst du: »Das ist alles nicht so einfach?«

Stimmt. Du hast Recht. Leicht ist es nie. Es ist in den meisten Fällen alles andere als einfach, und trotzdem lügen die Stimmen, die dich zur Handlungsunfähigkeit treiben und dir den Platz im Hamsterrad bequem erscheinen lassen: Denn wir haben eine Wahl. Immer.

Fakt ist: Es kann sich nichts Grundlegendes verändern, wenn wir nicht selber bereit sind, etwas Grundlegendes zu verändern.

Wenn Menschen wieder und wieder in derselben Sackgasse landen und das Gefühl haben, in ihrem Leben festzustecken ohne die Möglichkeit, es selber erfüllend zu gestalten, ist es an der Zeit, die aktuellen Strategien und Gedanken einmal zu hinterfragen, statt weiterhin in eingespielten Verhaltensmustern zu verharren. Das ist leichter gesagt als getan?

Auch das stimmt. Aber wir alle leben letztendlich die Summe unserer Entscheidungen und dürfen, nein, wir *müssen* das Drehbuch unseres Lebens umschreiben, wenn uns nicht gefällt, was darin geschrieben steht.

Wir alle machen Erfahrungen, um die wir nicht gebeten haben. Wir erleben Dinge, die uns zum Straucheln bringen, uns in die Knie zwingen und uns den Boden unter den Füßen wegreißen. Wir alle kennen Momente, die uns zweifeln lassen und unser Vertrauen erschüttern. Wir können nicht verhindern, dass uns das Leben ungebeten und meistens ebenso unerwartet herausfordert, aber wir entscheiden, wie wir mit diesen Herausforderungen umgehen.

Immer.

Das ist im ersten Moment vielleicht unbequem, aber es ist die Wahrheit. Schuldzuweisungen, Selbstmitleid und Horrorszenarien, die lediglich in unserem Kopf existieren und die wir häufig mit der Realität verwechseln, halten uns leider oft davon ab, ins Handeln zu kommen und selbstwirksame Entscheidungen für unser Glück und unser Leben zu treffen.

Du entscheidest, wie es bei dir weitergeht.

Du entscheidest, ob du loslässt, damit Raum für Neues entstehen kann.

Das trifft auch auf die Gedanken in unserem Kopf zu, auf unsere Einstellung und auf das, was wir über uns und unsere Möglichkeiten denken. Sehen wir uns als Opfer oder entscheiden wir uns dazu, an unseren Aufgaben zu wachsen? Nehmen wir die Dinge selbstwirksam in die Hand oder hoffen wir, dass sich die Dinge irgendwie von alleine zum Guten wenden?

In der Beziehung zu einem Alkoholiker befindet man sich irgendwann in einer toxischen, energieraubenden Endlosschleife, in der nach dem Rückfall zum Synonym für vor dem Rückfall wird. Jede neue Chance wird zu einer Farce, jedes Versprechen ist nicht mehr als eine Eintagsfliege, Worte lösen sich in Schall und Rauch auf, und das Leben der Co-Abhängigen besteht aus Ohnmacht, innerer Zerrissenheit, Hoffen, Festhalten und Warten. Ganz genau so war es auch bei mir.

Doch dann begann ich, wirklich hinzusehen, die *bad vibes* wahrzunehmen, diese Anzeichen, dass das Damoklesschwert nun einmal über jedem Alkoholiker samt Angehörigen hängt, anstatt sie mir weiterhin schönzureden, Ausreden vorzuschieben und das Drama zu bagatellisieren.

Ich war nicht mehr bereit, meine Rolle zu spielen, mich zufriedenzugeben und mich mit einer Beziehung zu arrangieren, die mich zunehmend kaputter und unglücklicher machte. Denn wer außer mir konnte mich zwingen, sie weiterzuführen? Ich wollte nicht mehr zulassen, dass mein Partner über meinen Selbstwert bestimmen konnte. Und ich wollte mir selber nicht mehr chronisch leidtun. Ich wollte mir keine Schuldgefühle mehr machen lassen und mich am Ende wieder seiner Manipulation beugen, weil er mich mürbe gemacht und ich weder Energie noch eine Verbindung zu mir, meinen Gefühlen oder meiner Intuition mehr hatte.

Betrunkene Telefongespräche, die dieses Prinzip perfekt widerspiegeln, waren bei uns phasenweise an der Tagesordnung. Sie liefen immer nach dem gleichen Schema ab, bis ich entschied, dass genau von dem Moment an – also genau jetzt – Schluss damit war.

Er hob ab, und nach dem ersten Wort wusste ich, was los war.

Das Spiel begann.

Wie all die Male zuvor würde er niemals zugeben, dass er getrunken hatte. Es war nicht so viel, dass es ein Fremder unbedingt bemerkt hätte. Aber ich konnte es an seiner Stimme und daran hören, wie er um den heißen Brei herumredete. Ich verstand seinen Konflikt. Einerseits wollte er mich unbedingt sehen, andererseits befürchtete er, ich könne ihm anmerken, dass er nicht nüchtern war. Er ärgerte sich über sich selber, da er nicht damit gerechnet hatte, dass ich mich schon an dem Tag melden würde. Ansonsten hätte er dem ersten Schluck vielleicht widerstehen können. Während er versuchte, Zeit zu schinden, war die Freude über einen erfolgreichen Tag und ein Treffen mit ihm längst dem altbekannten miesen Gefühlsbrei aus Enttäuschung, Machtlosigkeit, Traurigkeit und Wut gewichen. Egal, was ich jetzt tat, es würde nicht gut enden. Ich wusste, er würde zum Angriff übergehen, sobald ich ihm auf den Kopf zusagte, dass er getrunken hatte. Und nach all den Jahren, in denen ich kein einziges Mal falschlag, schaffte er es nach wie vor, mich so zu verunsichern und zu manipulieren, dass ich immer wieder an mir zweifelte. Vielleicht irrte ich mich ja dieses eine Mal tatsächlich und tat ihm Unrecht? Die verunsichernden Gedanken kreisten in meinem Kopf, doch gleichzeitig wusste ich, dass es keinen Zweifel gab. Es klingt paradox und das ist es auch. Ich konnte förmlich zusehen, wie sich meine alten Muster unaufhaltsam ihren Weg bahnten. Nachdem er viele seltsame Sachen gesagt hatte, war ich in mein obligatorisches Schweigen verfallen, während sich mir der Magen zusammenkrampfte.

Er unterbrach meine Gedanken mit der Frage: »Was ist los?« Daraufhin platzte es aus mir heraus. Nicht laut oder vorwurfsvoll, aber sehr klar: »Ich habe das Gefühl, du hast getrunken.«

Und sofort ging es los: »Ja genau! Das ist immer das Einfachste! Vielleicht bin ich auch nur mal erschöpft und müde. Aber bei mir heißt es immer sofort, der hat halt getrunken.«

Ich antwortete, obwohl ich wusste, dass dieses Gespräch nirgendwo hinführen würde: »Es liegt nicht daran, dass du erschöpft und müde klingst. Ich kenne dich. Sehr gut sogar.« Darauf er: »Wo ist dann das Problem?« Ich versuchte ihm zu erklären, dass ich es an seiner Stimme hören konnte, die irgendwie »eine leichte Schlagseite« hatte. Außerdem war da noch dieses unnötige Rumgeeiere wegen unserer Verabredung. Und jetzt witterte er die Keule, um mich k. o. zu schlagen, und griff nach ihr. »Nur weil ich nicht auf die Sekunde antworte, machst du Stress?«

Das tat er immer, wenn er sich von mir beim Trinken ertappt fühlte. Er pickte sich etwas heraus und wandelte es so um, dass ich wie eine hysterische Idiotin dastand, die dann nur noch damit beschäftigt war, sich zu rechtfertigen. Natürlich ging es nicht darum, wie schnell er reagierte, sondern darum, dass es nur geschah, weil er getrunken hatte. Außerdem machte ich überhaupt keinen Stress, sondern ich sprach es ganz ruhig an. Nur ging es jetzt nicht mehr darum. Es ging um mich und wie falsch und ungerecht ich mich ihm gegenüber wieder einmal verhalten hatte. Die permanente Schuldumkehr ist ein sehr cleveres Prinzip sein Gegenüber auf einen verlorenen Posten zu befördern und selber das letzte Wort zu haben. Man könnte auch sagen: Ablenkung durch Angriff und Verdrehen der Tatsachen. Ich stand jedes Mal wieder in null Komma nichts mit dem Rücken an der Wand und versuchte, seinen verbalen Salven auszuweichen. Und auch wenn man weiß, dass dieses Verhalten Teil der Krankheit ist, verletzt es einen sehr, kostet unendlich viel Energie und ist nur schwer zu ertragen. Es verläuft wieder und wieder nach demselben Muster und hinterlässt doch jedes Mal neue Spuren der Verletzung.

Variante Nummer zwei wäre gewesen, dass ich den Rückfall ignoriert und das Spiel mitgespielt hätte. Allerdings weiß ich, dass wir unter den Umständen auch kein friedliches oder gar schönes Treffen hinbekommen hätten, da sich seine Persönlichkeit durch den ersten Schluck Alkohol veränderte. Außerdem konnte ich davon ausgehen, dass er nun weitertrinken würde. Und die Stimmung würde zusehends toxischer. Es gab entweder schmerzvolles Schweigen oder destruktiven Streit. Somit kämen wir früher oder später genau an den Punkt, an dem wir gerade angelangt waren. So oder so. Die Mechanismen, die die Krankheit Alkoholismus auslöst, lassen leider nur sehr wenig Platz für konstruktive Entwicklungen.

Wir legten auf und das gute Gefühl, das der Tag hinterlassen hatte, wich nun endgültig der bleiernen Schwere der Enttäuschung und Traurigkeit. Ich versuchte, auf andere Gedanken zu kommen. Es gelang mir nicht besonders gut. Ich machte mir Sorgen.

Es dauerte nicht allzu lange und er rief mich wieder an. Ein Mal, zwei Mal, acht Mal, zwölf Mal ...

Den Inhalt solcher Gespräche wiederzugeben ist schwierig. Sie sind wirr und verzweifelt.

Er sagte: »Ich liebe dich so sehr.« Dann wünschte er mir einen schönen Abend, als sei nichts geschehen. Als Nächstes machte er mir Vorwürfe, um kurz darauf zu gestehen, den Alkohol nicht im Griff zu haben. Er gab mir Recht und bat um Verzeihung, beleidigte mich im selben Atemzug, stritt ab, getrunken zu haben. Es war egal, ob er auflegte oder ich. Er rief erneut an. Wir stritten. Ich weinte. So ging es hin und her. Irgendwann war er so betrunken, dass ich ihn nur noch mit Mühe verstehen konnte. Seine mehrfach wiederholte Bitte, zu mir kommen zu dürfen, schlug ich aus. Weil ich genau das nicht mehr wollte. Genau deshalb wohnten wir nicht mehr zusammen. Wir hatten Situationen wie diese schon tausend Mal durchlebt und ich wusste mittlerweile, dass ich ihm nicht half, wenn ich mich immer wieder darauf einließ und mich meiner Angst, ihm könne etwas zustoßen, beugte.

Anstatt mich wie bisher in Tränen aufgelöst in meinem Schmerz und der Sehnsucht nach der idealisierten Illusion dieser toxischen Beziehung zu verlieren, traute ich mich, mir die Frage zu stellen, ob das wirklich das Leben war, das ich mit meinen Kindern leben und ihnen vorleben wollte. Wie viele Jahre meines Lebens war ich noch bereit, in dieses Drama zu investieren? Ich fand den bloßen Gedanken, dass meine Beziehung, die so vielversprechend, verliebt und euphorisch begonnen hatte, am Alkoholismus zerbrechen könnte, furchtbar. Aber in dem Moment erschien es mir plötzlich noch furchtbarer, aufgrund und in dieser Beziehung zu zerbrechen.

Auch wenn ich mir etwas anderes von dieser Beziehung erhofft hatte, war es an mir, auf die Realität in dieser Beziehung einzugehen, darauf zu reagieren und die Konsequenzen zu ziehen.

Du entscheidest

Der bekannte österreichische Neurologe und Psychiater Viktor Frankl schöpfte aus seinen eigenen extrem schweren Ausgangsbedingungen, wie Armut, Antisemitismus und Krieg, die Erkenntnis, »dass jeder Mensch in jedem bewussten Augenblick aktiver Mitgestalter seiner Umstände und nicht bloß deren passives Opfer ist – und dass er daher stets die Wahl hat, wie er mit seinen jeweiligen Lebenssituationen umgeht«. *

Frankls Konzept resoniert zu 100 Prozent mit der Haltung, die mich mein Weg aus der Co-Abhängigkeit gelehrt hat und die mir seitdem unendlich viel Kraft und Urvertrauen gibt. Bedeutet es doch, dass wir alle

* carpe diem 2/20, »Auf den Spuren Viktor Frankls«, Seite 92.

die Möglichkeit haben, auf das Drehbuch unseres Lebens Einfluss nehmen zu können, wenn uns nicht gefällt, was darin geschrieben steht. Ich liebe Frankls Metapher vom Bergsteigen, die das so schön veranschaulicht. Der Kletterer muss vor jedem nächsten Schritt selbstwirksame Entscheidungen treffen, anstatt sich auf glatte Wände oder schlechtes Wetter herauszureden. Und genau diese Entscheidungen müssen beziehungsweise *dürfen* wir auch in unserem Alltag treffen. Tag für Tag. Wir entscheiden, wie es weitergeht, was wir weiterhin tun oder aber auch in Zukunft unterlassen werden, an welchen Gewohnheiten und Beziehungen wir festhalten und von welchen wir uns besser verabschieden möchten.

Hinter deiner Angst loszulassen wartet die emotionale Freiheit auf dich und die Möglichkeit, wieder dein ganzes Potenzial zu leben. Du bist frei! Das bedeutet nicht, dass du keinerlei Bindungen benötigst, keine Verpflichtungen hast, keine Verantwortung trägst oder sofort alles hinschmeißen sollst, sobald es herausfordernd wird. Deine Freiheit besteht vielmehr darin, dass *du* entscheiden kannst, an wen und an welche Umstände du dich (weiterhin) binden möchtest und *zu welchem Preis*?

Aus Angst, alleine zu sein, wird schlechte Gesellschaft toleriert. Aus Angst, nicht (gut) genug zu sein, versuchen wir »es« oft erst gar nicht ... »Es gibt schließlich genügend Leute, die das sowieso viel besser können als ich.« Wir verstellen und verbiegen uns bis zur Unkenntlichkeit, geben uns zufrieden und wundern uns, wenn wir uns darüber verlieren, wir permanent suchen, aber nicht mehr wissen, wonach. Aus Angst, »scheitern« zu können oder kritisiert zu werden, bleiben wir stehen, wo es uns nicht gefällt, und tun oder sagen das, wovon wir glauben, dass es die anderen hören wollen. Irgendwann laufen wir Dingen hinterher, die wir nicht brauchen, versuchen Leute zu beeindrucken, die wir nicht einmal mögen, und wundern uns über die Leere, die immer unerträglicher wird. Mit der Suche nach dem Glück verhält es sich dann wie mit dem Hund, der seinen eigenen Schwanz jagt und ihn nie erwischt, weil man es nur in sich selber finden kann, wenn man sich traut, auf seine Intuition zu hören, ehrlich zu sich selber ist, seine Werte lebt, seinem Herzen folgt und Verantwortung übernimmt.

Fragen an dich:

- Hältst du an Beziehungen zu Menschen fest, die dir nicht guttun? Die dir deine Energie und Lebensfreude rauben?
- Oder führst du Beziehungen, in denen die Beteiligten füreinander da sind? Beziehungen, in denen du tatsächlich du selbst sein und weiter wachsen kannst?
- Fühlst du dich wirklich wohl in deinem Leben? Inspiriert es dich?
- Oder harrst du nur noch aus, weil du schon so viele Mühen auf dich genommen hast?
- Gibst du deinem Partner die Schuld an deinem Unglück – und somit auch die Macht, über dein Glück zu entscheiden?
- Denkst du, eine Entscheidung muss automatisch für ein ganzes Leben passen, oder darfst du heute andere Bedürfnisse haben als gestern?
- Wann darfst du feststellen, dass es sich nicht so entwickelt hat wie irgendwann erhofft? Wie frei bist du in deinem Leben?
- Machst du Gebrauch von deiner Freiheit und triffst bewusste Entscheidungen für dich?
- Oder lebst du in vertrauten wie schmerzhaften Verhaltensmustern vor dich hin, ohne dass du dich traust, diese zu hinterfragen?
- Stellst du Meinung, Werte, Normen und Wahrheiten anderer Menschen über deine eigenen?
- Traust du dich im Bedarfsfall, die Konsequenzen zu ziehen, wenn sich etwas (Job, Beziehung, Freundschaft, Wohnort) nicht mehr richtig für dich anfühlt und die Perspektive fehlt?

- Oder lebst du lieber weiterhin auf vertrautem Terrain und unter den gewohnten Umständen, egal, wie traurig, kräftezehrend oder schmerzhaft diese mittlerweile für dich sind?

Du bist der Autor deines Lebens! Wenn du auf das nächste Kapitel gespannt bist, überlege dir bitte die Antwort auf folgende Frage: »Was soll darin geschrieben stehen?«

Selbstwerdung

Um die eigenen Vorstellungen auch in die Tat umzusetzen, ist es hilfreich, sich mit der eigenen Person auseinanderzusetzen und Fragen zu beantworten wie: »Wer bin ich? Was möchte ich tun? Wie nehme ich selbst mich wahr?«

Ich finde die Ausführungen von C. G. Jung faszinierend, von dem du bestimmt schon einmal gehört hast. Er hat – um es mit meinen Worten zu sagen – erkannt, dass unser inneres Leben von der Summe der unterschiedlichen Kräfte beeinflusst ist, die auf uns wirken. Ihm verdanken wir, dass unsere Psyche als eine Einheit aus drei Teilen wahrgenommen wird: Ich-Bewusstsein, das persönliche Unbewusste und das kollektive Unbewusste.

Jeder von uns hat ein Ich-Bewusstsein, denn es sind die Gedanken und Gefühle, die wir in einem bestimmten Moment wahrnehmen – und da lassen sich vier Funktionen unterscheiden: das Denken, Fühlen, Empfinden und die Intuition. Für mich steckte in dieser Aufteilung eine große Erkenntnis, und ich meine, es lohnt sich, sich darüber klar zu werden.

Dann hat Jung das persönliche Unbewusste beschrieben. Es beherbergt den sogenannten Schatten, den man sich als eine Art Gefäß vorstellen kann, das all unsere inkompatiblen Erlebnisse, aber möglicherweise auch positive emotionale Erfahrungen aufnimmt, die wir verdrängen möchten. Es sei allerdings ein Irrglaube, dass sich dieses Material im »Schatten« still verhält. Es besitzt nicht nur eine enorme Energie, sondern wird auch Wege finden, um auf sich aufmerksam zu machen. Das können Projektionen sein, also Übertragungen von Konflikten und Emotionen auf andere Menschen und die Außenwelt.

Das kollektive Unbewusste ähnelt wiederum einer Art kollektiver Datenbank, die die Essenz der menschlichen Erfahrung enthält. Diese Erfahrungen lösen unterbewusste Mechanismen aus, die unsere Gedanken und unser Verhalten beeinflussen.

C. G. Jung betonte, wie wichtig es bei all diesen Einflüssen sei, sein authentisches, gesundes Selbst zu finden. Ich musste mir, als ich davon erstmals hörte, eingestehen, dass ich mein authentisches gesundes Selbst »irgendwo unterwegs« verloren hatte. Als mir das klar wurde, wollte ich mich immer mehr mit der Individuation, also der Selbstwerdung, beschäftigen.

Beschäftigen – was ich damit meine? Ich habe zum Beispiel durch diese Fragestellungen erkannt, dass es wichtig ist, sich gegebenenfalls auch über die Normen und Werte anderer hinwegzusetzen und sich die Fragen zu stellen: »Was sind meine besonderen Fähigkeiten und welche Werte sollten in meinem Leben im Vordergrund stehen? Welche Erfahrungen sind es, die mich handeln und fühlen lassen? Und kann es sein, dass mir einige davon (heute) Probleme bereiten?«

Meine Co-Abhängigkeit aufzulösen bedeutete für mich, dass ich mich selber besser verstehen wollte. Was ich am Ende erkannte und wie, das beschreibe ich im Folgenden noch, hier sei nur so viel verraten: Ich erkannte im Laufe dieses Prozesses, dass ich meine Sehnsucht nach Bindung und Selbstwerterhöhung auf eine idealisierte Version meines Partners projiziert hatte.

Glaubenssätze

Als ich erst begonnen hatte, über meine Bedürfnisse nachzudenken, hinterfragte ich auch meine festgefahrenen Einstellungen und war überrascht, wie viel davon ich revidieren wollte. Viele Menschen übernehmen, genau wie ich es unbewusst getan habe, so unendlich viele Ideen anderer, obwohl sie gar nicht zu ihnen passen. Du möchtest einige Beispiele, was genau ich meine? Bestimmt kennst auch du diese Sätze:

> Ein Indianer kennt keinen Schmerz.
> Schuster bleib bei deinen Leisten. Du musst dich einfach mit weniger zufriedengeben. Eigenlob stinkt. Das Leben ist kein Zuckerschlecken und schon gar kein Ponyhof!

Ist das so? Wirklich? Wir alle kennen wahrscheinlich eine Vielzahl solcher scheinbaren Weisheiten und stellen vielleicht erst im Erwachsenenalter fest, wie sehr sie uns unbewusst gelenkt, beeinflusst, uns gesteuert und schlimmstenfalls davon abgehalten haben, wir selber zu sein und unser ganzes Potenzial zu leben. Wir nehmen so viele Gedanken und Gefühle in uns einfach so hin, ohne sie zu hinterfragen. Wir sind uns ihrer unglaublichen Macht nicht auch nur ansatzweise bewusst und akzeptieren sie, als seien sie in Stein gemeißelte Realität.

Aber das sind sie nicht. Wir alleine entscheiden, was wir denken: über uns, das Leben, unsere Möglichkeiten und unsere Werte.

Das zu begreifen, war für mich eine der kraftvollsten Erkenntnisse überhaupt. Erst sie ermöglichte es mir, die Mauern meines selbst erschaffenen Gedankengefängnisses, das mich in der Co-Abhängigkeit hielt, niederzureißen. Dazu musste ich mich entscheiden, einige meiner tiefen Überzeugungen zu hinterfragen, denn nur so konnte ich feststellen, in welcher Weise sie mich lenkten, ob sie mir dienten oder mir im Weg standen. Denn erst wenn wir unsere Bewertungsmuster, besser bekannt als Glaubenssätze, erkennen, können wir auch neue etablieren. Viele Menschen übernehmen, genau wie ich es unbewusst tat, so unendlich viele Ideen anderer, obwohl sie gar nicht zu uns passen. Wir lassen uns alles mögliche einreden, uns zerplatzte Träume anderer, ihre Erwartungen, Werte und Ängste in unseren Rucksack stopfen und wundern uns, warum er schwer und schwerer wird.

Es gibt noch eine ganze Reihe von Sätzen, die mir in diesem Zusammenhang unangenehm aufgefallen sind. Wie wäre es mit: »Geld verdirbt den Charakter.« Dabei ist es doch so: Wenn Geld für dich negativ besetzt ist oder du es sogar mit schlechten Eigenschaften gleichsetzt, wirst du dir wahrscheinlich nicht gestatten, welches auf deinem Konto haben zu wollen.

Oder: »Alle Männer sind Schweine.« Kein guter Glaubenssatz, um deine Liebe zu erkennen, wenn sie vor dir steht.

Es ist ein kraftvoller Moment, sich darüber bewusst zu werden, dass wir vieles nur aus dem einen Grund denken: weil wir es so oft zu hören bekommen haben. Doch all solch blockierende Gedanken machen uns leider häufig selber klein. Wir wiederholen blind:

»Das kann ich nicht.«

»Ich bin zu klein, zu groß, zu dick, zu dünn, zu alt, zu jung, zu durchschnittlich.«

»Ich kann einfach nichts Besonderes.«

»Das steht mir nicht zu.«

»Ich habe eben nichts Besseres verdient.«

Würdest du solch niederschmetternde Dinge zu einem Menschen sagen, den du liebst? Zu deinem Kind vielleicht? Wahrscheinlich nicht. Aber mit uns selber gehen wir leider häufig sehr hart ins Gericht.

Wenn wir aber die Meinungen anderer als unsere Wahrheit akzeptieren, anstatt herauszufinden, wie wir unser Leben leben möchten, was uns glücklich macht, was uns erfüllt, was uns Spaß macht und wovon wir träumen, verschwenden wir viel zu viel Zeit damit, darüber nachzudenken und beeinflussen zu wollen, was oder wie andere über uns denken. Die Ironie daran ist nur, dass wir das gar nicht beeinflussen können.

Außerdem werden wir, wenn wir es immer allen recht machen wollen und stets an unserer Außenwirkung arbeiten, nur schwer zu uns selber finden. Viele Menschen leben ein Leben, das nicht zu ihnen passt, und ignorieren ihre innere Stimme, egal, wie laut sie schreit.

Ist das Leben durch die Alkoholsucht des Partners längst zum Alptraum geworden, aber die Außenwirkung ist nach wie vor perfekt? Doch was nützt es einem, unglücklich hinter einer hübschen Fassade zu leben? Wir können im Außen rein gar nichts finden, was unsere innere Leere füllt oder den Schmerz heilt.

Die Lösung können wir immer nur in uns selber finden.

Aber um zu dieser Erkenntnis zu gelangen, müssen wir anfangen, ehrlich zu uns selber zu sein, auch wenn das bedeutet, durch Schmerz und Ängste hindurchgehen zu müssen. Diesen Weg scheuen wir meist so sehr, dass wir ihn so lange wie möglich meiden. Wir arrangieren uns mit unseren unglücklichen Beziehungen, fokussieren uns auf die Lösung der Probleme unseres Partners, geben den Umständen die Schuld und klatschen unermüdlich Farbe über die bröckelnde Fassade, unabhängig davon, wie unzufrieden und erschöpft wir bereits sind, egal, wie laut sich unsere innere Stimme bereits zu Wort meldet.

Viele von uns, allen voran co-abhängige Menschen, wissen häufig ganz genau, was von ihnen erwartet wird, haben aber keine Ahnung (mehr), was sie selber erwarten. Wir versuchen, ein Leben zu leben, welches uns zu Akzeptanz und einem Selbstwert von außen verhilft, und erschaffen gleichzeitig eine seelische Obdachlosigkeit in unserem Inneren. Wir versuchen, den Schein zu wahren, lassen uns Dinge gefallen, die inakzeptabel sind, laufen Dingen hinterher, die wir nicht brauchen, suchen Anerkennung, wo wir sie nicht finden, versuchen Leute zu beeindrucken, die wir nicht einmal mögen, und am Ende treten wir resigniert auf der Stelle – dabei fehlt nur der eine entscheidende Schritt: Wir müssen wieder eine Verbindung zu uns selber herstellen.

Wir finden so viele Antworten in uns, wenn wir uns trauen, danach zu suchen. Ein wichtiger Schritt ist, unsere Glaubenssätze zu benennen. Der Großteil unserer Glaubenssätze wird in der Kindheit angelegt und man kann sie sich als unsere tiefe, innere Programmierung vorstellen, die sehr wahrscheinlich maßgeblich dazu beiträgt, wenn wir immer wieder in derselben Sackgasse landen oder ohnmächtig auf der Stelle treten. Glaubenssätze sind wie eine Brille, durch die wir die Welt sehen. Bin ich beispielsweise davon überzeugt, nicht liebenswert zu sein, kann die Verspätung einer Freundin dazu führen, tief gekränkt zu sein, weil ich selbstverständlich davon ausgehe, unsere Verabredung beziehungsweise ich sei ihr nicht wichtig. Ich könnte mit einem anderen »Filter« ausgestattet genauso befürchten, ihr sei bestimmt etwas Schlimmes zugestoßen, oder in der Annahme, dass sie wahrscheinlich im Stau steht, entspannt auf sie warten und die Zeit nutzen, um meine Mails zu checken. Somit kann ein und dieselbe Situation komplett unterschiedliche Auswirkungen auf uns, unsere Gefühle, unser Wohlbefinden und sogar auf unseren Selbstwert nehmen.

Die Bewertungsmuster, mit denen wir alles filtern, kann extrem bahnbrechend, augenöffnend und befreiend sein, denn negative Glaubenssätze können uns extrem einbremsen und dazu führen, dass wir uns selber unbewusst sabotieren. Das Tückische an ihnen ist, dass sie uns häufig wieder in unserer negativen Wahrnehmung bestätigen, beziehungsweise wir bestätigen uns selber darin. Bin ich beispielsweise davon überzeugt, nicht gut »genug« zu sein, werde ich eher Beziehungen führen, in denen ich nicht respektvoll behandelt werde, oder mich im Job freiwillig hintanstellen und somit privat und beruflich nur schwer das große Los ziehen. Infolgedessen untermauert also mein unbewusst gesteuertes Handeln meine selbstsabotierten Glaubenssätze. Blockierende Bewertungsmuster durch beflügelnde, also durch positive zu ersetzen, war für mich ein großer Schritt zurück zu einem stabilen Selbstwert und raus aus meinen co-abhängigen Verhaltensmustern. Im ersten Schritt erkannte ich, dass die Lösung meines Dilemmas nicht bei meinem alkoholkranken Partner, sondern bei *mir selber* zu finden war. Ich lenkte den Fokus weg von ihm, zurück zu mir und fragte mich, welchen Mangel und welche Ängste *in mir* er scheinbar so perfekt zu bedienen vermochte, dass ich all das dafür in Kauf nahm. Welche Rolle spielte die »Außenwirkung« beziehungsweise die Meinung anderer in Bezug auf mein Verhalten? Die Antwort lieferte mir die Erklärung, wie ich mich so heillos in meiner Co-Abhängigkeit verstricken konnte:

Denn dahinter standen unbewusste Überzeugungen:

»Ich schaffe es nicht alleine.«
»Ich muss funktionieren.«
»Ich bin schuld.«
»Ich bin (alleine) nicht genug.«
»Ich habe Angst, verlassen zu werden.«
»Ich darf nicht (für alle offensichtlich) scheitern.«

Um etwas daran zu ändern, formulierte ich sie für mich positiv um:

»Ich lasse los, wer oder was mir nicht guttut.«
»Ich bin genug.«
»Ich bin es mir wert, mehr zu wollen.«
»Ich bin stärker, als ich glaube.«
»Was andere über mich denken, hat keinen Einfluss auf mich.«

Coaching-Tool: Erkenne deine Glaubenssätze

Welche Glaubenssätze – tiefen Überzeugungen – prägen dich? Sind sie positiv oder selbstsabotierend? Welches Gefühl spürst du, wenn du an deine frühe Kindheit denkst? Was steckt hinter deiner Angst vor Veränderung? Warum tolerierst du, dass man dich respektlos behandelt? Welches Gefühl steht dahinter? Warum macht es dir mehr Angst, alleine zu sein, als eine unglückliche Beziehung über dich ergehen zu lassen?

Dir selber Fragen zu stellen kann helfen, deine Glaubenssätze zu erkennen. Welche Annahmen hast du über die Welt, über Beziehungen, über dich und deine Möglichkeiten?

»Ich muss perfekt sein.«
»Ich muss mir Liebe verdienen.«
»Ich darf anderen nicht zur Last fallen.«
»Ich muss mich anpassen.«
»Ich bin nicht wichtig.«
»Beziehung bedeutet, sich aufzuopfern.«

Die eigenen negativen Glaubenssätze zu erkennen ist der erste Schritt, um sie verändern zu können. Allerdings ist es wichtig, sie tatsächlich so umzuformulieren, dass es sich für dich selbst nicht nur gut, sondern auch realistisch anfühlen kann. Aus »Ich bin nicht liebenswert« ein »Ich bin der liebenswerteste Mensch« zu machen, wird sich wahrscheinlich nicht glaubwürdig anfühlen. Stattdessen könnte ein »Ich bin liebenswert, wie ich bin« eher zutreffen. Diese Aussage kannst du dadurch stärken, dass du einmal nachdenkst, wer dich liebenswert findet.

Frage dich bitte, in welcher Situation oder von welchen Menschen du schon positives Feedback erhalten hast, das deinen neuen Glaubenssatz untermauern könnte. Gehe in Gedanken zurück in eine konkrete oder gerne auch in eine fiktive schöne Situation und versuche, mit dem positiven Gefühl, das sie in dir hervorruft, neue Kräfte zu sammeln, um deinen neuen Glaubenssatz wirklich fühlen zu können.

Ein positiver Glaubenssatz kann wie ein Mantra täglich wiederholt oder in Routinen integriert werden. Er wirkt bestärkend, motivierend und ist ein guter Anfang, um alte Verhaltensmuster durchbrechen zu können. Gibt es in deinem Leben aktuell keine Routinen wie Sport, Meditation oder Tagebuchschreiben, kannst du auch den ruhigen Moment beispielsweise beim Duschen nutzen, um für dich täglich die neuen, beflügelnden und motivierenden Glaubenssätze zu etablieren, sodass sie sich im Bewusstsein verankern:

»Ich bin gut, wie ich bin.«
»Ich darf Schwäche zeigen.«
»Ich bin es mir wert.«
»Ich möchte wieder authentisch sein.«
»Beziehung darf leicht sein.«
»Ich darf Fehler machen.«

Die Macht der Wortwahl

Hat man sich erst einmal bewusst damit auseinandergesetzt, welch ungeheuren Einfluss unsere Glaubenssätze auf uns haben, fällt es leichter, sich vorzustellen, dass uns schon unsere Wortwahl zwar unbewusst, aber gleichzeitig enorm beeinflusst. Unsere Wortwahl spiegelt meist unsere tiefe Überzeugung wider, obwohl wir vor uns darüber gar nicht Rechenschaft ablegen könnten. »Ich weiß, dass ich jetzt auch einmal egoistisch sein muss« ist ein ganz typischer Satz, den ich oft von meinen co-abhängigen Klienten höre, die noch am Anfang ihres Prozesses stehen. »Ich habe mir fest vorgenommen, hart zu bleiben, auch wenn es mir sicherlich schwerfallen wird, ihn im Stich zu lassen« ist auch so eine typische Aussage. Aber was schwingt bei dieser Wortwahl mit, was ist die implizite Botschaft? Ich höre da ein: »Ich muss jetzt wohl ohne Rücksicht auf Verluste nur an mich denken, egal, wie sehr mein armer Partner darunter leiden wird.« Das ist kein besonders motivierendes Mindset, um die eingefahrenen Muster des Suchtsystems zu verändern. Verwende ich das Verb »müssen«, nehme ich zudem automatisch eine eher ohnmächtige, fremdbestimmte Haltung ein und bin wenig selbstwirksam.

Ich hake an dieser Stelle direkt nach: »Erst einmal musst du überhaupt nichts. Aber würdest du bitte versuchen, diesen Satz einmal positiv zu formulieren?« Meist folgt ein Lächeln, weil sich mein Gegenüber direkt selber ertappt hat. Wie aber könnte so ein Satz lauten? Wie hört sich die folgende Aussage für dich an?

»Es ist wichtig, dass ich meine Muster erkenne, verändere und mich wieder um mich kümmere. Ich weiß, dass ich weder meinem Partner noch mir helfe, wenn ich immer wieder in meine co-abhängigen Verhaltensweisen falle. Ich habe verstanden, dass es wichtig für uns alle ist, diese Muster konsequent zu stoppen.«

Hier ist jetzt auch die positive Absicht deutlich zu erkennen. Und genau dies ist der Schlüssel, der dir die Tür zu einer positiven, selbstwirksamen Kommunikation mit dir selber öffnet. Frage dich, was die Intention deines Handelns ist. Welche Motivation steht hinter deinem Tun? Möchtest du deinem Partner schaden und ihn vorführen? Tust du alles, was du tust, weil er dir egal ist? Oder ist nicht vielmehr das genaue Gegenteil der Fall?

Nicht selten höre ich: »Dann muss mir jetzt halt egal sein, wie es ihm geht.« Diese Formulierung lässt nicht nur keine positive Absicht erkennen, sondern zeigt eine fast trotzig kindliche Haltung, aus der heraus es schwer wird, das eigene Handeln in konstruktive Bahnen zu lenken.

Du siehst, es ist extrem wichtig, in diesem Veränderungsprozess auf die Wortwahl und Formulierungen zu achten. Das könnte in positive Worte gekleidet so lauten:

»Ich möchte mich aus der Co-Abhängigkeit befreien und weiß auch, dass das für ihn eine Chance sein kann, wenn ich ihm die Verantwortung für seine Sucht zurückgebe.«

»Ich habe erkannt, dass ich dabei bin, im Strudel der Sucht mit unterzugehen.«

Mache dir immer wieder bewusst, worum es geht, und formuliere es für dich so klar, selbstbewusst und motivierend wie möglich. Hier ein paar Satzpaare, die zeigen, worauf es ankommt.

- ↓ Ich wollte meinen Partner eigentlich nicht im Stich lassen.
- ↑ Ich möchte meinem Partner seine Verantwortung zurückgeben.

- ↓ Dann muss er da jetzt wohl ganz alleine durch.
- ↑ Nur er selber kann die Verantwortung für seine Krankheit tragen.

- ↓ Jetzt muss ich mich wohl oder übel gegen meinen Partner entscheiden.
- ↑ Ich möchte mich im ersten Schritt wieder für mich entscheiden.

- ↓ Ich weiß, ich muss jetzt auch einmal egoistisch sein.
- ↑ Ich möchte wieder Selbstfürsorge üben.

- ↓ Ich muss hart bleiben.
- ↑ Ich weiß, wie wichtig es ist, konsequent zu sein.

- ↓ Ich möchte meinem Partner nur ungern drohen.
- ↑ Ich möchte fair sein und meinem Partner vorab sagen, welche Konsequenzen ich ab sofort ziehen werde.

- ⬇ Beim nächsten Rückfall muss ich es dann wohl oder übel durchziehen und meinen Partner rauswerfen.
- ⬆ Beim nächsten Rückfall werde ich die Gelegenheit nutzen, unsere alten Muster zu durchbrechen, und den Kindern und mir eine Auszeit ermöglichen.

- ⬇ Es ist zwar schwer, aber dann muss mir jetzt halt egal sein, wie es ihm geht.
- ⬆ Ich weiß mittlerweile, dass ich seine Sucht nicht kontrollieren kann, und lenke meine Energie lieber in konstruktive Bahnen.

- ⬇ Dann helfe ich ihm jetzt eben nicht mehr.
- ⬆ Ich weiß, dass er der Einzige ist, der die Verantwortung für seine Sucht tragen kann.

- ⬇ Ich habe doch Mitleid mit ihm.
- ⬆ Mein Mitgefühl und mein selbstwirksames Handeln stehen in keinem Widerspruch.

Self-Coaching-Tool: die Wunderfrage von Steve de Shazer & Insoo Kim Berg

Dir selber die richtigen Fragen zu stellen, ist mit einer Intervention vergleichbar. Du entscheidest, in welche Richtung du deine Aufmerksamkeit lenken möchtest. Richtest du deinen Fokus auf Probleme oder versuchst du einen Lösungensraum zu öffnen?

Stell dir vor, heute Nacht würde ein Wunder geschehen und dein Problem der Co-Abhängigkeit würde sich in Luft auflösen. Du wachst morgen früh auf und es ist im wahrsten Sinne des Wortes (auf-)gelöst.

Aber weil du tief und fest schläfst, während das passiert, weißt du nicht, dass dieses Wunder geschehen ist.

- Woran würdest du morgens bemerken, dass dein Problem gelöst ist?
- Was wäre anders?
- Wie würdest du dich fühlen?
- Was würdest du (anders) machen?
- Wie sähe dein Tagesablauf aus?
- Was wären die ersten Veränderungen, die dir auffallen würden?
- Woran würden andere Menschen feststellen, dass dein Problem gelöst ist?

Bitte beantworte diese Fragen, ohne die Nüchternheit deines Partners als Teil des Wunders einzubeziehen.

Zum Beispiel könntest du das für dich so formulieren: »*Ich würde erholt aufwachen, weil ich seit Langem wieder einmal durchgeschlafen habe. Ich wäre nicht mehr nervös und hätte keine Angst mehr. Ich würde nicht mehr hoffen, dass der Tag schnell vorübergeht, sondern mich auf ihn freuen …*«

Keine Entscheidung zu treffen
ist auch eine Entscheidung.

Manchmal ist alternativlos,
was man zu tun beschließt.
Go for it. Now.

Veränderungen beginnen nicht mit fertigen Lösungen, sondern mit einer Entscheidung.

Nimmst du es aus Angst vor Veränderung in Kauf, unglücklich zu sein?

Ich war innerlich bereit, den ersten Schritt zu tun. Denn meine ganze Hoffnung erneut an einen neuen Klinkenaufenthalt zu hängen, fühlte sich auf einmal falsch an. Ich kam zu der Erkenntnis, dass wir uns nicht auf dem richtigen Weg befanden, denn wir gingen ihn nun mit vereinten Kräften schon so lange gemeinsam, dass es doch langsam besser werden musste! Doch das tat es nicht – also konnte dieser Weg nicht der richtige sein.

Mir wurde klar, wie erleichtert und beinahe glücklich ich in der Vergangenheit gewesen war, wenn er erneut in die Klinik gegangen war. Ich freute mich in diesen Phasen immer unendlich über diese große Erleichterung, war froh über die Auszeit, darauf, mich uneingeschränkt auf den Alltag mit den Kindern konzentrieren und auch die schönen Momente wieder einigermaßen unbelastet genießen zu können. Zugegeben: Damals wurde meine Euphorie befeuert durch die riesengroße Hoffnung, dass Tom für alle Zeiten trocken nach Hause zurückkehren und alles gut werden würde. Ich hatte gar nicht die Kraft, den Erfolg der Therapie infrage zu stellen, denn was wäre die Alternative gewesen?

Doch eines Tages war plötzlich der »life-changing moment« gekommen, der Augenblick, der alles veränderte. Auf einmal war da die innere

Stimme, die mir ganz deutlich sagte, dass ein weiterer Klinikaufenthalt bei Tom nichts bewirken würde.

Ich nahm diesen Gedanken wahr und wurde dabei erstaunlicherweise ganz ruhig. Es war, als sei ich aus einem tiefen Schlaf erwacht und würde erstmals registrieren, was Traum und was Realität war. Der Nebel in meinem Kopf lichtete sich und ich wusste in diesem Moment ganz genau, dass ich keine Kraft mehr hatte, meine Hoffnung erneut an den Erfolg einer weiteren Therapie zu knüpfen.

Ich wollte den Kindern und mir keine weitere Enttäuschung mehr zumuten. Ich musste mein Glück endlich wieder in mir suchen. Ich war bereit, eine Entscheidung zu treffen, und ich verstand: Die Veränderung musste bei mir beginnen!

Wenn du mich jetzt fragst, was ich vorhatte, welchen Plan ich verfolgen wollte, was die rettende Idee war, muss ich dich leider enttäuschen. Ich hatte ehrlich gesagt keinen blassen Schimmer, was ich tun sollte. Ich war verzweifelt und mehr als ratlos. Aber es ist tatsächlich so, dass wir in dem Moment, in dem wir den Fokus nicht mehr stur auf das Gewohnte richten, wieder nach links und rechts blicken. Weil wir bereit für Neues sind, entsteht automatisch Raum für Neues!

Bestimmt kennst du das: Wenn man unzufrieden und unglücklich ist, erwartet man viel zu oft, dass sich die Umstände von alleine ändern. Aber das werden sie nicht. Wir klammern uns gerne verzweifelt an unseren alten Verhaltensmuster und Gewohnheiten, da uns das Unbekannte, das Neue mehr ängstigt als das reale Unglück in unserem Leben.

Das Geheimnis ist: loszulassen.

Solange wir am Alten festhalten, haben wir die Hände nicht frei und können neue Chancen nicht ergreifen. Hätte ich meine Hoffnung in Toms Klinkaufenthalt gesetzt, hätte dies meine ganze Aufmerksamkeit beansprucht. Ich hätte weder die Zeit noch die Kraft gehabt, mich mit neuen Ansätzen zu beschäftigen. Wozu auch? Ich wäre ja wieder einmal auf dem vertrauten und vermeintlich sicheren Weg zur Lösung all unserer Probleme gewesen.

Leider wollen wir meist erst dann Verantwortung übernehmen und etwas verändern, wenn es sich leicht anfühlt, wir keine Angst mehr haben oder die Antwort auf all unsere Fragen kennen. Wir hätten so gerne eine Erfolgsgarantie, bevor wir unsere Komfortzone verlassen. Aber es funktioniert leider genau andersherum: Wir müssen uns zuerst unseren Ängsten stellen und losgehen, um zu erfahren, was uns auf unserem Weg erwartet. Mein Entschluss aber stand damals fest: So schwer es mir auch fiel, warf ich meine Hoffnung und das einst so gute Gefühl, mit Toms Familie gemeinsam an einem Strang zu ziehen, über Bord. Ich öffnete die Hände, um diesen vermeintlichen Anker endgültig loszulassen, obwohl ich nicht wusste, was mich erwarten würde.

Ich saß alleine da auf meinem Sofa und fühlte mich angesichts dieser Entscheidung erst einmal komplett orientierungslos. Ich fragte mich gerade, was ich nur tun sollte, als das Telefon klingelte. Es war meine Mutter, die sich erkundigte, wie es jetzt nach Toms aktuellem Rückfall weitergehen sollte. Ich erklärte ihr, dass ich davon überzeugt sei, dass uns ein erneuter Klinikaufenthalt nichts weiter als eine Wiederholung der Wiederholung der Wiederholung bescheren würde. Meine Mutter reagierte ganz anders, als ich erwartete, denn sie sagte nur: »Wahrscheinlich hast du Recht.« Sie erzählte mir zum allerersten Mal, dass sie sich vor vielen Jahren mit einem befreundeten trockenen Alkoholiker über seinen Weg in ein nüchternes Leben unterhalten hatte.

Er hatte ihr damals von einem Mann erzählt, der selber Alkoholiker war, laut eigener Aussage 37 Jahre lang getrunken hatte, bei dem Gespräch mit meiner Mutter aber bereits seit circa 20 Jahren trocken war. Ihr Bekannter sprach als Betroffener in den höchsten Tönen von Rolf Bollmann, der wohl eine Stiftung gegründet hatte und basierend auf seinen persönlichen Erfahrungen alkoholkranke Menschen auf dem Weg in ein nüchternes Leben unterstützte. Meine Mutter war damals nachhaltig von seiner Arbeit und seinem Engagement beeindruckt gewesen. Jetzt überlegte sie laut am Telefon mit mir, dass dieser Rolf Bollmann vielleicht der richtige Therapeut für Tom sein könnte. Allerdings musste sie einräumen, dass sie nicht wusste, ob Herr Bollmann überhaupt noch praktizierte. Sie sagte aber, sie wolle den Kontakt schnellstmöglich ausfindig machen.

Ich rief mit neuem Mut Toms Schwester an, um ihr von diesem kleinen Lichtblick zu erzählen. Die Tatsache, dass Rolf Bollmann offenbar selber durch alle Tiefen des Alkoholismus gegangen war und es geschafft hatte, die Krankheit in den Griff zu bekommen, ließ mich hoffen, dass er Tom helfen konnte. Nie im Leben wäre ich auf den Gedanken gekommen, dass er am Ende nicht ihm, sondern mir helfen würde.

Nach ein paar gescheiterten Versuchen meinerseits, Herrn Bollmann zu googeln, gab ich die Suche auf. Vielleicht verrannte ich mich auch nur wieder und es hatte sowieso alles keinen Zweck. Ich saß immer noch auf meinem Sofa und starrte Löcher in die Luft, bis ich irgendwann einschlief. Als ich wieder aufwachte, hatte ich mehrere Nachrichten auf dem Handy. Eine zeigte das Bild von einem älteren Mann mit Brille, er lächelte und hatte das Kinn in die linke Hand gestützt. Toms Schwester hatte es mir mit den Worten »Ist er das?« geschickt. Ich hatte keine Ahnung, ob er es war oder nicht, aber ich wünschte es mir spontan. Der Mann sah aus, als könnte ich ihm mein Herz ausschütten. Die andere Nachricht kam von meiner Mutter. Sie hatte inzwischen mit ihrem Bekannten telefoniert und den aktuellen Kontakt bekommen. Ich las: »Herr Bollmann praktiziert mittlerweile auf Mallorca. Anbei der Kontakt. Das klingt doch vielversprechend. Schau dir mal die Internetseite an!«

Bei YouTube stieß ich auf den Kurzfilm »Ein Glas Wasser«, in dem Rolf Bollmann über den fatalen Verlauf seiner Krankheit und seine daraus resultierende Arbeit mit Alkoholikern spricht. Er erklärte erbarmungslos ehrlich, wie er mit der Zeit immer mehr Alkohol gebraucht und sich irgendwann alles nur noch um die Flasche gedreht hatte. Er gestand, dass er 14 Autos zu Schrott gefahren, seinen Arbeitgeber ein Vermögen gekostet und seine zwei Ehen sowie das Aufwachsen seiner drei Kinder »versoffen hatte«, sodass er am Ende durch den Alkohol alles verlor, was ihm lieb und teuer war. Im April 1992 war er in einem County Detox in Miami gelandet, einer sogenannten Entgiftungsanstalt, was er rückblickend als den Beginn seines neuen Lebens bezeichnete. Die Tatsache, dass Rolf Bollmann ein noch hoffnungsloserer Fall als Tom gewesen zu sein schien, ließ mich aufhorchen. In mir keimte Hoffnung, denn schließlich hatte er es geschafft, trocken zu werden! Wenn er es doch noch geschafft hatte, sich am eigenen Schopf aus dem Sumpf der Alkoholsucht zu ziehen, dann war das auch für Tom möglich! Ich ging auf die Seite der »Finca Esperanza« und las mich fest. Dort war von den zwölf Schritten der Anonymen Alkoholiker die Rede und davon, dass in dieser privaten Einrichtung alle Therapeuten selbst über gelebte Erfahrung mit Alkoholsucht verfügten. Ich war richtig aufgeregt und verspürte den tiefen Wunsch, mit Herrn Bollmann zu sprechen, um mich von ihm beraten zu lassen.

Obwohl ich mich davor fürchtete, beschloss ich, noch am selben Tag dort anzurufen, auch wenn es bedeutete, dass ich zum ersten Mal einem Unbekannten gegenüber offen die Worte aussprechen musste: »Mein Partner ist ein Alkoholiker.« Meine Hände waren schweißnass und mein Herz klopfte bis zum Hals, als ich das Freizeichen hörte. Nach kurzem Klingeln wurde abgehoben und es meldete sich eine männliche Stimme mit den Worten: »Finca Esperanza, Bollmann.«

Mir wäre fast das Handy aus der Hand gefallen. Ich sagte mit zitternder Stimme meinen Namen und fragte direkt im Anschluss ungläubig: »Herr Bollmann, sind Sie das?«, um direkt in Tränen auszubrechen.

Er antwortete: »Ja, der bin ich. Was kann ich für dich tun, Julia?« Er sagte das so herzlich, aufmerksam und so vertraut, als würden wir uns gut kennen und als hätte er den Anruf bereits erwartet. Ich war so gerührt, dass es einen Moment dauerte, bis ich mich gefangen und meine Stimme wieder einigermaßen im Griff hatte. Ich versuchte, ihm in einer Kurzfassung einen Einblick in unsere Situation zu geben, und war überrascht, dass er mich nicht mit der Bitte unterbrach, einen Termin zu vereinbaren. Er hörte mir aufmerksam und geduldig zu und am Ende unterhielten wir uns eine ganze Stunde lang.

Er war mitfühlend, redete aber nicht um den heißen Brei herum, sondern sprach Klartext mit mir. Er erklärte, es gebe im Leben eines Alkoholikers genau zwei Wege: trinken und früh sterben oder nicht trinken und leben! Bei seiner Therapie ging es darum, den »Geist« des Alkohols durch einen anderen »Geist« zu ersetzen, nämlich ein Vertrauen, das Halt gibt. Das Ziel sei dabei nicht, ein sorgenfreies Leben anzustreben, denn das ist ohnehin für alle Menschen unmöglich. Es sei für den Alkoholiker vielmehr unerlässlich zu lernen, die Segel richtig zu setzen, wenn ihm der Wind eisig entgegenbläst, anstatt zur Flasche zu greifen.

Es war das beste und im Grunde genommen allererste wirklich aufschlussreiche Gespräch, das ich bis zu diesem Zeitpunkt über Alkoholismus geführt hatte, und es schenkte mir eine neue hoffnungsvolle Perspektive: Ich konnte meinen Partner noch retten! Natürlich fragte ich ihn auch gleich nach einem Termin – ich war bereit, sofort nach Mallorca zu fliegen. Doch seine Antwort war: Ein einziges Gespräch ergebe keinen Sinn. Und er bot mir eine dreiwöchige Therapie an, allerdings könne er mich auch per Mail weiter auf meinem Weg begleiten. Ich erwiderte, dass er mich vielleicht falsch verstanden habe und es sich bei mir nicht um die Alkoholikerin, sondern um die Partnerin eines Alkoholkranken handele, und ich somit keine Langzeitberatung, sondern nur ein paar Tipps für meinen Partner benötige.

Doch er sagte, dass er das sehr wohl richtig verstanden habe, er aber der Meinung sei, ich bräuchte ebenso dringend Hilfe und eine Therapie wie mein Tom. Erstmals überhaupt wurde mir klar, dass auch ich betroffen war! Er verdeutlichte mir, wie schwerwiegend die Folgen des Alkoholismus für die co-abhängigen Partner sind und dass es an der Zeit sei, dass ich mich ausschließlich um mich kümmerte. Das wollte ich nicht sofort akzeptieren, doch er wiederholte ein ums andere Mal: »Lass Tom los!«

Ich antwortete: »Ja, aber ...«

Und Rolf wiederholte: »Lass ihn los!«

Prompt erwiderte ich erneut: »Aber ich kann ihn doch nicht alleine lassen ... Ich muss doch ...«

Doch Rolf erwiderte: »Du musst ihn jetzt loslassen!« Mit Nachdruck fügte er hinzu: »Der einzige Mensch, um den Julia sich jetzt kümmern muss, ist Julia!«

Da verstand ich, dass es an der Zeit war, meinen eigenen Weg, meine Kraft und vor allem mich wiederzufinden.

Rolf machte mir klar, in welch schlechter Verfassung ich mich befand, und legte mir ans Herz, als ersten Schritt eine Al-Anon-Gruppe aufzusuchen, und erklärte mir, das sei eine Selbsthilfegruppe Angehöriger von Alkoholikern, die es bestimmt auch in meiner Nähe gab. Zugegeben: Das alles musste erst einmal sacken. Ich dankte ihm und wir legten auf.

Ich hatte immer noch mit der Intention angerufen Tom retten zu müssen und jetzt wurde mir klar, dass ich mich selber retten musste. Obwohl ich mich zunächst gegen das Bild, das Rolf mir gespiegelt hatte, wehrte, wusste ich natürlich, dass er Recht hatte: Ich musste endlich loslassen und Hilfe suchen. Für mich.

Aber ich sah keinen Sinn darin, erneut einen der Therapeuten zu kontaktieren, die ich bereits kennengelernt hatte und bei denen sich alles um Tom drehte oder die mich mit Antidepressiva am Laufen halten wollten. Ich fasste spontan den Entschluss, eine Therapie bei Herrn Bollmann zu machen. Ich war zwar keine Alkoholikerin, aber wer sollte mir diese Krankheit und meine daraus resultierende Situation besser erklären können als dieser Mann? Also schrieb ich ihm nur zwei Stunden nach unserem ersten Telefonat:

Hallo Herr Bollmann,

vielen Dank für das Gespräch. Ich habe gerade erst und ganz zufällig von Ihnen gehört, mir einige Videos, in denen Sie zum Thema sprechen, angesehen und war tief berührt. Sie heute persönlich zu sprechen war für mich sehr bewegend.

Ich weiß, was ich zu tun habe, aber mir fehlt die Kraft, das durchzuziehen. Ich möchte auf Ihren Rat hören und mir professionelle Hilfe suchen. Das soll nicht vermessen klingen, aber einen der Therapeuten, die ich im Laufe von Toms Alkoholsucht gesprochen habe, erneut zu kontaktieren, halte ich für vergebene Liebesmüh.

Ich möchte lieber heute als morgen zu Ihnen kommen, aber drei Wochen sind für mich nicht machbar. Ich habe ein großes Geschäft und zurzeit fehlt uns auch noch eine Mitarbeiterin. Außerdem habe ich zwei Söhne im Alter von acht und zwölf Jahren.

Vielleicht würden Sie sich auf sieben bis zehn Tage einlassen? Das könnte ich hinbekommen.

Ich stehe um 6.00 Uhr auf und mein Tag endet mit dem Geschäftsalltag und dem Kinderprogramm nicht vor 21.00 Uhr. Bis jetzt habe ich irgendwie funktioniert und mich bei Laune gehalten, aber jetzt habe ich das Gefühl, ich schaffe das nicht mehr lange.

Falls Sie eine Möglichkeit sehen, dass ich max. zehn Tage zu Ihnen kommen darf, würde ich das lieber heute als morgen wahrnehmen.

Denken Sie, es ist in Ordnung, dass ich Tom, der gerade zur Entgiftung in der Klinik ist, noch mitteile, dass ich mich jetzt um mich kümmere und er ab sofort selber sein Schicksal in die Hand nehmen soll? So eine Art Verabschiedung …

Herzlichen Dank für Ihre Zeit,

Julia

Die Antwort folgte prompt.

Liebe Frau Schmidt,

im Namen von Herrn Bollmann beantworte ich Ihnen gerne Ihre Anfrage. Herr Bollmann musste leider zu einem dringenden Termin weg.

Sie können gerne für 7–10 Tage zu uns kommen. Möglich wäre es ab dem 01.10.18 oder ab dem 08.10.18.

Es ist jetzt sehr wichtig, dass Sie sich um sich selbst kümmern, und es ist absolut richtig, das auch T. so mitzuteilen! Die eigene Gesundheit geht vor! Bitte zögern Sie diesen Schritt nicht länger hinaus, Herr Bollmann wird Ihnen bei Ihrem Aufenthalt bei uns sicherlich weiterhelfen können!

Sobald Sie Ihren Flug gebucht haben, teilen Sie uns bitte FLUGLINIE, FLUGNUMMER, ABFLUGHAFEN und ZEITEN mit, um die Abholung/Bringung organisieren zu können.

Bei Ankunft wird einer unserer Mitarbeiter am MEETING POINT in der Ankunftshalle (siehe Anhang) mit einem Schild FINCA ESPERANZA warten.

Die Fahrtzeit zum Genesungszentrum Finca Esperanza® beträgt ca. 10 Min.

Vielen Dank,

mit herzlichen Grüßen

D. K.

Assistentin der Geschäftsleitung

Ich war sprachlos, weil ich es innerhalb von 24 Stunden geschafft hatte, die Segel für mich komplett neu zu setzen. Ich hatte seit dem Entschluss, nicht mehr an den Erfolg eines erneuten Klinikaufenthaltes zu glauben, bereits mehr Erkenntnisse über die Krankheit und meinen Zustand erhalten als in all den Jahren zuvor.

Ich begann sofort, alles zu organisieren, sodass ich meine Reise, die unmittelbar bevorstand, antreten konnte. Herr Bollmann rief mich noch am selben Tag zurück und machte mich darauf aufmerksam, dass sich noch nie ein Co-Abhängiger für eines seiner Seminare angemeldet habe. Er fügte hinzu, dass dies eigentlich auch gar nicht vorgesehen sei und ob ich mir im Klaren darüber wäre, dass ich mich ausschließlich unter Alkoholikern, deren Zustand noch nicht absehbar sei, befinden werde. Er machte mich außerdem darauf aufmerksam, dass ich mir möglicherweise ein Zimmer mit einer alkoholkranken Physiotherapeutin teilen müsse. Er schob hinterher, dass er auch noch nicht wisse, was genau er eigentlich mit mir anstellen solle. Letztendlich kam er jedoch zu dem Schluss, ich werde bestimmt wissen, warum mir das so wichtig sei, bei ihm in Therapie zu sein. Wir beendeten das Gespräch mit diesem Einverständnis.

Meine Freundinnen und mein Vater waren ungläubig, als sie von meinen Plänen hörten, und äußerten Skepsis. Sie fragten mich, ob ich mir das gut überlegt habe. Sie waren der Meinung, mich alleine unter fremde Alkoholiker in Therapie zu begeben, würde mich sicherlich nur noch mehr runterziehen. Ich solle mir doch wenigstens ein schönes Hotel buchen, damit ich abends in Ruhe abschalten könne. Ich erwiderte, dass ich das jetzt entweder ganz oder gar nicht machen wolle. Was mich dazu brachte? Ich sagte: »Ich weiß es nicht. Alles, was ich weiß, ist, dass mein Bauchgefühl mir sagt, dass ich das Richtige tue.«

4.
Manipulation erkennen

Wenn der Blick von außen auf die eigene Situation eine einfache Sache wäre, dann bräuchten wir alle keine Psychologen, Psychiater und auch keine Coaches. Doch sobald man emotional verstrickt ist, wird es sehr schwer, die eigene Situation aus dem Verstand heraus zu betrachten, da wir uns allzu leicht von unseren Mustern, Ängsten und Gefühlen in die immer gleiche Sackgasse leiten lassen. In diesem Modus sind wir sehr leicht manipulierbar, ohne es im Zweifel überhaupt zu bemerken. Mit der Hilfe einer neutralen Person kann eine neue Sichtweise auf alte, scheinbar unlösbare Probleme, gelingen: Muster erkennen, (Schuld-)Gefühle hinterfragen, Argumente sammeln und eine andere Perspektive einnehmen, in der eine neue, selbstbewusste und klare Haltung möglich wird.

Die Suche nach dem Beweis

Mich erreichen häufig Nachrichten wie die im Folgenden zitierten. Und aus meiner persönlichen Geschichte weißt du, dass auch ich diese Diskussionen aus eigenem Erleben kenne.

»Mein Mann ist Alkoholiker, aktuell aber trocken. Ich habe in letzter Zeit allerdings öfter das Gefühl, dass er wieder heimlich trinkt, aber ich möchte ihm keinesfalls Unrecht tun, schließlich habe ich keinen Beweis.«

Ich antwortete darauf: »Ohne dich oder deinen Mann zu kennen, kann ich dir versichern, dass er getrunken hat, wenn du das Gefühl hast.«

Ich erinnere mich an das Gespräch mit einer Frau, die mir ganz genau so eine Nachricht geschrieben hatte. Wir waren zwei Tage später zu einem Coaching verabredet, bei dem sie mir erzählte, dass ihr Mann mittlerweile zugeben habe, getrunken zu haben, es aber »nur« zwei kleine Wodka gewesen seien und er beteuert habe, wieder alles im Griff zu haben. Ich antwortete ihr: »Wenn du das wirklich glauben würdest, würden wir beide nicht miteinander sprechen. Oder?«

Nach einer kurzen Pause begann sie zu weinen und natürlich blieb es nicht dabei. Woher ich das so bestimmt sagen kann? Ich war selber Partnerin eines Alkoholikers, der seine Krankheit leugnete, bagatellisierte, heimlich trank und mir samt seiner Fahne ins Gesicht log. All das ist Teil der Krankheit, ganz genau so, wie das Zweifeln an der eigenen Wahrnehmung Teil der Co-Abhängigkeit ist.

Anstatt also eine klare erwachsene Haltung einzunehmen und zu sagen: »Ich bemerke, dass du wieder trinkst«, fühlt sich der Co-Abhängige häufig schon bei diesem Gedanken schuldig oder zumindest unwohl in seiner Haut und fürchtet zudem die Reaktion des Partners. Doch der absehbare Streit soll dem Alkoholiker nur dazu dienen, vom Thema abzulenken.

Doch während der Co-Abhängige nach dem Beweis sucht, hat sich der Alkoholiker Zeit verschafft, um der unangenehmen Konfrontation aus dem Weg zu gehen.

In Wahrheit braucht man als Co-Abhängiger weder einen Alkomat noch einen Arzt, der den Promillepegel im Blut misst: Man erkennt den (heimlichen) Griff zur Flasche am Blick, an der Sprache, an der veränderten Persönlichkeit, an den Bewegungen, an der Heimlichtuerei, am Sich-Davonschleichen und im Zweifel an der Fahne.

»Aber vielleicht riecht er nur so wegen dem Rasierwasser in Kombination mit einem scharfen Bonbon? Vielleicht ist der leere Blick ein Zeichen überbordender Müdigkeit und seine Aggression nur durch den Stress im Job verursacht?«

Das ist es nicht. Und man weiß das auch. Eigentlich.

Co-abhängige Menschen neigen dazu, ihre Intuition wie selbstverständlich infrage zu stellen und den Fehler automatisch bei sich zu suchen.

Kennst du das? Dein Partner sitzt (wieder einmal) vor dir und weint, fleht dich an, ihm noch eine allerletzte Chance zu geben, und gibt sich einsichtig: »Es tut mir so leid … Ich habe das alles nicht so gemeint, das weißt du doch … Du kannst mich jetzt nicht einfach so im Stich lassen … Ich schaffe es nicht ohne dich dich und sehe ein, dass ich ein Alkoholproblem habe … Ich mache eine Therapie, versprochen … Ab jetzt wird alles anders, Hand aufs Herz!«

Teil der Manipulation ist, dass du dich gebraucht und geliebt fühlst. Zudem klebt deine Hoffnung wie Kitt und du glaubst, was du so gerne glauben möchtest: Dein Partner hat eingesehen, dass er nicht kontrolliert trinken kann. Du gibst ihm noch eine allerletzte Chance, wenn er es jetzt ernsthaft angeht. Die fünf Tage des Entzugs sind schneller vorüber, als du dich ansatzweise erholen kannst, und er erklärt dir nun, dass er den Rest alleine schafft. »Wie jetzt?« Du fragst dich, was aus all den guten Vorsätzen geworden ist und überlegst, wie du deine Bedenken am besten formulierst.

Jetzt wird höchstwahrscheinlich ganz automatisch dein schlechtes Gewissen aktiviert. Du möchtest schließlich nicht diejenige sein, die ihm das nicht zutraut. Schließlich hast du ja keinen Beweis, dass er es ohne Hilfe nicht schaffen kann. Doch leider dauert es nicht lange und du ahnst, dass er wieder getrunken hat. Er leugnet. Du lässt dich abspeisen, innerlich zerrissen. Wie schon so oft.

Dann findest du Beweise. Leere Flaschen. Doch auch das ist nur Munition für den Manipulator. »Jetzt schnüffelst du mir also auch noch hinterher …«, heißt es dann. Und: »Das ist ja das wohl das Letzte! Wie soll es mir da gut gehen? Es ist ja wohl nicht mein Problem, wenn du dir kein besseres Grundstück leisten konntest, das nicht direkt an der Straße liegt, wo jeder Depp seinen Müll über den Zaun wirft. Jetzt reicht es mir wirklich!«

Der Alkoholabhängige nutzt den Streit, um:

- vom eigentlichen Thema abzulenken
- sein Umfeld zu verunsichern
- seine Bezugspersonen dazu zu bringen, klein beizugeben. Und wenn die Situation eskaliert, ist immer der andere schuld.

Der Alkoholsüchtige wird dich nicht um Erlaubnis fragen, ob er dir diese Vorwürfe machen darf – er tut es einfach. Nimm das bitte als Hinweis, dass du auch keine Erlaubnis brauchst, etwas an deiner eigenen Lebenswelt zu verändern, wenn sie dich unglücklich macht.

Du brauchst keinen Beweis dafür, dass es dir nicht gut geht. Wirst du in deiner Beziehung zur glücklichsten oder zur traurigsten Version von dir? Die Antwort darauf benötigt keinen Beweis, und es muss auch nicht erst wieder »richtig schlimm« werden, damit du die Konsequenzen ziehen kannst.

Schuldgefühle

In Indien gibt es einen See, der von den Abwässern der umliegenden Industrie so hochgradig verschmutzt ist, dass er sich immer wieder von alleine entzündet. Um zu verhindern, dass der giftige Schaum, der auf seiner Wasseroberfläche treibt, durch die Luft fliegt, errichtete man einen hohen Zaun. Doch die Abwässer fließen weiterhin ungehindert hinein und die unendliche Kraft des Windes lässt sich nicht von dieser Maßnahme beeindrucken und bläst diese ätzende Gischt über die nahe gelegenen Straßen. In der Umgebung weisen die Menschen Verätzungen der Haut auf.

Eine co-abhängige Beziehung ist wie dieser See. Sie ist toxisch, gefährlich und verletzend und sie verlangt zu lernen, sich richtig gut und effektiv abgrenzen zu können. Der Schaum sind in diesem Fall die Schuldgefühle, die vom Meistermanipulator im Alkoholabhängigen, ohne Rücksicht auf Verluste, zum Co-Abhängigen geblasen werden, der sie (in der Regel) bereitwillig zu sich nimmt, was den perfekten Nährboden für das Suchtsystem schafft und Co-Abhängige immer wieder aus den schönsten Situationen des Lebens herausreißt. Ich zitiere hier eine Patientin, die kaum sprechen konnte, weil sie permanent mit den Tränen kämpfte:

»Mein Partner hatte wieder einen schlimmen Rückfall … ich kann wirklich nicht mehr … er ist betrunken Auto gefahren … hatte einen Unfall … eine Platzwunde … die Polizei hat mich angerufen, weil sie ihn mit knapp 3 Promille schlafend auf einer Parkbank gefunden haben … ich wusste drei Tage lang nicht, wo er ist … es gab einen schlimmen Streit, bei dem er jetzt sogar die Kinder angeschrien hat … er hat gedroht, sich umzubringen …«

Ich kann die Ohnmacht, die Enttäuschung und die Verzweiflung mitempfinden. Im wahrsten Sinne des Wortes. Weil ich sie kenne. Ich kann mich auch sehr gut daran erinnern, als ich spürte, dass ich nicht mehr kann, und ich immer öfter schluchzend in Tränen ausgebrochen bin. Damals war es mir unangenehm und ich versuchte, wieder die vermeintliche »Kontrolle« zu bekommen und mich »zusammenzureißen«. Heute weiß ich, dass es gut ist, wenn sich die enorme Energie der unterdrückten Emotionen und die grenzenlose Erschöpfung ihren Weg an die Oberfläche bahnen, denn dieser Moment kann und sollte den Richtungswechsel einläuten.

Wir haben Zeit. Ich warte ab, bis sie sich wieder gefangen hat und weitersprechen kann.

»Es hat sich natürlich schon länger angebahnt … ich habe seinen Blick erkannt, die Fahne gerochen, die Lügen und Ausreden durchschaut und ihn schließlich auch auf die leeren Flaschen im Keller angesprochen, worauf er völlig ausgerastet ist und sagte, es sei alles meine Schuld, weil … … und es stimmt schon, dass …«

Erwischst du dich dabei, wie du sein Verhalten rechtfertigst? Nimmst du fast automatisch die Schuld und die Verantwortung zu dir? Und sagst zu dir: »Stopp!« Um das zu sagen, muss ich weder dich noch deinen Partner oder eure Umstände kennen.

Es spielt absolut keine Rolle, ob du in vergangenen Zeiten einen Fehler gemacht hast. Du den Kontakt zu deiner Freundin, deinen Eltern oder sonst jemandem aufrechterhältst, den er nicht leiden kann. Ob du aus seiner Sicht zu großen Druck gemacht, dich zu viel eingemischt oder dich zu wenig um ihn »gekümmert« hast, er dich als egoistisch, untreu oder lieblos betitelt oder ob er mit Unterstellungen arbeitet.

1. Es zwingt ihn niemand, mit dir zusammen zu sein.
2. Er/Sie ist ein erwachsener Mensch, richtig?
3. Ja, der Mensch, den du magst, ist alkoholkrank. Aber diese Wahrheit zu akzeptieren und die Verantwortung für diese Krankheit und *alle* Auslöser für *seinen* Griff zur Flasche zu übernehmen, kann nur er selber. Es ist absolut nicht zielführend, die Schuldfrage zu stellen. Es geht nur um eins: Akzeptanz der Krankheit und damit einhergehend um die Übernahme der Verantwortung. Das ist der Schlüssel.

Ich wiederhole mich, wenn ich sage: Es gibt nun ganz genau zwei Möglichkeiten, der Alkoholkranke übernimmt die Verantwortung für seine

Krankheit, nimmt die Wahrheit an und spricht sie sich selber gegenüber aus: »Ich kann niemals kontrolliert trinken und tue jetzt aktiv alles dafür, ein nachhaltig nüchternes Leben zu führen.« Oder der Betroffene sucht Ausreden und Sündenböcke, um seine Beziehung zu dir *und* zum Alkohol weiterführen zu können.

Schuldzuweisungen funktionieren leider so perfekt, weil die Mechanismen der Co-Abhängigkeit den idealen Nährboden schaffen, auf dem das Suchtsystem prächtig gedeihen kann. Um die »Dünger« Angst und Schuldgefühle kümmert sich der Alkoholkranke, da sie bewirken, dass sich der Angehörige verantwortlich und gebraucht fühlt.

Versuche, dich dagegen zu wappnen: Wenn der Alkoholkranke weinend vor dir sitzt, tut er dir wieder leid und du fühlst dich bei dem Gedanken, ihn jetzt im Stich zu lassen, schuldig und für ihn verantwortlich.

Es ist weder deine Schuld noch deine Verantwortung, ob dein Partner trinkt oder nicht.

Versucht der Alkoholkranke, dir Schuldgefühle einzureden, ist das ein sicheres Indiz dafür, dass dein Partner nach wie vor sehr weit von aufrichtiger Einsicht und einem eigenverantwortlichen Handeln entfernt ist. Dir die »Schuld« in die Schuhe schieben zu wollen, ist nichts weiter als ein manipulativer Schachzug, um dich weiterhin wie eine Marionette nach seiner Pfeife tanzen zu lassen und sich selber aus der Verantwortung zu ziehen. Denn solange du dich schuldig fühlst, wirst du versuchen, die Verantwortung für deinen Partner, seine Emotionen, seine Handlungen, seine Nüchternheit sowie die Folgen seines Trinkens zu übernehmen. Er manipuliert dich, aber es ist Selbstsabotage, wenn du dich manipulieren lässt.

Möchtest du dich dazu entscheiden, dieses manipulative System (endlich) zu durchbrechen oder nimmst du weiterhin eine Schuld auf dich, die dir gar nicht gehört?

Oder ist es für dich an der Zeit für einen Richtungswechsel?

- Zurück zu dir.
- Zurück in deine Kraft.
- Zurück ins Vertrauen.
- Zurück in deine emotionale Freiheit.

Self-Coaching: Perspektivwechsel

Bei Schuldgefühlen kann es sehr hilfreich sein, einmal mit Abstand, also aus einer reflektierten Distanz, auf die Emotionen zu blicken. Das heißt, wir müssen hinaus aus den Gefühlen und hinein in den Verstand wechseln. Wenn man Fakten und objektive Argumente einbezieht, sieht die Sache oftmals gleich ganz anders aus.

- Welchen Anteil hast du daran, dass du in dieser Schuldfalle steckst?
- Übernimm die Verantwortung dafür.
- Welchen Anteil hat dein Partner??
- Gib ihm seine Verantwortung zurück.

Sortiere nun, welcher Anteil wem gehört, und gib deinem Partner in Gedanken seinen Anteil zurück. Solange du die Schuldgefühle, die er dir macht, auf dich nimmst, stehst du auf verlorenem Posten. Verlasse diese Position. Das kann nur gelingen, wenn du dich traust, diese Schuldgefühle infrage zu stellen und sie bewusst abzulegen.

Tausche die Schlösser aus

Die Manipulation in einem Suchtsystem hat verschiedene Gesichter, dient aber immer ein und demselben Zweck: Der Co-Abhängige soll, ohne dass er es durchschaut, dazu gebracht werden, weiterhin für den Suchtkranken zu funktionieren. Es gibt verschiedene »Schlüssel«, die je nach Situation zum Einsatz kommen. Solange diese Schlüssel ins Schloss des Co-Abhängigen passen, bleibt er manipulierbar. Sobald man sie allerdings als solche erkennt, kann man trainieren, nicht mehr darauf anzuspringen, und die Schlösser nach und nach austauschen.

Der Alkoholkranke beherrscht es in diesem manipulativen System perfekt, über Nähe und Distanz zu herrschen. Dieses Spiel beginnt mit der Selbstwerterhöhung des co-abhängigen Partners, die eines der von Klaus Grawe postulierten vier menschlichen Grundbedürfnisse darstellt, dem zugrunde liegt, dass jeder Mensch das Verlangen hat, sich als wertvoll und von anderen geschätzt und geliebt zu fühlen, was sozusagen die Währung für Bindung ist.

In einer toxischen Beziehung wie dieser beherrscht es der Suchtkranke in der Regel, dieses Bedürfnis einerseits perfekt zu befriedigen und seinen Partner in die höchsten emotionalen Höhen schweben und ebenso in die Tiefe stürzen zu lassen. Der Co-Abhängige, der häufig dazu neigt, den »Fehler« bei sich zu suchen, die Schuld auf sich zu nehmen, zu glauben, sich die Liebe verdienen zu müssen, und sich für die Emotionen und Handlungen des anderen verantwortlich fühlt, tut alles dafür, um den liebevollen Anteil in seinem Partner wieder hervorzubringen, damit dieser sein in tausend Einzelteile zerschmettertes Selbstbewusstsein wieder kittet. Somit bekommt der Mensch, der einen regelmäßig emotional verletzt, auch noch die Macht, diese Wunden wieder zu verarzten. Je größer der Schmerz und je labiler der demontierte Selbstwert wird, desto mehr wird sich der Co-Abhängige anstrengen, wieder die liebevolle Seite in seinem Partner zum Vorschein zu bringen, um seine heiß ersehnten emotionalen Streicheleinheiten, die Anerkennung und Liebe zu bekommen, für die er sich so sehr anstrengt und so viele Opfer bringt. Es entsteht eine emotionale Abhängigkeit, die den Co-Abhängigen immer manipulierbarer werden lässt, weil er zulässt, dass ein anderer über seinen Selbstwert bestimmt und über Nähe und Distanz herrscht.

Das bezieht sich nicht nur auf die emotionale Ebene, sondern auch auf das Miteinander. Der Alkoholkranke führt eine Beziehung zum Alkohol und zu seinem Partner. Solange der Co-Abhängige wie eine Marionette an den Fäden seiner Manipulation hängt, kann er entscheiden, welche Beziehung er wann ausleben möchte. Nach einer dreitägigen Sauftour steht der Alkoholkranke reumütig vor der Haustür und erklärt seiner Partnerin, »dass er einsieht, dass es so nicht weitergehen kann … und er sie schließlich über alles liebt und sie es nicht verdient hat, so behandelt zu werden … schließlich ist sie die schönste, klügste, wundervollste und liebevollste Frau, die er sich wünschen kann, mit der er den Rest seines Lebens verbringen möchte … obwohl er sie gar nicht verdient hat …«

Es mag sein, dass er das wirklich fühlt, doch in diesem Moment ist es nichts als Manipulation, die dazu dienen soll, dass sie ihn wieder in die Arme schließt und die Scherben seines Absturzes für ihn zusammenkehrt. Setzt allerdings wieder der Suchtdruck ein und steht diese wundervolle Partnerin dem Griff zur Flasche im Weg, wird sie zum Bauernopfer. Ihr alkoholkranker Partner wird einen Streit vom Zaun brechen, sie mit Lügen, Schuldgefühlen oder Beleidigungen auf Abstand bringen, um wieder losziehen und ungestört trinken zu können.

In der Zwischenzeit sitzt sie da, macht sich Sorgen, fragt sich wahrscheinlich, was sie falsch gemacht hat, und hofft darauf, dass er bald zurückkommt, ihm nichts passiert ist und er ihr sagt, dass er es nicht so gemeint hat und ab morgen alles anders wird, weil er sie doch über alles liebt.

Der Manipulations-Schlüsselbund des Suchtkranken

1. Schuldgefühle schüren: »Es ist alles deine Schuld. Hättest du mich nicht rausgeworfen, wäre ich längst trocken …«
2. Mitleid erzeugen: »Bitte gib mir noch eine allerletzte Chance, ohne dich schaffe ich es nicht.«

3. Durch große Versprechungen Hoffnung säen: »Fahr mit mir weg … Wir machen einen Traumurlaub und danach wird alles anders!«
4. Liebeschwüre leisten: »Ich liebe dich doch über alles.«
5. Drohungen aussprechen: »Wenn ich nicht zurückkommen darf, war es das. Ich kann für nichts garantieren.«

Self-Coaching: Definiere deine Standards und Werte

Was ist für dich in einer Beziehung (eigentlich) nicht verhandelbar? Schreibe alles untereinander auf. Zum Beispiel:

Vertrauen
Respekt
Augenhöhe
Eine gute Kommunikation
Fairness

Überprüfe nun, was du tatsächlich in deiner Beziehung lebst.

Gibt es eine Schnittmenge? Wenn ja, wie groß ist sie?

Definiere deine Standards und Werte	Lebe ich aktuell in meiner Beziehung

Hast du dich schon einmal getraut, die Berechtigung deiner Schuldgefühle anzuzweifeln?

Zweifelst du wie selbstverständlich an deiner Wahrnehmung, auch wenn du weißt, dass es da eigentlich nichts zu zweifeln gibt?

Fühlst du dich in deiner Beziehung authentisch oder über-angepasst?

Ich hatte einen Fensterplatz, war in meinen großen Schal gewickelt, hörte Musik und beobachtete das Treiben auf dem Flugplatz, während um mich herum das Handgepäck verstaut und nach Platznummern Ausschau gehalten wurde. Ich versuchte zu schlafen, was mir trotz meiner überbordenden Müdigkeit leider nicht gelang. Stattdessen lief in meinem Kopf der Film von einem Vorfall, den ich komplett verdrängt hatte. Tom rief mich an und war so betrunken, dass ich ihn nur mit Mühe verstehen konnte. Er bat mich, zu ihm zu kommen. Er sei an der Badehütte und der Sternenhimmel heute ganz besonders schön. Die altbekannte Angst, dass ihm etwas zustoßen konnte, stieg in mir hoch und ich fuhr so schnell ich konnte in Richtung See. Ich knallte die Autotür zu und rannte stolpernd zum Steg. Als ich ihn sah und er wie ein Penner, mit fettigen Haaren, schmierigen Fingern, einem schmutzigem Hemd, nach Alkohol und Tabak stinkend, zwischen zerfledderten Pizzaresten und leeren Flaschen, die überall auf dem Boden lagen, sitzend hin- und herwankte, trat bei mir ungewohnterweise Abneigung anstelle der bisherigen Fürsorge ein. Tom konnte kaum geradeaus schauen und tat dennoch so, als sei alles in bester Ordnung. Er faselte etwas von einem romantischen Abend, forderte mich auf, mich zum ihm zu setzen und die tolle Stimmung mit ihm zu genießen, um mir noch im selben Atemzug Schuldgefühle einzureden. Er warf mir diffuse, unzusammenhängende Brocken irgendwelcher unwahren Geschichten hin, die scheinbar über mich verbreitet wurden. Ich wurde so wütend, dass ich den dringenden Wunsch verspürte, sofort wieder abzuhauen. Da ich mir aber Sorgen machte, er könne ins Wasser fallen und ertrinken, rief ich seine Schwester an, um die Verantwortung für ihn an sie »abzugeben«. Ich wollte weder die Nacht dort verbringen, noch hätte ich ihn in diesem Zustand nach Hause schaffen können. Ich wollte einfach nur weg von ihm. So schnell wie möglich. Ich konnte seinen erbärmlichen Anblick sowie sein wirres Geschwafel nicht mehr ertragen. Zum Glück machte sich Toms Schwester sofort auf den Weg und alarmierte parallel den Notarzt. Sobald sie eingetroffen waren, machte ich mich auf den Heimweg. Mein Atem ging immer schneller. Es war eines der ersten Male, an denen ich es geschafft hatte, ein Stück weit loszulassen. Ich lief hastig den dunklen Weg durch den Park zurück, ohne mich auch nur einmal umzudrehen. Das einzige Licht am dunklen Nachthimmel war das blinkende Blaulicht des Krankenwagens, das mich bis zu meinem Auto begleitete.

Es folgten ganze drei Tage absolute Funkstille zwischen Tom und mir. Normalerweise sahen wir uns jeden Tag, telefonierten zusätzlich mehrmals und schrieben uns unzählige Liebesnachrichten. Diese mehr oder weniger unfreiwillige Trennung war für mich die Hölle. Es war wie ein kalter Entzug.

Nun saß ich im Flieger und wir waren bereit für den Start. Mein Sitznachbar lächelte entschuldigend, als er mich bei dem Versuch, nach seinem Gurt zu kramen, versehentlich anstieß. Die Stewardess machte ihren Kontrollgang, schloss die letzten noch offen stehenden Gepäckfächer, und meine Reise begann.

Ich wusste damals noch nicht, dass es nicht nur ein Kurztrip auf die Balearen, sondern der Beginn einer spirituellen Reise zu mir selbst war.

Auf Palma angekommen, machten sich gemischte Gefühle in mir breit. Die Situation im Flugzeug fühlte sich bekannt, ein bisschen nach Ferien, an. Aber nun rückte der tatsächliche Grund meiner Reise immer näher. Ich würde am Nachmittag nicht mit einem Buch am Pool eines hübschen Hotels liegen und anschließend bei entspannter Loungemusik einen Sundowner an der Bar genießen. Ich war hier, um eine Therapie zu machen, und hatte keine Ahnung, was mich erwarten würde. Ich ertappte mich bei dem Gedanken, dass ich keineswegs irrtümlich für eine Alkoholikerin gehalten werden wollte. Ich wollte also bei allen Beteiligten direkt klarstellen, dass ich »nur« eine Co-Abhängige war! Sobald dieser Gedanke in meinem Kopf auftauchte, wurde mir klar, wie sehr sich gerade mein Ego aufgeblasen hatte, und ich fühlte mich noch schlechter als ohnehin schon.

Auf einmal erkannte ich, wie es sich für einen alkoholkranken Menschen anfühlen muss, offen mit dieser schambehafteten Krankheit umzugehen, wie schwer es sein muss, laut auszusprechen: »Ich bin ein Alkoholiker.« Wahrscheinlich fühlte man sich selbst in einer Klinik, die nicht auf Suchtproblematik spezialisiert war, wie ein Patient oder sogar ein Mensch zweiter Klasse. Die Mitteilung auf der Anzeigetafel über dem Gepäckband im Flughafengebäude von Palma riss mich aus meinen Gedanken. Das gesamte Gepäck dieses Fluges befand sich noch in München und alle betroffenen Reisenden wurden gebeten, sich beim Informationsschalter registrieren zu lassen. Somit kam ich nicht umhin, geschlagene eineinhalb Stunden in einer endlos langen Schlange von ausgelassenen Urlaubern zu stehen. Allen sah man ihre Vorfreude auf die bevorstehende Zeit auf der Insel an. Es waren einige verliebt wirkende Pärchen, aber auch viele Familien mit kleinen Kindern. Man umarmte sich, packte die Strohhüte aus, nahm sich bei der Hand, machte Späße und freute sich kollektiv auf die bevorstehende Zeit mit den Liebsten. Ich glaube, ich habe mich an diesem Schalter in der Schlange so einsam gefühlt wie noch nie im Leben.

Als ich endlich meinen Zettel mit den Angaben über meinen Koffer und meiner Adresse auf Mallorca ausgefüllt und abgegeben hatte, machte ich mich auf den Weg zum vereinbarten Treffpunkt. Ich war nun wirklich aufgeregt, was und wer mich erwartete. Ich drehte mich langsam auf der Stelle im Kreis, als ich das Schild mit der Aufschrift »Finca Esperanza« entdeckte. Ich atmete einmal tief durch und ging auf den Mann zu, der es lässig mit einer Hand hochhielt. Alex begrüßte mich freundlich, stellte sich als »Mädchen für alles« vor und bat mich, ihm zum Wagen zu folgen. Ein Gepäckstück, das er mir hätte abnehmen können, gab es ja nicht. Ich fühlte mich nicht besonders wohl in meiner Haut und klammerte mich regelrecht an meine Handtasche.

Plötzlich unterbrach er das Schweigen mit der Bemerkung: »Du musst deinen Mann wirklich sehr lieben, wenn du das hier für ihn machst.«

Ich war von dieser unerwartet offenen Art etwas überrumpelt und dachte kurz darüber nach, was Alex gesagt hatte. Nach einer kleinen Pause erwiderte ich: »Ich mache das nicht für ihn, sondern für mich.«

Ich sah förmlich, wie sich ein riesengroßes Fragezeichen auf seinem Gesicht breitmachte, fühlte mich aber nicht veranlasst, mich weiter zu erklären. Ich erkundigte mich, wer außer mir noch alles angereist sei. Alex berichtete von zwei Frauen und einem Mann, die bereits am Vortag angekommen waren. Er fuhr fort, dass der vierte Kandidat aufgrund eines Staus seinen Flug verpasst und leider erst in einer Woche einen Ersatzflug bekommen hatte. Ich fragte ungläubig, ob das der Besagte selber so erzählt habe, woraufhin Alex den Kopf schüttelte. Die Ehefrau habe angerufen und ihren Mann entschuldigt. Ich lächelte in mich hinein und erzählte mir im Stillen die mir nur allzu bekannte Geschichte. Auch dieser Mann hatte offenbar eine zuverlässige Co-Abhängige an seiner Seite …

Alex bog in eine enge kleine Straße ein und wir waren am Ziel. Das braune Holztor öffnete sich automatisch und gab den Blick auf die weiß getünchte Finca frei. Die Haustür wurde schwungvoll geöffnet und eine große, sehr dünne Frau kam mit einem strahlenden Lächeln auf mich zu und hieß mich willkommen. Linda war neben Herrn Bollmann die Therapeutin des Seminars und die Herzlichkeit in Person. Mit ihrer gebatikten Leggins und der wilden Haarmähne sah sie wie ein erwachsenes Hippiemädchen aus. Sie umarmte mich und bat mich herein. Die Finca hatte ein großes Wohnzimmer, das in das angrenzende Esszimmer überging. Alles war sehr hell und lichtdurchflutet und die große Fensterfront bot einen herrlichen Blick auf den Garten voller Palmen. Neben drei zerknautschten Ledersofas stand eine riesige, hölzerne Pferdeskulptur mitten im Raum. Außer uns war niemand zu sehen. Linda zeigte mir mein Zimmer: Ich hatte Glück, denn weil der eine Kandidat fehlte, bekam ich das größte Zimmer und hatte vom Balkon aus einen Blick auf das Meer. Zudem hatte ich ein eigenes Badezimmer. Ich muss zugeben, dass ich sehr erleichtert war, mir nun doch nicht ein Zimmer teilen zu müssen.

Linda bat mich, in Ruhe anzukommen, machte mich auf die Informationsblätter zum Tagesablauf und zwei Bücher aufmerksam, die auf dem

Nachttisch lagen. Sie fügte hinzu, dass sich alle in einer knappen Stunde unten zusammenfinden würden, und verabschiedete sich dann. Als sie die Tür hinter sich geschlossen hatte, setzte ich mich auf das Bett und nahm das Infoblatt zur Hand.

Anamnese
Einzelgespräch mit L.
1.–3. Schritt mit Rolf
Yoga
Gruppengespräch
4.–6. Schritt mit Rolf
Morgengymnastik

Es stand offensichtlich einiges auf dem Programm. Ich legte das Blatt zur Seite und las die Titel der zwei Bücher. Eines war ein ziemlich dicker, königsblau gebundener Wälzer der Anonymen Alkoholiker, das zweite Buch war klein und handlich und hieß: »Eine neue Brille«. Ich schlug es auf und las auf der ersten Seite: »Für Elsa – die Frau in meinem Leben, ohne deren Liebe, Anteilnahme, Ermutigung und Hilfe dies nie hätte verwirklicht werden können.«

Diese Zeilen, ebenso wie der anschließende Prolog, stammten von Rolf Bollmann. Ich ließ mich mit dem aufgeklappten Buch in der Hand auf das Kopfkissen fallen und schloss die Augen. Ich versuchte, an gar nichts zu denken und mich ein bisschen zu entspannen, bevor ich die anderen kennenlernen sollte, und nickte kurz ein.

Als ich wieder aufgewacht war, hätte ich mich gerne frisch gemacht, aber ich hatte wegen des fehlenden Gepäcks außer einem Lippenstift und Puder nichts bei mir. Mir blieb also nichts anderes übrig, als so zu bleiben, wie ich war. Ich wusch mir die Hände und ging hinunter.

Auf der Terrasse unterhielten sich zwei Frauen. Linda kam strahlend und gut gelaunt aus der Küche auf mich zu und begleitete mich nach draußen. Ich stellte mich gerade vor, als sich ein sehr introvertiert wirkender, circa 30-jähriger Mann zu uns gesellte, mir etwas verhalten die Hand reichte, um sie danach direkt wieder in die Hosentasche gleiten zu lassen. Er trat leicht nervös auf der Stelle und seine stahlblauen Augen blickten unruhig.

Wir waren alle befangen und man spürte regelrecht, wie sich alle gegenseitig unter die Lupe nahmen. Es ergab sich ein unverfängliches Geplänkel über die üblichen Themen, die immer herhalten müssen, wenn einem nichts Besseres einfällt. Schließlich setzte ich mich auf die Mauer, die die Terrasse umgab, genoss den Ausblick und den frischen Wind, der vom Meer herüberwehte. Dann sah ich ihn. Ein alter gebrechlicher Mann kam aus dem Haus auf uns zu. Er bewegte sich etwas wackelig fort und stützte sich auf einen Gehstock. Als er näher kam, stand ich auf und lächelte ihn an. Er strahlte aus wachen Augen zurück und sagte: »Du musst Julia sein. Herzlich willkommen! Ich bin Rolf.«

Er setzte sich zu uns auf die Terrasse, erzählte uns die Geschichte von dem fehlenden Teilnehmer und fragte uns nach unserer Meinung dazu. Nachdem alle anderen schwiegen, schilderte ich meine Einschätzung.

Rolf sah mich aus verschmitzten Augen an, nickte einmal kurz, aber mit Nachdruck, zog die buschigen Brauen hoch und sagte: »Und ich sehe das genauso, lasse mich aber gerne eines Besseren belehren.«

Er informierte uns über den restlichen Verlauf des Tages: Alex und Linda würden mit uns für einen kleinen Bummel an die Strandpromenade fahren. Rolf schlug vor, dass ich mir dort das Nötigste besorgen solle, da unklar war, ob und wann mein Gepäck ankommen sollte. 20 Minuten später saßen wir alle in dem kleinen Finca-Bus. Ich freute mich darauf, am Abend endlich meine muffigen Klamotten ablegen und mir die Haare waschen zu können. Außer Handtüchern und einem Stück Seife war in meinem Badezimmer nichts vorhanden.

Ich hatte nun Gelegenheit, die anderen zu beobachten und mir ein erstes Bild zu machen. Die ältere der beiden Frauen war Physiotherapeutin, Anfang 40 und körperlich in einer erschreckend schlechten Verfassung. Die zierliche Person wirkte auf mich regelrecht gebrechlich, fast wie eine 80-Jährige. Sie hatte sichtlich Mühe gehabt, ohne Hilfe ins Auto einzusteigen. Sie sprach auffallend langsam, schien ein bisschen fahrig zu sein, wirkte irgendwie verloren und sie rechtfertigte sich ständig. Sie trug einen dunkelroten Lippenstift, der verschmiert bis weit über die Lippenkontur aufgetragen war. Ihre schönen großen Augen blickten in unbeobachteten Momenten traurig ins Leere. Ich war mir sicher, dass dies nicht ihre erste Therapie, nicht ihr erster Versuch war, dem Alkohol die Stirn zu bieten. Sie tat mir leid.

Die jüngere Frau hingegen gab sich selbstbewusst und stark und sie redete in einer Tour. Sie hatte ein hübsches Gesicht und trug einen hellblonden Bob. Obwohl sie, wie sie uns erzählte, Mutter zweier Kinder war, hatte sie die Figur eines Teenagers. Sie sprach von ihren Jungs, welche Sportarten die beiden ausübten, wie viele verschiedene Kräuter sie zum Kochen im Garten angepflanzt hatte, und erwähnte ganz nebenbei, dass sie fließend Spanisch spreche, falls das beim Einkaufen vonnöten sein sollte. Mein Bauchgefühl sagte mir, dass das Ganze eine Show und sie weit davon entfernt war, ehrlich zu sich selber zu sein. Es machte den Anschein, als ginge es ihr darum, uns und sich selber zu vermitteln, dass sie im Gegensatz zu den anderen eigentlich gar kein Problem hatte.

Der einzige Mann im Bunde war ein ebenso höflicher wie schüchterner Mensch, der kaum ein Wort sprach. Er sah ziemlich fit und sportlich aus, war gepflegt, hatte einen akkuraten Haarschnitt, trug ein schickes Polohemd und eine weiße Leinenhose. Er wirkte wie jemand, auf den man sich verlassen konnte. Ich hatte keine Idee, welche Geschichte hinter seiner Fassade stecken könnte, und ich kam nicht umhin, mich zu fragen, was die anderen wohl über mich dachten.

Am Ziel angekommen war ich etwas enttäuscht, denn es gab nur einen einzigen Shop, der geöffnet hatte. Das Sortiment bestand aus mit Strass besetzten Plastiksandalen, aufblasbaren Badetieren, mit barbusigen

Frauen bedruckten Feuerzeugen, Kühlschrankmagneten in Geckoform, neonfarbenen Tangas, Sonnencreme und »I love Mallorca«-Tanktops. Im hinteren Teil des schlauchförmigen Geschäfts stapelten sich Schuhkartons neben vollgestopften, rollbaren Kleiderstangen. Alles wurde von grellen Neonröhren ausgeleuchtet. Da es scheinbar keine Alternative zu diesem Geschäft gab, machte ich das Beste aus der Situation, neben luftigen Kleidchen fanden sich Flip-Flops und eine Tagescreme in der Apotheke nebenan. Nach unserem kleinen Bummel setzten wir uns noch etwas an den Strand, um die Abendstimmung zu genießen.

Kaum hatten wir uns im Sand niedergelassen, überkam mich eine extreme Heimwehattacke. Ich vermisste eine vertraute Person an meiner Seite und hatte schreckliche Sehnsucht nach meinen Kindern, meinen Freundinnen und auch nach Tom. Ich fühlte mich unendlich weit weg von zu Hause und dachte bei mir, dass dies die längsten sieben Tage meines Lebens werden würden. Daher war ich heilfroh, als Linda verkündete, wir wollten uns wieder auf den Weg machen.

Wir fanden uns alle um 19.00 Uhr zum Abendessen ein. Das gemeinsame Essen entpuppte sich im Laufe der Woche schnell zu meinem Highlight des Tages, da Rolf immer spannende Geschichten aus seinem Leben erzählte und meistens tolle Gespräche zustande kamen, die mir Stück für Stück neue Puzzleteile lieferten und mich immer mehr begreifen ließen. Und schließlich war Rolf ja der Grund, warum ich hier war. Ich wollte in der kurzen Zeit, die mir zur Verfügung stand, möglichst viel über die Krankheit Alkoholismus erfahren und versuchte, so aufmerksam wie möglich zu sein.

Als alle an diesem ersten Abend Platz genommen hatten und das Essen serviert war, erwähnte Rolf auch, er fände es spannend, dass zum ersten Mal eine »Co«, wie er mich nannte, als Seminarteilnehmerin dabei sei. Er nickte mir aufmuntert zu und begann zu essen. In den Gesichtsausdrücken der anderen konnte ich förmlich lesen, dass sie über diese Information sichtlich erstaunt, wenn nicht gar leicht schockiert waren. Die jüngere der beiden Frauen ließ ihr Besteck sinken, sah mich ungläubig an und sagte an mich gewandt: »Das heißt, du darfst trinken, wenn du es möchtest.«

Es war irgendetwas zwischen einer Frage und einer Feststellung. Ich war von der Atmosphäre etwas verunsichert und nickte. Später auf der Terrasse setzte ich mich zu ihr und wir plauderten ein wenig. Es dauerte nicht lange und sie begann mir sehr eindrucksvoll zu vermitteln, dass sie gar kein Alkoholproblem habe. Sie versicherte mir, als sei es in irgendeiner Weise relevant, was ich dachte, dass sie jederzeit kontrolliert trinken könne und sich entschlossen habe, wieder abzureisen, was sie zwei Tage später auch tatsächlich tat. Ich war wirklich baff, dass sich mein erster Eindruck von ihr bestätigt hatte. Da ich mittlerweile wusste, dass ich nicht für ihre Reise, sondern lediglich für meine verantwortlich war, ließ ich das Gesagte unkommentiert. Schließlich wünschte ich ihr eine gute Nacht und ging auf mein Zimmer.

Mir dämmerte, dass gewisse Verhaltensweisen wie das Leugnen, die mir von Tom so vertraut waren, scheinbar Teil der Krankheit und nicht das Resultat eines fragwürdigen Charakters waren. Bei den Seminarteilnehmern konnte ich das zur Kenntnis nehmen, ohne persönlich betroffen zu sein und ohne co-abhängiges Verhalten an den Tag zu legen. Ich spürte, dass ich hier doch auf dem richtigen Weg, dem Weg zu den Antworten auf meine vielen Fragen war.

Am nächsten Morgen war ich froh um die neuen Kleider. Nach dem Duschen schlüpfte ich in die Flip-Flops und ging zum Frühstück. Am Morgen wartete auf mich die offizielle »Kennenlernrunde«, da bei mir ja keine Anamnese gebraucht wurde. Allerdings sprach ich damals noch nicht besonders gerne vor Leuten, weshalb mir dieser Tagespunkt unangenehm bevorstand. Gleichzeitig wusste ich, dass ich mich ja aber gerade und vor allem den für mich unangenehmen und schwierigen Situationen stellen wollte. Sobald sich in meinem Kopf Stimmen meldeten, die sagten: »Ich kann das nicht, ich mache das nicht, ich will das nicht …«, traf ich bewusst die Entscheidung, ihnen nicht zuzuhören.

Als wir alle fertig gefrühstückt hatten, machte Rolf den Anfang und erzählte uns von dem Verlauf seiner Krankheit. Ich glaube, wir alle waren währenddessen vor allem damit beschäftigt zu hoffen, nicht als Nächstes an der Reihe zu sein. Aber schließlich platzte der Knoten und jeder erzählte die Kurzfassung seiner Geschichte. Auch wenn eine etwas trauriger und dramatischer war als die andere, glichen sie sich doch in ihrem Kern. Es wurde deutlich spürbar, wie wichtig es war, Distanz abzubauen. Es gab keinen Grund, sich zu schämen, und außerdem saßen wir alle im selben Boot. Keiner von uns war hier, um jemandem etwas vorzumachen, sondern wir wollten uns unseren Problemen stellen.

Rolf erklärte, dass der Austausch untereinander einer der wichtigsten Bestandteile der Therapie sei. Das sei der Grund, warum in Betty-Ford-Kliniken ursprünglich keine Einzelzimmer vorgesehen waren. Er fuhr fort, dass sich sogar die First Lady ein Zimmer mit einer beliebigen, alkoholkranken Frau teilen musste, und zwar mit der, in deren Zimmer eben gerade ein Bett frei war. Dabei gehe es um den Erfahrungsaustausch. Und alle sollten begreifen, dass es keine besseren oder schlechteren Alkoholiker gibt. »Ein Alkoholiker ist ein Alkoholiker, Punkt!«

Es gab weitere wichtige Erkenntnisse für mich und ich begann zu begreifen, dass der Weg zu innerem Halt, die Suche nach dem Urvertrauen, die Gabe, die Segel richtig zu setzen, ehrlich zu sich selber zu sein und wenn nötig die sogenannte Komfortzone zu verlassen, nicht nur Alkoholiker betrifft. Ich stellte mir die Frage, wie es bei näherer Betrachtung eigentlich in meinem seelischen Garten aussah, und ich musste mir eingestehen, lange nicht mehr dort gewesen zu sein.

Ich hatte mich ja permanent nur noch mit den Problemen von Tom, mit seinen Ängsten und mit seinen uralten Baustellen beschäftigt. Dabei hatte ich mich selber komplett vernachlässigt und aus den Augen verloren. Es schien auch für mich an der Zeit, Unkraut zu jäten und neue Samen zu säen. Nicht nur Tom sollte sich seinen vergrabenen Ängsten stellen und in sie hineingehen, um die ganze negative Energie loszuwerden. Mir dämmerte, dass auch ich kein Selbstvertrauen mehr hatte und deshalb unbewusst, aber konstant versuchte, hauptsächlich die Erwartungen anderer zu erfüllen. Ich erkannte, dass auch nicht alkoholkranke Menschen Weltmeister im Verdrängen waren und dass ich dazugehörte. Bei mir war es das gleiche Prinzip, nur dass bei mir der Alkohol durch etwas anderes ersetzt wurde, das in diesem Fall nicht dem gesunden Vergnügen, sondern ebenfalls der Kompensation diente.

Leicht war das nicht. Wir alle möchten uns nicht bewegen, scheuen uns, uns auf die Suche nach unseren blockierenden Glaubenssätzen zu machen und sie endlich auszusprechen, damit wir sie auflösen können. Wir möchten uns nicht der Herausforderung stellen, die dunklen Ecken unserer Seele zu besuchen und dort aufzuräumen. Wir meiden es in jedem Fall, uns den eigenen Ängsten zu stellen. Wir wollen nicht wahrhaben, dass *wir allein* der Schöpfer unseres Lebens sind, denn solange wir anderen die Schuld für unser Unglück geben, nehmen wir uns automatisch aus der Verantwortung. Wir können einfach so weitermachen. Wir schimpfen über den bösen Ehemann, beschweren uns über den blöden Chef oder geben unseren Eltern die Schuld für unsere unerfüllten Träume. Das ist sehr einfach, aber nicht zielführend. Ich jedenfalls musste mir eingestehen, dass es sich mit der Co-Abhängigkeit genauso verhält. Mir kamen einige Sätze in den Sinn, die ich zwar schon oft gehört hatte, deren Bedeutung ich allerdings nie wirklich begriffen hatte: »Das Leben gibt dir immer und immer wieder das gleiche Päckchen, bis du es endlich auspackst.« Oder: »Das Leben meint es immer gut mir dir. Du musst nur genau hinsehen, was es dir sagen möchte.« So hallte es mir durch den Kopf. In mir war ein Prozess in Gang gesetzt worden, der mich diese Sätze und ihre Bedeutung endlich Stück für Stück verstehen ließ.

Ich erzählte Rolf aufgeregt von meinen Gedanken, um seine Meinung dazu zu hören. Er grinste verschmitzt und antwortete nur: »Ganz genau so ist es.« Er fragte mich, ob ich ihm Gesellschaft leisten würde, und wir gingen zusammen auf die Terrasse. Draußen setzten wir uns an den Tisch und ich fragte Rolf, wie es funktioniert: Wie findet man diese Selbstliebe, den Glauben an eine höhere Macht, das Urvertrauen ebenso wie die eigene Mitte wieder? Ich wollte von ihm wissen, wie man es schafft, durch Spiritualität zurück zu sich selber zu finden.

Er antwortete, man müsse nur anfangen zu suchen. Die Veränderung beginne, sobald man sich öffne und bereit dafür sei. Ich verstand nicht genau, was er meinte. Ich hatte begriffen, welche Schwierigkeiten ich überwinden wollte, was ich bei mir an Problemen zu lösen hatte, wo ich wieder hinkommen wollte. Aber ich hatte keine Ahnung, wie ich das in der Praxis anstellen sollte.

Rolf bremste mich, ich müsse Geduld haben und ich würde dann schon bemerken, wenn es passiere. Ich höre ihn noch sagen: »Wenn es losgeht, kommt eines zum anderen. Wie von allein.«

Ich warf ein, dass ich *alles* außer geduldig sei, und bat ihn noch einmal, mir das Prinzip konkreter zu erklären. Ich wollte es verstehen. Genau in diesem Moment.

Da lächelte er und versicherte mir, dass ich längst auf dem spirituellen Weg und mitten im Prozess war, auch wenn es mir selber noch nicht bewusst sei. Schließlich versuchte ich, mich damit zufriedenzugeben, und stützte, während sich Rolf eine Zigarette anzündete, mein Gesicht in die Hände und genoss das Rauschen der Palmenblätter über unseren Köpfen, bis Rolf das Schweigen durchbrach. Er sagte zu mir, dass die Kapitulation des Alkoholikers die einzige Kapitulation überhaupt sei, die zum Sieg führt.

Und da war wieder so ein Satz, der sich mir nicht sofort in seiner ganzen Bedeutung erschloss. Scheinbar legte ich meine Stirn in tiefe Falten, denn Rolf fragte mich, warum ich so kritisch schauen würde. Ich erklärte ihm, dass ich lediglich nach einem Bild, nach einer Metapher suchte, die mich das, was er gerade gesagt hat, in Gänze verstehen ließ. Er lächelte und erwiderte: »Dann überleg mal schön.«

Als ich Rolf verkündete, so weit zu sein, blickten mich seine wachen Augen erwartungsvoll an und er sagte: »Dann schieß mal los!«

Ich beschrieb mein Verständnis seines Satzes mit einem Boxkampf. Ich stellte mir vor, dass Klitschko im Ring steht und mich zum Kampf herausfordert. Selbsterklärend wäre ich niemals so lebensmüde, diesen Kampf anzunehmen, denn ich könnte das nicht in dem Glauben, ich hätte auch nur den Hauch einer Chance. Jeder Mensch, der sich, ohne selber ein Profiboxer zu sein, dieser Herausforderung aus Übermut gestellt hätte, musste schnell zur der Einsicht kommen, dass es ein gravierender Fehler war. Jeder würde freiwillig aufgeben, anstatt sich k. o. schlagen zu lassen und diesen Kampf am Ende vielleicht sogar mit dem Leben zu bezahlen. Ich sagte zu Rolf, dass im Falle des Alkoholismus der Alkohol Klitschko sei und der Alkoholiker derjenige, der immer wieder in den Ring steigt und sich zu Brei schlagen lässt, obwohl er weiß, dass er keine Chance hat gegen den unschlagbaren Gegner. Und selbst wenn er schon eine gebrochene Nase hat, Blut und Zähne spuckt, erliegt er nach wie vor der Illusion, er könne den Alkohol in die Knie zwingen, könne den Kampf doch noch für sich entscheiden. Der Alkoholiker möchte nichts mehr, als kontrolliert trinken zu können, und nimmt deshalb diesen aussichtslosen Kampf wieder und wieder auf. Erst wenn er einsieht, dass der Alkohol für ihn ein übermächtiger, ein unschlagbarer Gegner ist, und erst wenn er kapituliert und nicht mehr in den Ring steigt, kann die Umkehr beginnen. Dann und nur dann hat er die Möglichkeit, nachhaltige Nüchternheit zu erlangen.

Rolf schwieg einen Moment lang und nickte, das Kinn in die Hand gestützt. Er sagte sehr ernst: »Du hast es verstanden.« Und er fügte lächelnd hinzu, dass das ein hervorragendes Bild sei, welches er in Zukunft für seine Therapie nutzen wolle.

In diesem Moment fiel es mir wie Schuppen von den Augen. Tom hatte nie eine reelle Chance gehabt, trocken zu werden, da er noch nicht kapituliert hatte! Er war zu jedem Zeitpunkt seiner Krankheit davon überzeugt gewesen, stärker als der Alkohol zu sein. Er wollte das Trinken nicht aufgeben, sondern sein Ziel war es, kontrolliert trinken zu können. Da war es, das nächste Puzzleteil für mich.

Rolf und ich begannen, über Tom zu sprechen, und fanden unzählige Parallelen zu Rolfs Geschichte. Plötzlich fühlte ich mich von einer unfassbaren Dankbarkeit und einer lang ersehnten, inneren Ruhe erfüllt. Ich sagte Rolf, dass es für mich ein riesengroßes Geschenk sei, mich mit ihm unterhalten zu dürfen. Er dankte mir und antwortete, es sei für ihn ein noch viel größeres Geschenk, mit mir dort im Garten zu sitzen. Er blickte mir tief in die Augen und erklärte: »Indem ich dir helfen kann, helfe ich mir selber.« Dann entschuldigte er sich, um sich hinzulegen.

Bis zum Abendessen war noch reichlich Zeit. Ich ging auf mein Zimmer. Die Stille im ganzen Haus war plötzlich unerträglich laut. Ich setzte mich auf den einzigen Stuhl in dem spartanisch eingerichteten Raum und fragte mich, was ich nun mit dem Rest des Nachmittags anfangen sollte. Mein Kopf war voller neuer Erkenntnisse, die verstanden, sortiert und verarbeitet werden wollten. Doch ich hätte eigentlich nichts lieber getan, als mich abzulenken. Wäre ich zu Hause gewesen, hätte ich eine Freundin angerufen, um mit ihr essen zu gehen. Wie gerne ich das getan hätte: ein bisschen plaudern, lachen, ein Glas Wein trinken und so tun, als sei alles in bester Ordnung. Stattdessen musste ich es einfach aushalten allein mit mir. Ich konnte nicht umhin, die vielen Gedanken, die sich zu einem Gefühlsbrei aus Angst, Scham, Heimweh und Schuld vermengten, zu ertragen. Wenn ich mit Rolf oder den anderen im Gespräch war, ging es mir meistens ganz gut, weil ich beschäftigt war und auch feststellen konnte, wie ich langsam vorankam. Doch ganz alleine mit mir und der Ruhe – das bedeutete: Da war nichts, worauf ich mich freuen konnte oder womit ich mich normalerweise nach einem anstrengenden Tag belohnte, und das war extrem schwer auszuhalten. Ich fühlte mich nicht wohl in meiner Haut und ahnte gleichzeitig, dass das unabdingbar Teil meines Prozesses war. Ich musste durchhalten, wollte ich ans Ziel zu kommen. Mir wurde bewusst, dass genau dieser Prozess gemeint war, als es hieß, ich müsse in meine Ängste hineingehen, um sie auflösen zu können. Ich musste sie aushalten. Konnte nicht fliehen, nicht ausweichen. Musste mich mir selbst stellen.

Normalerweise drücken wir uns genau davor und ignorieren die Stimmen, die wir nicht hören wollen. Wir kompensieren. Wir drehen die Musik auf. Wir schauen in die Glotze, gehen aus oder ins Kino, trinken Alkohol. Gerade Co-Abhängige versuchen, die Probleme der anderen zu lösen, nur um nicht vor der eigenen Haustür kehren oder sich den eigenen unangenehmen Gefühlen stellen zu müssen. Ich erinnerte mich an einen Satz, den ich einmal gelesen hatte, und ich verstand genau in diesem Moment seine Bedeutung: »Sobald du deine eigene Stille ertragen kannst, bist du frei.«

Mein Kopf tat höllisch weh, ich vermisste Tom und ich fühlte mich, als sei ich hier auch auf Entzug: auf Entzug vom Verdrängen, von meiner Co-Abhängigkeit und von meiner Beziehung.

Endlich wurde es 19.00 Uhr, und ich freute mich auf Gesellschaft. Während des Abendessens erzählte uns Rolf von seiner Kindheit. Ich liebte es, wenn Rolf seine Geschichten auspackte, und hing wie gebannt an seinen Lippen. Er erzählte lebhaft und spannend und schaffte es immer, mich auch einmal zwischendurch zum Lachen zu bringen. Wie ich schon erwähnte, genoss ich die gemeinsamen Mahlzeiten, da sie etwas Normalität in den Therapiealltag brachten. Die Physiotherapeutin war an diesem Abend sichtlich besser drauf, beteiligte sich rege am Gespräch, aß mit großem Appetit und Linda versprühte wie gewohnt ihre Liebenswürdigkeit. Unser schüchterner Kollege war nach wie vor sehr zurückhaltend und ruhig, doch ich konnte an seinen Augen sehen, dass auch er etwas aufgetaut war. Mittlerweile sah er einen direkt an und lächelte sogar hin und wieder verhalten. Mein Gedankenkarussell war endlich zum Stillstand gekommen, und ich wusste, dass ich endlich einmal gut schlafen würde.

Der nächste Tag begann mit der Lieferung meines Koffers, über den ich mich unendlich freute, mit Yoga, Sonnenschein und Kopfschmerzen. Ich spürte, wie mich das ganze Nachdenken und Grübeln verspannte und unter Strom setzte. Diese Einsicht half zwar genauso wenig wie die Tabletten, aber ich tröstete mich damit, dass die angehende Migräne scheinbar Teil meiner Aufarbeitung war. An diesem Tag stand der Film über Betty Ford auf dem Programm und ich war sehr gespannt darauf. Rolf machte uns auf den Titel aufmerksam und sprach ihn sehr langsam und deutlich aus: »Eine Frau besiegt ihre Angst«, woraufhin er die Augenbrauen hochzog, wie er es gerne tat, um dem Gesagten Nachdruck zu verleihen. Er ließ seinen Blick langsam durch die Runde schweifen, ohne ein einziges Mal zu blinzeln, und wiederholte: »Er heißt nicht ›Eine Frau besiegt ihre Sucht‹, sondern ›Eine Frau besiegt ihre Angst‹.« Das sei elementar, da der Grund, warum ein Alkoholiker trinkt, letztendlich *immer* Angst sei: Angst zu versagen, Angst, nicht zu gefallen, Angst vor Ablehnung oder Angst vor dem Alleinsein.

Es half mir sehr zu verstehen, dass bei uns allen und hinter den unangenehmen Gefühlen ausnahmslos Ängste stehen. So ist beispielsweise der Antrieb für Eifersucht eigentlich die Verlustangst oder die Angst, nicht gut genug oder liebenswert zu sein.

Nach dem Frühstück und einem Einzelgespräch mit Linda war es schon an der Zeit, im Wohnzimmer Platz zu nehmen. Ich machte es mir gerade bequem, als ich die Physiotherapeutin auf der Treppe, die in den ersten Stock führte, entdeckte. Sie saß auf einer der obersten Stufen, klammerte sich mit einer Hand am Geländer fest und versuchte, mit der anderen

Hand Blut von ihrem Bein zu wischen, was ihr nicht recht gelang, da sie so zitterte. Ich bekam einen riesigen Schreck und rief nach Linda, die sich um die letztendlich harmlose Wunde kümmerte. Die Physiotherapeutin hatte sich wohl beim Rasieren geschnitten, was ja eigentlich nicht weiter schlimm ist. Doch in diesem Fall bekam das Ganze eine gewisse Dramatik, weil man sah, wie hilflos sie war. Diese clevere erwachsene Frau, die auch noch Physiotherapeutin war, schaffte es nicht, sich allein um so eine Kleinigkeit zu kümmern. Sie wirkte auf mich wie ein unsicheres, hilfloses Kind. Sie war ganz aufgeregt und stand komplett neben sich. Mich erinnerte der kleine Zwischenfall an die vielen Rückschläge, die ich mit Tom erlebt hatte. Als das Bein gesäubert, die Wunde desinfiziert und mit einem Pflaster versehen war, starteten wir den Film. Er war nach »Flight« mit Denzel Washington in der Hauptrolle und der Geschichte über die Gründung der Anonymen Alkoholiker durch Robert Smith und Bill W. der dritte Film auf Rolfs Liste, den ich auf Mallorca zu sehen bekam. Sie alle bewegten etwas in mir, denn ich erkannte Tom in jedem einzelnen Alkoholiker wieder. Ich erkannte *uns* in jeder der Handlungen wieder.

Mir wurde klar, dass alle alkoholbedingten Entgleisungen schlicht und ergreifend das *Gesicht* der Krankheit Alkoholismus waren. Tom war die First Lady, er war Bill W. und er war der betrunkene Pilot. Ich war sowohl die Frau von Bill W. als auch der Ehemann von Betty Ford. Ich begriff zum ersten Mal, dass das Verhalten des Kranken sowie das des Co-Abhängigen in den Grundzügen immer gleich, die Abwärtsspirale mitsamt den hässlichen Begleiterscheinungen eine unabdingbare Konsequenz der nicht behandelten, aber stetig fortschreitenden Krankheit ist. Ich ahnte in diesem Moment, dass jede Art von Beziehung zu einem Alkoholiker, unabhängig von den Rahmenbedingungen, beinahe identisch abläuft. Die Schlussfolgerung daraus war für mich eine der elementarsten Erkenntnisse, um meine emotionale Freiheit und meine Leichtigkeit wieder zu erlangen und mich aus meiner Co-Abhängigkeit zu befreien. Sie lautet: Alkoholismus hat keinen moralischen Aspekt.

Alkoholismus hat keinen moralischen Aspekt!

Als ich diesen Satz in meinen Gedanken erstmals wiederholte, spürte ich regelrecht, wie er die ersten Ketten in mir sprengte. Denn wenn ein Alkoholiker trinkt, wenn er einen Rückfall hat, dann sagen die gesunden Menschen in seinem Umfeld, dass er ein Idiot ist, dass er sich doch endlich einmal zusammenreißen und endlich mit dem Saufen aufhören solle. Dann überschlagen sich alle mit gut gemeinten Ideen, die aber alle im Kern moralisieren.

»Jetzt hat er doch eine erfüllte Beziehung … Das kann er doch nicht alles aufs Spiel setzen … Dem ist wirklich nicht mehr zu helfen … Wenigstens für die Kinder sollte er sich am Riemen reißen … Und seine armen Eltern sind auch schon ganz krank vor Sorge … Er kann doch die Kollegen nicht so hängen lassen … Er muss doch endlich einmal Verantwortung übernehmen … Ist ihm denn ganz egal, was die Leute sagen? Wenn er sie wirklich lieben würde, dann würde er doch nicht weiter trinken …«

Bestimmt kennst du diese Sätze. Es war unglaublich erleichternd für mich, dass sie alle am Problem vorbeigingen. Denn sie alle appellierten an die Moral des Erkrankten. Dabei gibt es an Alkoholismus keinen einzigen moralischen Aspekt, es ist eine Krankheit!

Das Problem ist nur, dass man diese Krankheit nicht mit der üblich zutreffenden Logik begreifen kann. Das wäre so, als sagte man zu einem schwer depressiven Menschen, er solle sich nicht so anstellen, in die Puschen kommen, das Bett verlassen, die Rollos wieder hochziehen und sich ganz einfach des Lebens freuen. Und leider sind es genau diese wertenden Äußerungen, die beim co-abhängigen Partner genau das Gegenteil von dem teilweise sogar gut gemeinten Zuspruch bewirken. Denn die Co-Abhängigen nehmen sich das zu Herzen. Bedeuteten die wohlmeinenden Sätze doch im Umkehrschluss, dass ich mich als Partnerin noch mehr anstrengen muss. Ich muss dafür sorgen, dass unser gemeinsames Leben, unsere Beziehung noch schöner, besser und perfekter wird. Ich als Co-Abhängige müsste es schaffen, dass mein Partner mich vielleicht noch etwas mehr liebt. Das muss sich doch automatisch positiv auf das Trinken auswirken, so die landläufige Meinung. Aber genau das ist ja der Trugschluss!

Begreift man, dass der Alkoholiker die Kraft, trocken zu werden, nur in seinem Inneren finden kann, und versteht man, dass er nicht deshalb weitertrinkt, weil ihm die Menschen, die er liebt, egal währen, sondern weil er krank ist, kann man sich aus den Fesseln der Co-Abhängigkeit befreien.

Als mir klar geworden ist, dass diese Krankheit nichts mit meinem Versagen zu tun hat, konnte ich die Opferrolle schließlich endlich verlassen, weil ich sein Trink-Verhalten nicht mehr zu meinem Selbstwertspiegel machte. Einfach so. Ich musste nicht mehr jammern und Tom für unser Unglück verantwortlich machen. Wie frustrierend ist es, wenn einem diese Erkenntnis versagt bleibt. Im Zweifel werden die Erkrankten, aber auch die Co-Abhängigen, sich dann weiterhin im Außen abmühen und immer enttäuschter und verbitterter werden, wenn der Erfolg ausbleibt. Irgendwann sind wir dann im schlimmsten Fall täglich damit beschäftigt zu schimpfen, uns selber zu bemitleiden, aufzuzählen, was wir nicht alles für diesen miesen Kerl gemacht haben, und vorzurechnen, wie wir uns aufgeopfert, aber nichts dafür zurückbekommen haben.

Doch in dem Moment, da du begreifst, dass es weder an seinem Charakter noch an dir selbst liegt, dass der Alkoholkranke es noch nicht geschafft hat, Nüchternheit zu erlangen, und dass er es möglicherweise auch niemals schaffen wird, erst dann ist es möglich, ohne Groll und in Liebe loszulassen.

Ab diesem Moment sind wir endlich imstande zu begreifen, dass wir den Kampf gegen den Alkoholismus nicht auf diesem Weg gewinnen können. Wir sind endlich in der Lage, den Alkoholiker in unserem Leben nicht mehr zu hassen. Im besten Fall fangen wir erst gar nicht damit an. Wir lassen die ganzen Gefühle der Enttäuschung los und vergeben. Dem anderen und auch uns selber.

Mir geht es nicht darum zu verharmlosen, was alles geschehen ist, oder unter den Teppich zu kehren, wie sehr du gelitten hast. Es geht darum, dass du durch das Begreifen der Krankheit die Möglichkeit erlangst, dich zu heilen! Du lässt in Liebe los, damit du wieder glücklich werden kannst.

Denn selbst wenn dein Partner von heute auf morgen mit dem Trinken aufhören würde, hättest du mittlerweile genau wie er eine ziemliche Verwüstung in deinem inneren Garten, die du in Ordnung bringen müsstest. Das aber ist niemals möglich, wo Vorwürfe und Schuldzuweisungen im Raum stehen.

Den Garten aufräumen – das ist mir wichtig, das ist für uns alle wichtig. Auch du solltest ihn aufräumen, denn sonst wirst du selbst mit seiner Nüchternheit nicht glücklich und emotional frei werden. Man kann das Erlebte nicht einfach verdrängen, sondern man muss die Krankheit wirklich verstehen, um die Auswirkungen und die Verletzungen der Co-Abhängigkeit überwinden zu können. Dabei spielt es keine Rolle, ob ihr zusammenbleibt oder ob ihr euch trennt, ob es sich um deinen Partner oder einen Elternteil handelt. Du tust das unabhängig von den Umständen nur für dich!

Ich habe nicht wenige Co-Abhängige gesprochen, die teilweise zehn Jahre nachdem der alkoholkranke Mensch aus ihrem Leben bereits verstorben war, innerlich mit schweren Vorwürfen zu kämpfen hatten, die sie blockierten. Das waren Vorwürfe einerseits an den anderen: »Was hat uns/mir dieser Mistkerl alles angetan!«, andererseits aber auch Vorwürfe an die eigene Person: »Wäre ich damals nur stärker gewesen … Ich hätte seinen/ihren Tod verhindern müssen …« Oder auch: »Warum war ich nur so blöd und habe das alles mitgemacht?«

Wenn du es schaffst, den Rucksack mit den vielen toxischen Gefühlen abzustellen, wirst du eine unfassbare Leichtigkeit spüren. Du kannst deine Energie von dem Moment an wieder auf Kraftvolles im Hier und Jetzt richten.

Du schaffst wieder Platz für positive Gedanken, die wiederum Wahrheit schaffen. Und das ist der Beginn deiner Heilung, der Startschuss deiner Transformation.

Der Schlüssel liegt im Vergeben. Nimm ihn in die Hand.

5.
Selbstwirksamkeit

Vertraust du darauf, Herausforderungen und Probleme durch dein Handeln positiv beeinflussen zu können? Kennst du deine besonderen Fähigkeiten, deine Kompetenzen, und glaubst daran, mit deinen Entscheidungen etwas bewirken zu können? Oder fühlst du dich eher resigniert und hast das Gefühl, anderen Menschen und den Umständen ausgeliefert zu sein, und versuchst daher erst gar nicht, ins Handeln zu kommen? Diese ohnmächtige Position kannst du verlassen, indem du dir bewusst machst, dass du absolut nicht ohne Macht, nicht ohne Einflussnahme den Umständen ausgeliefert bist. Du kannst alles selber in die Hand nehmen! Deine Selbstwirksamkeit beginnt, wenn du wieder daran glaubst, dass du etwas bewirken und verändern kannst. Folglich kannst du deiner Ängste Herr werden, weil du wieder das Gefühl von Kontrolle erfährst, was automatisch sowohl dein Durchhaltevermögen als auch dein Selbstbewusstsein stabilisiert.

Emotionale Freiheit

Wir werden mit Songtexten groß, die uns nicht selten auch unterschwellig vermitteln, Liebe basiere auf gegenseitiger Abhängigkeit. »I can't live if living is without you«, verkörpert sicherlich für viele Menschen den Inbegriff von Romantik. Doch wenn ein Mensch tatsächlich versucht, dir die Verantwortung für sein Glück oder sogar sein Leben aufzulasten, dann tut das nicht gut. Es ist nicht gut, wenn jemand ausspricht (oder droht), ohne dich nicht mehr leben zu können oder zu wollen, denn das erzeugt einen Druck, der jede Augenhöhe zerstört und absolut keine Basis und keinen Nährboden für eine gesunde Beziehung darstellt. Wenn ein Mensch einem anderen droht, sich umzubringen, wenn dieser nicht bleibt, zurückkommt, auf ihn wartet, in der Sekunde springt, ihm noch eine Chance gibt oder das (unsägliche) Telefongespräch weiterführt, dann ist das alles andere als romantisch. Es hat auch nichts mit (grenzenloser) Liebe zu tun, sondern ist vielmehr die manipulativste Form von Projektion. Dann projiziert jemand den eigenen Mangel auf eine andere Person. Das ist emotionale Erpressung in ihrer hässlichsten Form.

Leider hat uns das ewige Romantisieren das nicht beigebracht. Das Fatale ist, dass man extrem manipulierbar bleibt, solange man sich von dieser Manipulation beeindrucken lässt. Wenn man sich von der Angst leiten lässt, man trüge tatsächlich die Verantwortung für das Denken und Handeln eines anderen (erwachsenen) Menschen! Als sich mein Zustand durch die Beziehung zu einem Alkoholkranken zunehmend verschlechterte, sich irgendwann alles abgrundtief vergeblich anfühlte, begann ich zum ersten Mal, meine Beziehung infrage zu stellen.

Begegneten mein Partner und ich uns auf Augenhöhe, lebten wir die Werte, die für mich essenziell sind, und konnte ich noch eine Beziehung zu meinem authentischen Selbst führen?

Ich musste mir all diese Fragen mit *Nein* beantworten.

Heute denke ich, dass Liebe genau da aufhört, wo Selbstsabotage und Manipulation beginnen. Die Angst, alleine zu sein, sollte niemals der Grund sein, eine Beziehung zu führen, erst recht nicht, wenn sie dir nicht guttut.

Die zwei Gesichter

Eines Tages erreichte mich folgende Nachricht:

»Liebe Julia, es wäre toll, wenn du auch mal das Dilemma des Sich-Trennens von dem guten Teil des Alkoholkranken thematisieren würdest. Es ist so schwer, dass man auch den nüchternen (tollen) Teil loslassen muss …«

Ich war für diese Anregung sehr dankbar, denn es stimmt, dass das sicherlich eine, wenn nicht sogar die größte Herausforderung für einen Co-Abhängigen ist. Wäre der Alkoholkranke einfach nur ein Arsch, wäre es leicht. Oder zumindest *leichter*. Aber da gibt es meistens diese zwei Gesichter: den nüchternen, liebenswerten Menschen, dessen Humor, Geruch und Umarmung man so sehr liebt, aber auch den, in den er sich verwandelt, wenn er getrunken hat.

Jetzt denkst du vielleicht: »Ja, schon, aber wenn er nicht trinkt, ist er der tollste, liebevollste, lustigste Mensch, den ich mir vorstellen kann.« Das mag sein. Aber er trinkt und dann ist er es nicht mehr.

Wenn sich jetzt sofort die Stimme meldet, die beteuert, dass eure Beziehung ohne die Alkoholsucht aber ganz wundervoll, wenn nicht sogar perfekt sein könnte, möchte ich ihr erwidern: »Schon möglich. Aber aktuell ist sie es nicht, ganz egal, wie sehr du dir wünschst, es sei anders.«

Könnte, hätte, wollte, sollte… Alle guten Wünsche ändern nichts an den leeren Flaschen, die du findest, an den Lügen, die du insgeheim durchschaust, an der Fahne, die du riechst, an dem Schmerz, den du fühlst, oder an den dunklen Schatten, die die Alkoholsucht deines Partners nicht nur unter deine Augen zeichnet, sondern auch über all eure Lebensbereiche wirft. Sie ändern auch nichts an deinen Ängsten, deiner Scham und der Isolation, in die du dich wahrscheinlich längst verstrickt hast. Irgendwann torkelt dein Partner wieder volltrunken herum, kann nicht zur Arbeit gehen, fährt das Auto gegen die Garage, schreit die Kinder an, wird gemein, verletzend, immer unzuverlässiger, unberechenbarer und zu einer tickenden Zeitbombe. Früher oder später fliegt sie dir gnadenlos um die Ohren. Dann verspricht er es dir wieder: »*Ab heute* wird es keinen Griff zur Flasche mehr geben. Versprochen! Hand aufs Herz.« Außerdem liebt er dich doch so sehr und kann es ohne dich nicht schaffen. Du bist doch die Schönste, die Klügste und die Allerbeste. Jetzt tut er dir wieder leid und du fühlst dich gebraucht. Dein Selbstwert, der noch kurz zuvor auf das Übelste demontiert wurde, erhält nun endlich die von dir so heiß ersehnten Streicheleinheiten. Derselbe Mensch, der dich gerade noch verbal verletzt hat, beginnt nun, dich zu trösten und zu verarzten. Er versorgt die emotionalen Wunden, die er selbst dir zugefügt hat. Wie üblich. Du fühlst dich nicht nur gebraucht, verantwortlich und geliebt, sondern auch darin bestätigt, dass es sich lohnt, weiterhin auf das Erscheinen dieser Schokoladenseite sowie auf die Rückkehr der schönen Anfangszeit eurer Beziehung zu warten. Du schiebst die Zweifel, den Schmerz, die unzähligen Enttäuschungen, das zerstörte Vertrauen und die Fakten beiseite – ihm zuliebe –, und ihr macht weiter wie bisher.

Bis zum nächsten Rückfall.

Das Suchtsystem stabilisiert sich zunehmend. Ganz im Gegensatz zu dir.

Der Zustand der permanenten Anspannung und gleichzeitig des hoffnungslosen Erschöpftseins fordert seinen Tribut. Und je ausgebrannter, verzweifelter, ratloser und emotional leerer du dich fühlst, umso mehr leiden dein ohnehin in Mitleidenschaft gezogener Selbstwert und das Vertrauen in deine Intuition. Du wirst unsicherer und leichter manipulierbar.

Der Teufelskreis ist perfekt wie zerstörerisch.

Nur wie lässt er sich durchbrechen?

Werde dir darüber bewusst, dass man Probleme, um es mit Albert Einsteins Worten zu sagen, nicht auf dieselbe Weise lösen kann, wie sie entstanden sind. Du brauchst neue Strategien, Denk- und Handlungsweisen!

Ein wichtiger Motor, um sich abgrenzen zu können, ist eine gesunde Trennungsaggression. Versuche, deine Wut zuzulassen. Gründe werden dir schließlich genügend geliefert. Doch du bist es als Co-Abhängige wahrscheinlich schon so sehr gewohnt, (bis unter die Gürtellinie) beleidigt, übergangen, manipuliert und mit verdrehten Tatsachen in die Ecke gedrängt zu werden, dass es sich schon irgendwie normal für dich anfühlt.

Aber das ist es nicht!

Nichts, was du tust oder nicht tust, rechtfertigt diese Beleidigungen und manipulativen Spielchen, die eine gegenseitige Abhängigkeit erzeugen, die absolut kein Nährboden für eine erfüllte Beziehung auf Augenhöhe ist. Versuche also, dir deine aktuelle Realität einzugestehen, anstatt das »eigentlich so tolle« Verhalten deines Partners zu glorifizieren.

Identifiziere dich nicht aus reiner Gewohnheit mit dem System, sondern erlaube dir endlich, deinen Partner und eure Situation kritisch wahrzunehmen, ohne sein Verhalten ständig vor dir und anderen zu rechtfertigen oder zu bagatellisieren.

Die Wahrheit zu erkennen erfordert den Mut hinzusehen.

Redest du dir deine Beziehung möglicherweise schön, weil du so sehr fürchtest, die Bindung zu verlieren? Hast du möglicherweise nur Angst, zugeben zu müssen, dass die Idealvorstellung deiner Beziehung nicht mehr als eine Illusion ist, die nur sehr wenig mit der Realität zu tun hat? Stelle dich ihr in den Weg, anstatt ihr aus dem Weg zu gehen. Habe den Mut, dir selber einzugestehen, wie schlimm es wirklich ist, und lass diesen Schmerz zu. Er wird dir helfen, dich von deinen co-abhängigen Verhaltensweisen zu lösen.

Erkenne, dass dir all das, so wie es sich gerade darstellt, nicht guttut. Ganz egal, wie sehr du dir wünschst, es sei anders. Ich weiß, dass es diese tolle Seite gibt. Aber es gibt sie (aktuell) leider nur in Verbindung mit der weniger tollen, die immer mehr Raum einnimmt. Du führst zwangsläufig eine Beziehung mit beiden und er führt einen Beziehung mit dir und dem Alkohol.

Frage dich, ob du deine kostbare Lebenszeit wirklich in einer Beziehung verbringen möchtest, in der du deinen Partner dauerhaft in den Mittelpunkt stellen musst, während du verletzt, im Stich gelassen, belogen und enttäuscht wirst.

»Ja, aber wenn er nüchtern ist, kann er so liebevoll und witzig sein.« Das glaube ich dir. Aber wäre alles in allem in einer halbwegs gesunden Balance, ginge es dir gut. Dann könntest du du selber sein, dich geborgen fühlen, vertrauen und dich auf ihn verlassen.

Aber du kannst es nicht.

Versuche einmal deine Beziehung von außen zu betrachten. Aus der Vogelperspektive. Stell dir vor, ein Mensch, den du sehr liebst – beispielsweise deine Tochter oder deine beste Freundin –, würde sie führen. Was würdest du ihr raten? Weiterhin an ihrem realen Unglück festzuhalten, weil die zukünftige Wunschvorstellung so hübsch verpackt ist? Würdest du ihr sagen, dass die schönen Momente relativieren, was sie durchmacht? Oder sagst du es ihr ins Gesicht: »Der Preis ist zu hoch und deine Lebenszeit zu kostbar.«

Bemühe dich, eine erwachsene innere Haltung einzunehmen und deinen Partner mit Abstand und Vernunft zu betrachten. Nimm die Brille ab, durch die du ihn und deine von seiner Sucht dominierte Welt schon so lange filterst. Was bleibt dann von deiner glorifizierten Vorstellung tatsächlich noch übrig?

- Was siehst du jetzt?
- Wen siehst du?
- Was tust du alles, um trotz seiner Krankheit weiterhin mit ihm zusammenzubleiben?
- Was tut er dafür, dich nicht zu verlieren?
- Und was hat deine Wahrnehmung seiner Person möglicherweise mit deiner Selbstwahrnehmung zu tun?
- Fühlst du dich selbstbewusst, selbstwirksam, oder bist du abhängig von (seiner) Zuneigung und Bestätigung?
- Erlebst du Nähe oder emotionale Abhängigkeit? Bist du emphatisch oder über-angepasst?

Als ich eine Klientin fragte, was für sie der Grund sei, an ihrer mehr als unglücklichen Beziehung festzuhalten, antwortete sie, dass sie sich weiterhin geborgen fühlen möchte und er ja eigentlich so ein toller, intelligenter Mann ist, der weiß, was er im Leben erreichen will. Du kannst dir sicher vorstellen, dass ich stutzte, als sie das sagte. Die Realität ihrer Beziehung stimmte so überhaupt gar nicht mit dem Geschilderten überein. Ihr Partner trank seit 20 Jahren. Sie lernte ihn mit seiner Sucht kennen. In den acht Jahren ihrer Beziehung hatte er in keinster Weise Verantwortung übernommen: nicht für seine Krankheit, nicht für seine Beziehung und auch nicht für sein Leben. Er konsumierte seitdem, ohne jemals den Versuch unternommen zu haben, sich seiner Sucht zu stellen. Er erschien unberechenbar in der Wohnung, die sie finanzierte, versetzte sie regelmäßig, vertröstete sie, machte leere Versprechungen, tauchte tagelang ab und hielt sich, bis er wieder einmal gefeuert wurde, mit Gelegenheitsjobs über Wasser. Das Geld, das er verdiente, gab er für sich und für Alkohol aus. Alles andere finanzierte sie, während sie darauf wartete, dass er sich wieder einmal meldete oder (nüchtern) eine Verabredung einhielt. Ich hakte nach: »Wo oder wann genau fühlst du dich in deiner Beziehung geborgen?«

Jetzt musste sie etwas länger nachdenken. »Na, früher, wenn wir schöne Momente hatten und er mich im Arm hielt.«

»Das heißt, wenn ihr eure Zweisamkeit genießen konntet, weil er nüchtern war?«

»Ja, genau.«

Bitte unterscheide auch hier zwischen Momentaufnahmen der Zweisamkeit durch körperliche Nähe und echter Geborgenheit in einer Beziehung.

Ich fragte sie, was Geborgenheit für sie bedeute.

Sie antwortete wie aus der Pistole geschossen: »Verlässlichkeit, Vertrauen, Respekt, gegenseitige Wertschätzung und Unterstützung.«

»Was davon erfährst du in deiner Beziehung?«

Sie holte tief Luft und antwortete: »Nichts.«

Ich hakte nach: »Hast du es jemals in dieser Beziehung erfahren?«

»Nein.«

»Du sagst, er ist ein schlauer Mann, der seine Ziele verfolgt. Aber er hat keinen Job, keine Perspektive, keine eigene Wohnung und trinkt nach wie vor …« Ich musste gar keine weitere Frage stellen, denn in dem Augenblick schüttelte sie fast ungläubig den Kopf und sagte: »Krass.«

Genau da erkannte sie, wie verzerrt ihr Bild durch ihre Wunschvorstellung von ihm und der Beziehung war. Sie hatte ihre große Sehnsucht nach Bindung und Geborgenheit auf den abgespaltenen, idealisierten Teil von diesem Mann projiziert, wodurch sie, gefangen durch ihre Hoffnung, jahrelang auf der Stelle trat.

Jetzt aber war es an ihr, tatsächlich für sich herauszufinden, was sie in ihrem Leben erreichen wollte.

Coaching-Tool: Überprüfe deine Wahrnehmung

Sehr häufig wird der »gute Teil« des alkoholkranken Partners vom Rest regelrecht abgespalten. Auf diese Weise kann man den Anteil perfekt auf einen Sockel stellen.

Dann heißt es: »Ich weiß, dass er das nicht so meint. Er leidet, wenn er mich weinen sieht. Er möchte mich ja eigentlich nicht verletzen …« Aber er tut es und du übernimmst die Verantwortung dafür, indem du es rechtfertigst oder sogar noch die Schuld dir selbst aufbürdest.

Versuche bitte, deinen Partner ab sofort im Ganzen zu betrachten. Seine Krankheit ist nicht seine Schuld, aber die Auswirkungen sind trotzdem ein gravierender Teil von ihm. Du kannst dir nicht die gute Scheibe abschneiden und nur mit ihr eine Beziehung führen. Du führst eine Beziehung mit dem Gesamtpaket.

Solange du aber den netten (nüchternen) Teil glorifizierst und den Rest ausblendest oder entschuldigst, kann er im Prinzip tun und lassen, was er möchte, da du alles Negative wie selbstverständlich auf das Konto der Krankheit schreibst.

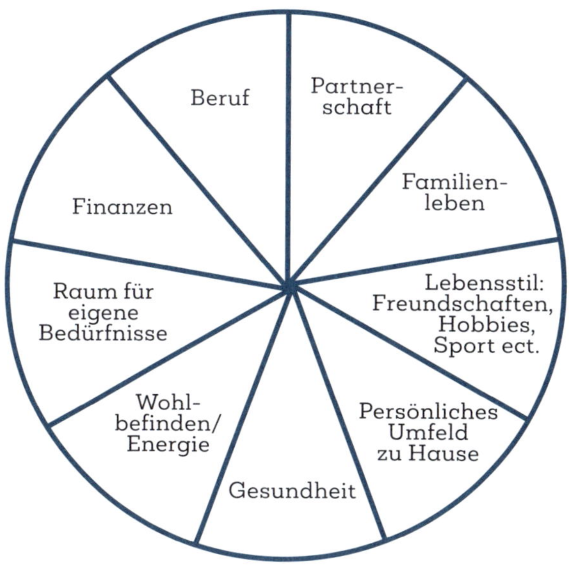

Gehe bitte die einzelnen Standards oder Werte einer Beziehung durch und kennzeichne jeden einzelnen anhand der momentanen Qualität in deiner Beziehung. Du kannst jedem Bereich eine prozentuale Bewertung der aktuellen Attraktivität geben. Das reicht von 0%–100%. Trage die einzelnen Werte in die entsprechenden Felder ein und schraffiere sie ungefähr entsprechend ihres Wertes, sodass du auf einen Blick die Momentaufnahme deiner gelebten Partnerschaftsqualität erkennen kannst.

Ziel oder Wunsch

Kommt ein co-abhängiger Mensch zu mir, höre ich vor allem zu. Aktiv. Ich versuche, mir ein Bild zu machen: von der aktuellen Situation, den akuten Herausforderungen, den persönlichen Umständen. Wenn ich meine Klienten schließlich nach ihrem Ziel frage, erhalte ich häufig folgende Antwort: »Dass mein Partner aufhört zu trinken.«

Ich frage dann: »Liegt das denn im Einflussbereich deines Denkens und Handelns?«

Meist folgt ein betretenes Schweigen, da den meisten Angehörigen erst jetzt so richtig bewusst wird, dass es das leider nicht tut.

Was für jeden in dieser Situation wichtig ist: Versuche zu unterscheiden, was dein Wunsch ist und was ein tatsächlich von dir initiierbares Zwischenziel sein könnte, das von dir, unabhängig von der Einsicht des Alkoholkranken, zu erreichen ist. Es kann der Wunsch sein, die Beziehung zu retten oder in der Wohnung zu bleiben. Was nicht zu leisten ist: Ein Wunsch kann keine Bedingung sein, um überhaupt loszugehen und die Mechanismen des Suchtsystems zu durchbrechen.

Willst du für dich Realistisches erreichen, ist die Lösung, wieder Entscheidungen zu treffen, die tatsächlich im Wirkungsbereich des eigenen Denkens und Handelns liegen, anstatt das Glück an etwas zu koppeln, was man nicht selber oder nur sehr, sehr bedingt beeinflussen kann: die Nüchternheit eines anderen Menschen. Schieb bitte die Möglichkeit nicht von dir, dass derjenige, auf den du wartest, seine Nüchternheit niemals (nachhaltig) erreichen wird. Im Umkehrschluss würde das bedeuten, dass du, wenn du nichts änderst, im Zweifel ewig unglücklich und abhängig bleiben wirst.

Wie unendlich deprimierend klingt dieser Gedanke? Möchtest du ihn weiterhin glauben oder lässt du ihn gehen?

Die Wahrscheinlichkeit, dass der Alkoholkranke es doch schafft, steigt enorm, wenn die Co-Abhängigen loslassen und die Spielchen des Suchtsystems nicht mehr mitspielen. Mit allen notwendigen Konsequenzen und ohne Wenn und Aber. Ich erlebe es unwahrscheinlich oft, dass Co-Abhängige das Fortführen ihrer Beziehung zu einem alkoholkranken Partner einem Coaching mit mir als Bedingung vorausschicken. Doch dies kann nicht mehr als ein Wunsch sein.

Es ist, als würde man versuchen ein Pferd von hinten aufzuzäumen. Obwohl sie sich, während sie im Suchtsystem feststecken, über das Warten, Hoffen, Funktionieren und Enttäuschtwerden immer zerrissener, unglücklicher und kraftloser fühlen, fürchten sie das mögliche Ende ihrer unglücklichen Beziehung noch viel mehr als das Fortführen ihres realen Unglücks. Genauso ging es mir auch. Doch ob die Beziehung ein Ende oder ein Happy End erleben wird, kann zu diesem Zeitpunkt keiner vorhersehen. Es kann der Wunsch des Angehörigen, aber nicht das Ziel sein. Ich kenne Beispiele von Paaren und Familien, die trotz von Alkoholismus gebeutelter Zeiten gemeinsam gewachsen sind, aber auch solche, die sich gemeinsam in einer Problemtrance und den Folgen der Sucht verloren haben.

Ein Happy End kann es nur geben, wenn die Betroffenen ins Handeln gekommen sind. Für den Co-Abhängigen bedeutet dies: Er sollte die Verantwortung für das Trinken und all seine Folgen loslassen und stattdessen wieder die Verantwortung für das eigene Glück in die Hand nehmen, unabhängig davon, ob das bei dem Alkoholkranken auf Zuspruch stößt. Es geht hier nicht darum, sich gegen den alkoholkranken Partner/Elternteil/Freund zu entscheiden, sondern sich erst einmal wieder für sich zu entscheiden. Es ist wichtig, das System zu stoppen, indem man die vertrauten, aber zerstörerischen Spielchen nicht mehr mitspielt. Dann kann auch der Alkoholkranke die Chance nutzen, die Wahrheit anzunehmen und sich entscheiden vor dem Alkohol zu kapitulieren, sodass eine gesunde Beziehung überhaupt zu einer reellen Option werden kann: Denn Nüchternheit kann dein Wunsch, aber nur sein Ziel sein.

Was aber meine ich damit, wenn ich sage, du sollst dich wieder um dich selbst kümmern?

Es geht mir darum, dass du dir ein stabiles Fundament aus Selbstvertrauen, Ressourcen und Authentizität erschaffst, das es dir wieder ermöglicht, frei entscheiden zu können. Ob die aktuelle Beziehung diesen Prozess übersteht, ergibt sich ganz automatisch als Konsequenz, wenn klar wird, ob der Partner (nun) glaubhaft um seine Nüchternheit kämpft oder nicht.

Geht einer der Beteiligten los und der andere bleibt im Sumpf seiner Sucht stehen, trennen sich die Wege meist von ganz alleine. Gehen beide los, können sie sich wieder auf Augenhöhe entgegenkommen und beschließen, gemeinsam weiterzugehen.

Wartest du jedoch auf deinen Partner, bevor du losgehst, wartest du im Zweifel ewig.

Um sich zu Beginn dieses Prozesses nicht zusätzlich unter Druck zu setzen, ist es hilfreich, dass du die Frage über eine mögliche Trennung zurückstellst. Viele meine Klienten haben sich selber ein Konstrukt erschaffen, indem sie quasi nur zwischen Pest oder Cholera wählen können: Entweder ich bleibe, wo ich unglücklich bin, oder ich trenne mich, was ich aus vielen Gründen (Liebe, Finanzen, Angst vor der Einsamkeit) noch mehr fürchte. Auf dieser Entweder-oder-Wippe bleibt man ein Gefangener eines Gedankenkarussells, ist selbst in der Regel handlungsunfähig und zur Ohnmacht verurteilt. Dann bleibt alles so, wie es gerade ist.

Versuche bitte, dich erst einmal nur auf den nächsten Schritt zu konzentrieren und dir bewusst zu machen, dass sich das Happy End deiner Beziehung, aber auch eine Trennung von ganz alleine ergibt. Wichtig ist, erst einmal loszugehen.

Resilienz stärken

Je herausfordernder sich Situationen darstellen, umso wichtiger ist es, eine möglichst starke Resilienz, also psychische Widerstandskraft, zu besitzen. Man kann sie sich wie einen Airbag für herausfordernde, schwierige Lebenssituationen vorstellen, die uns selbstwirksam handeln lässt. Anstatt mit den unberechenbaren Facetten unseres Lebens zu hadern, schaffen resiliente Menschen, anzunehmen, was ist. Sie versuchen, Lösungen zu finden und das Beste aus ihrer Situation zu machen. Wenn wir akzeptieren, dass wir in unserem Leben immer wieder Herausforderungen zu meistern oder sogar Schicksalsschläge zu verkraften haben, fällt es leichter, sich nicht in Selbstmitleid zu verlieren. Doch es ist tatsächlich so: Das Leben ist eine Herausforderung für jeden Menschen. Somit ist es sinnvoll, dass du versucht, deine Resilienz zu stärken. Dann hast du die idealen Voraussetzungen geschaffen, schwierigen Phasen idealerweise ohne nachhaltige Beeinträchtigung zu überstehen.

Das Bewusstsein, dass man selber der Schöpfer seines Lebens ist, könnte man als Fundament der Resilienz bezeichnen. Stärke deinen Optimismus, indem du deinen Fokus gezielt ausrichtest. Dies kannst du üben, indem du beispielsweise von der Problemtrance in ein lösungsorientiertes Denken wechselst, alte Sichtweisen überdenkst und versuchst, über bekannte, aber möglicherweise limitierende Grenzen hinauszudenken. Die Orientierung liegt in der Zukunft und auf möglichst attraktiven

Zielen, die von dir selber initiierbar sind. Anstatt sich als Opfer der Umstände zu fühlen, stehen wir wieder auf, wenn wir gefallen sind, fragen uns selbstwirksam, wo und wie wir Einfluss nehmen können, und tun es auch! Wir können uns hierbei auf all das konzentrieren, was bereits da oder hilfreich ist, denn das stärkt wiederum den Optimismus. Wir selber entscheiden, wo unser Fokus liegt.

Suchst du nach Einflussmöglichkeiten oder nach Ausreden, warum du keinen Einfluss hast? Entscheidest du dich auch in herausfordernden Situationen, dankbar zu sein? Wie sieht es mit deinen Ressourcen aus? Kennst und nutzt du sie gezielt? Wie sieht es mit deinen sozialen Kontakten aus? Pflegst du sie? Und welche Priorität hat dein Wohlbefinden? Gönnst du dir regelmäßig Pausen?

Heruntergebrochen kann man sagen, die eigenen Probleme aktiv anzugehen und sich selbstfürsorglich und regelmäßig Phasen der Erholung zu ermöglichen, fördert die Resilienz eines Menschen. Dann kann er im Idealfall sogar gestärkt und selbstbewusster aus einer Krise hervorgehen.

Am nächsten Tag griff ich nach dem Blatt mit der Tagesordnung, das auf meinem Nachttisch lag, sobald ich aufwachte. Die ersten drei Schritte des Zwölf-Schritte-Programms der Anonymen Alkoholiker sollten als Erstes Thema sein. Ich fand es sehr erstaunlich, dass sie mir bis zu diesem Zeitpunkt tatsächlich völlig unbekannt geblieben waren.

Nach dem gemeinsamen Frühstück setzten wir uns mit Rolf ins Wohnzimmer und er teilte die Unterlagen mit den zwölf Schritten an uns aus. Man kann sie als ein spirituelles Programm bezeichnen, das zu Abstinenz von Alkohol sowie zu einem neuen Lebensstil verhelfen soll.

In Kurzfassung lauten sie wie folgt:

1. **Schritt**

   Wir geben zu, dass wir dem Alkohol gegenüber machtlos sind – und unser Leben nicht mehr meistern können.

2. Schritt
Wir sind zu dem Glauben gelangt, dass eine Macht, größer als wir selbst, uns unsere geistige Gesundheit wiedergeben kann.

3. Schritt
Wir fassen den Entschluss, unseren Willen und unser Leben der Sorge Gottes – wie wir Ihn verstehen – anzuvertrauen.

4. Schritt
Wir machen eine gründliche und furchtlose Inventur in unserem Inneren.

5. Schritt
Wir geben Gott, uns selbst und einem anderen Menschen gegenüber unverhüllt unsere Fehler zu.

6. Schritt
Wir sind in Gänze bereit, all diese Charakterfehler von Gott beseitigen zu lassen.

7. Schritt
Demütig bitten wir Ihn, unsere Mängel von uns zu nehmen.

8. Schritt
Wir machen eine Liste aller Personen, denen wir Schaden zugefügt haben, und sind willig, ihn allen gegenüber wiedergutzumachen.

9. Schritt
Wir machen bei diesen Menschen alles wieder gut – wo immer es möglich ist –, es sei denn, wir würden sie oder andere dadurch noch mehr verletzen.

10. Schritt

Wir werden die Inventur bei uns fortsetzen, und wenn wir Unrecht haben, werden wir es sofort zugeben.

11. Schritt

Wir suchen durch Gebet und Besinnung die bewusste Verbindung zu Gott – wie wir Ihn verstehen – zu vertiefen. Wir bitten Ihn, uns seinen Willen erkennbar werden zu lassen und uns die Kraft zu geben, ihn auszuführen.

12. Schritt

Nachdem wir durch diese Schritte ein spirituelles Erwachen erlebt haben, versuchen wir, diese Botschaft an Alkoholiker weiterzugeben und unser tägliches Leben nach diesen Grundsätzen auszurichten.

Ich dachte, als ich das las, darüber nach, was *ich* eigentlich unter Spiritualität verstand. Ich wurde mit diesem Begriff das erste Mal bewusst konfrontiert, als ich mir die Homepage der »Finca Esperanza« angesehen hatte. Das Wort verursachte in mir allerdings eher diffuses Unbehagen als Hoffnung, und ich weiß noch, wie ich daraufhin begann, nach aufschlussreichen Erklärungen zu googeln. Letztendlich fand ich aber keine wirklich befriedigende Antwort. Als wir jedoch auf der Finca zusammen saßen und mit Rolf die einzelnen Schritte der Anonymen Alkoholiker besprachen, wusste ich plötzlich, *warum*. Mir wurde klar, dass es ganz einfach keine allgemeingültige Formel gibt!

Dadurch, dass ich mir die Frage stellte, was Spiritualität für mich bedeutet, löste ich automatisch den ersten Teil des Rätsels: Jeder Mensch darf seine individuelle Antwort darauf finden.

Soweit mir bekannt war, gab es keine fundierten wissenschaftlichen Abhandlungen zu diesem Thema, sondern vielmehr grobe Einigungen über die Auslegung. Ich dachte bei mir, es ginge darum, zum Urvertrauen zurückzufinden und sich mit der Göttlichkeit zu verbinden. Rolf betonte in seinen Ausführungen, dass jeder Mensch ganz alleine festlegen könne, was er darunter versteht. Denn das Göttliche sei kein Dogma, sondern stehe eher für die Liebe in uns und den Glauben an universelle Kräfte, die uns alle, sofern wir es zulassen, zu unserem Wohl lenken.

Er erklärte uns, dass der eine Mensch es im Gebet in der Kirche finden könne, ein anderer beim Meditieren am Strand und der nächste beim Spaziergang im Wald. Er betonte wieder und wieder, dass das Wie und Wo überhaupt keine Rolle spiele und es nicht darum ging, einen gemeinsamen Namen oder Begriff dafür zu finden, sich auf eine Institution oder eine Methode zu einigen. Hatte Rolf nicht auf der Terrasse zu mir gesagt, ich sei bereits auf dem Weg, ohne es zu wissen? Jetzt verstand ich, was er gemeint hatte: Ich hatte es geschafft, die Opferrolle zu verlassen und mir die Frage zu stellen, warum ich diese schlimmen Erlebnisse haben musste, die mein ganzes Leben durcheinandergewirbelt, meine Zukunftspläne zunichtegemacht und in mir all die Ängste hochgekocht hatten. Ich hatte aufgehört, Tom für mein Glück oder Unglück verantwortlich zu machen, und mich der Herausforderung gestellt, das Glück wieder *in mir* zu finden. Ich kam zu dem Schluss, dass genau das die Bedeutung von Spiritualität war, wie ich sie verstand.

Ich fühlte, dass es für mich darum ging, nicht aufzugeben, wenn einem schlimme Dinge widerfahren, sondern sich die Frage zu stellen, warum wir diese Erfahrungen machen, und darauf zu vertrauen, dass wir an ihnen wachsen und nicht zerbrechen werden.

Spirituell zu sein heißt nicht, Räucherstäbchen anzuzünden und seinen Namen zu tanzen, sondern daran zu glauben, dass alles, was uns passiert, am Ende in etwas Positives, in etwas Kraftvolles transformiert werden kann. Und dass sich dadurch der Sinn beziehungsweise das Geschenk hinter den zunächst schlimmen Erfahrungen offenbaren kann.

Ich musste an meine Oma denken, sie hatte in Krisensituationen immer gesagt: »Wer weiß, wofür es gut ist.« Mir wurde klar, dass ich mich jahrelang verbogen und mich immer mehr von meiner eigenen Essenz entfernt hatte. Im Grunde genommen wusste ich schon lange nicht mehr, wer ich eigentlich war und wohin ich wollte. Mir wurde bewusst, dass ich in meinem Leben nie alleine gewesen war, weil ich höllische Verlustängste hatte, die ich in der hintersten Ecke meines Ich vergraben hatte, damit sie mich bloß nicht einschüchtern konnten. Außerdem traute ich mir nicht zu, mein Leben alleine meistern zu können. Jetzt musste ich jedoch zugeben, dass dies wohl der wahre Grund dafür war, weshalb ich so sehr in die Co-Abhängigkeit gerutscht war. Da waren sie, meine tief vergrabenen Ängste, die schon lange existiert hatten, bevor Tom in mein Leben trat.

Durch die räumliche Trennung von ihm, das Loslassen und die Auseinandersetzung mit mir selber wurde mir das zum ersten Mal richtig bewusst. Seine Krankheit zwang mich praktisch dazu, auf eigenen Beinen zu stehen, alleine zu sein und es auszuhalten. Und wie beim Dominoeffekt kam ein unendlicher Rattenschwanz an blockierenden Glaubenssätzen hinterher, noch dazu viele andere Ängste, die ich ebenfalls tief in mir vergraben hatte. Und dadurch passierte das Beste überhaupt: Ich konnte in meine Angst hineingehen und hatte begonnen aufzuräumen. Ich wischte nicht nur ein bisschen Staub von den Oberflächen, sondern ich nahm alles in die Hand, hob jeden Teppich hoch und war bereit, in alle noch so düsteren Ecken zu blicken. Als der erste schwere Schritt getan war, wurde es immer leichter, denn der Prozess war in Gang gesetzt und somit ging alles immer einfacher. Ziemlich schnell konnte ich die Erleichterung, die regelrechte Befreiung in meinem Inneren spüren. Und ich begriff, dass ich, ohne es zu wissen, felsenfest daran geglaubt hatte, ohne gegenseitige Abhängigkeit als Bindung nicht überleben zu können. Ich selbst war es, die dieses co-abhängige Gedankengefängnis miterschaffen hatte.

Mir wurde immer klarer, dass unser Leben, die Situation, in der wir uns befinden, letztendlich die Summe unserer Entscheidungen ist. Es ist natürlich leichter, die Verantwortung abzugeben und die Schuld für alles einem anderen in die Schuhe zu schieben. Aber auch den untreuen Ehemann hat sich die Frau irgendwann einmal selber ausgesucht. Und sie entscheidet ganz alleine, ob sie bleibt oder geht. Wenn wir seit Jahren von unserem Chef drangsaliert werden, ist es an uns, uns beruflich zu verändern. Auch wenn der Weg zunächst steinig und schwer wird, können wir uns entscheiden, neu zu wählen. Es liegt bei uns, ob wir das gemütliche Elend der uns bekannten Komfortzone einem Neubeginn vorziehen oder nicht.

Ich weiß, das möchte eigentlich keiner hören, aber ich denke, es ist die Wahrheit. Niemand hat mich gezwungen, die Krankheit auszublenden und die inneren Stimmen zu ignorieren, die von Anfang an da gewesen waren. Keiner hat mir gesagt, ich müsse rund um die Uhr funktionieren, um geliebt zu werden, außer ich selber.

Meine Woche auf Mallorca neigte sich langsam dem Ende zu. Am letzten Nachmittag stand Wandern auf dem Programm, und ich freute mich darauf. Doch gleichzeitig verspürte ich auf einmal den großen Wunsch, doch lieber alleine zu bleiben. Ich konnte es nicht wirklich benennen, was der Auslöser war, aber ich beschloss, auf mein Bauchgefühl zu hören. Als alle ausgeflogen waren, versuchte ich herauszufinden, wonach mir eigentlich war. Nach kurzem Überlegen beschloss ich, es mir am Pool gemütlich zu machen und etwas zu lesen. Ich ging auf mein Zimmer, packte Handy, Handtuch und ein Buch ein, schlüpfte in meinen Bikini und warf mir eine Tunika über. Ich holte mir eine Flasche Wasser und etwas Obst aus der Speisekammer und suchte mir einen hübschen Platz unter den großen Palmen. Nachdem ich ein paar Seiten gelesen hatte, registrierte ich, dass ich mich an kein einziges Wort erinnern konnte. Es war mir nicht möglich, mich zu konzentrieren. Schließlich legte ich das

Buch zur Seite und versuchte mich einfach ein bisschen zu entspannen. Aber auch das funktionierte nicht wirklich. Ich war irgendwie ruhelos und stand wieder auf. Ich begann erneut, die Stille in mir zu fürchten, und ärgerte mich, dass ich nicht imstande war herauszufinden, was ich eigentlich wollte.

Als ich so dasaß und mit mir haderte, ob ich nicht doch lieber mit den anderen hätte wandern gehen sollen, fiel mein Blick auf das Meer. Ich nahm mein Handy und die Kopfhörer und setzte mich auf die niedrige Mauer, die den Poolbereich vom angrenzenden Garten trennte. Ich wählte ein Lied meiner Favoritenliste und ließ die Beine baumeln. Ich blickte über das riesige Grundstück und spürte, wie ich zunehmend ruhiger wurde. Plötzlich kam ein angenehmer warmer Wind auf, der vom süßen Duft der Feigenbäume getränkt war. Ich hatte so etwas noch nie gerochen. Es war, als hätte jemand ein Dutzend edelster Duftkerzen angezündet. Es war ein unendlich schöner Moment. Ich drückte wieder und wieder auf »repeat«, der Wind wehte unermüdlich, ich sah, wie sich in der Ferne die Wellen brachen, und auf einmal erfüllte mich ein so überbordendes Glücksgefühl, dass mir die Tränen in die Augen stiegen. Ich schäumte regelrecht über voller Liebe und Vertrauen, dass alles gut werden würde, obwohl sich an den Umständen zu diesem Zeitpunkt rein gar nichts geändert hatte. Und doch war da in mir die enorme Kraft, das riesengroße Potenzial, das in mir steckt, und ich wusste, dass das, wonach ich suchte, tatsächlich existierte und dass uns Liebe zu jeder Zeit umgibt. Ich begriff plötzlich, was Rolf bei unserem Gespräch auf der Terrasse gemeint hatte. Ich verstand, dass ich dieses starke Glücksgefühl hier nur spüren konnte, weil es bereits in mir war. Und das schon die ganze Zeit über, in der ich im Außen vergeblich danach gesucht hatte. Ich dachte an einen Satz aus dem Buch »A New Pair Of Glasses« von Charles A. Chamberlain, in dem es heißt, dass der Himmel einfach nur eine neue Brille sei.

Der Tag meiner Abreise war gekommen. Mein Flug ging so früh, dass ich nicht mehr mit den anderen frühstücken konnte. Ich packte den Koffer und beschloss, den Lesestoff, den ich für Tom und mich gekauft und von Rolf mit einer Widmung hatte versehen lassen, lieber im Handgepäck zu verstauen. Nur für alle Fälle, falls mein Koffer wieder abhandenkommen sollte. Als ich die Lektüre gerade in meine Tasche legen wollte, schlug ich das oberste Buch auf und las: »Liebe Julia, es war sehr schön, dich kennenzulernen. Vielleicht sehen wir uns ja mal wieder auf dem beschwerlichen Weg zum glücklichen Ziel. Herzlichst, dein Rolf.«

Ich unterdrückte die aufsteigenden Tränen, packte die drei Bücher schließlich lächelnd ein, löschte das Licht und verließ so leise wie möglich mein Zimmer. Ich musste daran denken, was mein Seminarkollege zu mir am Vorabend gesagt hatte. Er erklärte, er würde unsere Gespräche und meine Beiträge sehr vermissen. Sichtlich bewegt fügte er hinzu, dass ihm durch die gemeinsame Therapie mit einer Co-Abhängigen erst richtig bewusst geworden sei, was seine Frau eigentlich mitmachen müsse.

Ich lief Linda über den Weg, und auch sie sagte, dass ich eine große Bereicherung für die Gruppe gewesen sei und definitiv fehlen werde. Sie lächelte und fügte hinzu, dass ich so herrlich emotional und leidenschaftlich, dabei gleichzeitig sehr reflektiert sei, was eine gute Dynamik geschaffen habe, und sie hoffe, dass ich das immer beibehalten werde. In diesem Moment wurde ich in Gedanken in eine der schlimmsten Phasen von Toms Krankheit zurückkatapultiert. Damals war ich am Ende meiner Kräfte gewesen und man sagte mir, ich müsse eben endlich lernen, meine Gefühle besser zu kontrollieren. Es hieß herablassend und arrogant: »Du bist einfach zu emotional.« Jetzt war ich so unendlich zufrieden, dass ich trotz meiner Verlustängste den Entschluss gefasst hatte, mich mit allen Konsequenzen endgültig von gewissen Menschen zu trennen. Ich wusste, ich war endlich wieder in der Lage, das große Potenzial meiner Persönlichkeit erkennen zu können und genau *dafür* dankbar zu sein, *wer* und *wie* ich war.

6.
Richtungswechsel

In einer Beziehung des Co-Abhängigen zum Alkoholiker sind ja nur zwei beteiligt, wirst du vielleicht sagen. Eine wichtige Erkenntnis für mich war aber, dass da immer auch ein Dritter im Spiel ist: der Alkohol.

Die Dreiecksbeziehung

Ein alkoholkranker Mensch führt eine Beziehung zu seinem/r Partner/in und zum Alkohol. Er – beziehungsweise die Sucht – bestimmt, welche dieser Beziehung er wann führt.

Trinken, abstürzen, drei Tage im Rausch untertauchen, sich im Keller mit Wodka verkriechen, bis die vermeintliche Ernüchterung samt der Folgen dieser Trinkexzesse ihn wieder in die Arme des co-abhängigen Partners treibt: »Es tut mir so leid und das wird nie wieder vorkommen.«

Diese Einsicht hält meist genau so lange, bis der Partner der Wahrheit zu nahe kommt, indem er unbequeme Fragen stellt, zum Beispiel nach einer Teilnahme bei den Anonymen Alkoholikern, der nächsten Therapie (oder Entgiftung), oder der Suchtdruck einsetzt: Repeat.

In meinen Therapiegesprächen höre ich oft diesen Satz: »Ja, aber ich habe meinem Partner schon gesagt, dass er nur noch dann zu mir kommen/mit mir in einem Bett schlafen etc. darf, wenn er nüchtern ist.«

Gut, es ist ein Anfang, Konsequenzen zu ziehen, doch das ist nur dann langfristig die Lösung, wenn es den alkoholkranken Partner zur wirklichen Einsicht und Umkehr bewegt. Ansonsten kann er in der Gewissheit leben, die Tür des Co-Abhängigen stehe ihm offen, wenn er nüchtern ist. Der Süchtige entscheidet, welche Beziehung er wann ausleben möchte. Perfekt für ihn und die Sucht, aber absolut kein Gamechanger für den co-abhängigen Partner.

Während der Angehörige auf den Alkoholiker wartet, er nie weiß, was ihn als Nächstes erwartet, er sich Sorgen macht, in den Trinkphasen häufig noch nervöser ist als sonst, wird der Suchtkranke mehr denn je zum Herrscher über Nähe und Distanz. Das gibt ihm Macht über den Selbstwert seines Partners, der in diesem Teufelskreis gefangen ist und sich fragt, wann das alles endlich aufhören wird.

Es hört dann auf, wenn der Co-Abhängige entscheidet, dass es so nicht mehr weitergeht und er die Beziehung in dieser Form nicht mehr akzeptiert.

Dein authentisches Selbst

»Ich bin das eigentlich gar nicht«, ich hörte, wie sie es sagte, und ich wusste ganz genau, was sie meinte.

Co-Abhängigkeit verändert nicht nur unser Leben, sondern auch uns. In einem Suchtsystem wird ohne Rücksicht auf Verluste gelogen und manipuliert. Dabei ist das Fundament jeder Beziehung: Vertrauen. Automatisch wird man misstrauisch. Es war bei mir so und auch bei ausnahmslos allen Co-Abhängigen, mit denen ich bisher gesprochen und gearbeitet habe.

Dein Partner trifft sich mit Freunden und du hast sofort Angst, dass das wieder in einem Totalabsturz endet. Prompt schlägst du vor, ihn zu einer bestimmten Uhrzeit (nicht zu spät!) abzuholen. Er/sie inszeniert ständig diese kräftezehrenden Katz-und-Maus-Situationen, was dich zunehmend nervös und skeptisch macht. Auch ich verwandelte mich in Johnny Controletti, obwohl das meinem authentischen Ich eigentlich mehr als fremd ist. Ich konnte mich nicht mehr entspannen, wenn mein Partner alleine unterwegs war oder es zehn Minuten über der vereinbarten Zeit war. Ich konnte dem Gespräch meiner Freundin nicht folgen oder über ihre Witze lachen, wenn ich bemerkte, dass mein Partner möglichst unauffällig aus meinem Blickfeld verschwand oder schlechte Laune signalisierte, weil er nicht meine völlige Aufmerksamkeit hatte. Als Konsequenz seiner Sucht und seiner Lügen konnte ich schöne Momente nicht mehr genießen und verlor darüber meinen Witz, meine Spontaneität und meine Ausgelassenheit (da steckt das Wort Gelassenheit mit drin). Viele Klientinnen schildern mir ähnliche Situationen, und noch dazu fragen Kinder, wenn sie die Anspannung der Mutter spüren, warum die Mama denn schon wieder schlechte Laune hat, wenn der Papa doch so lustig ist. (Ist die Mutter die Alkoholikerin, der Vater der Co-Abhängige, passiert das umgekehrt genauso.)

Auch ich war irgendwann ein permanent misstrauisches, angespanntes Nervenbündel und erkannte mich selber kaum noch wieder. Nach dem Mallorca-Seminar beschloss ich, diese Person wiederzufinden.

Verbinde dich wieder mit deinen Gefühlen

Menschen bringen nicht selten eine Vorgeschichte beziehungsweise daraus resultierende Verhaltensmuster mit, die den Weg in eine co-abhängige Beziehung in gewisser Weise vorprogrammieren *können.* Kinder, die beispielsweise im Elternhaus nicht erfahren haben, dass ihre überlebensnotwendige Bindung sicher, stabil und bedingungslos ist, werden nicht das Verhalten von Mama oder Papa infrage stellen, sondern sich selber. Infolgedessen lernen sie leider häufig, sich für die (unberechenbaren) Emotionen und Handlungen ihrer Eltern sowie eine funktionierende Beziehung zu ihnen verantwortlich zu fühlen, und werden sich somit früh darin üben, Erwartungen zu erfüllen. Vermutlich werden sie darüber permanent im Außen sein und den Kontakt zu sich und ihren Gefühlen verlieren. Sie machen häufig die Erfahrung, dass sie sich Liebe und Zuneigung verdienen müssen, indem sie sich überanpassen, funktionieren, sich besonders brav, perfekt oder liebens-*wert* verhalten. Die Angst, aus der Bindung zu fliegen, ist so groß und existenziell, dass sie meistens alles tun, um sie zu lindern oder gleich ganz zu vermeiden.

Dieses Programm wird leider nicht automatisch gelöscht, wenn man es nicht mehr braucht, weil man seine Existenz selber sichern kann, sondern es wird auf spätere Beziehungen übertragen, bis man es aktiv auflöst. Bis dies geschieht, sabotiert es Betroffene lange unbemerkt, bis sie sich auf die Ursachensuche für ihre wiederkehrenden Probleme machen.

Diese Menschen haben häufig Partner, bei denen es wieder ähnlich wie im Elternaus abläuft, da uns Systeme, die uns bekannt sind, immer ein gewisses Gefühl von Kontrolle vermitteln. Obwohl sie schmerzhafte Erfahrungen wachrufen, sind sie uns vertraut und wir wissen, was zu tun ist.

Das ist ein Grund, warum so viele Menschen nicht nur einmal in einer Beziehung mit einem Suchtkranken landen. Und wenn mein Muster lautet, ich muss mir Liebe verdienen, ist ein Gegenüber mit großem Mangel und vielen Problemen der perfekte Gegenpart, um beweisen zu können, dass ich mich wirklich gerne unentbehrlich machen und mich für diese Beziehung anstrengen werde. So erarbeiten sich die Betroffenen eine trügerische Sicherheit in einer von vornherein problematischen Beziehung.

Die hierbei entstehende (emotionale) Abhängigkeit wird gerne mit Nähe verwechselt und hat häufig zur Folge, dass der Suchtkranke über den Selbstwert seines Partners bestimmen kann, weshalb sich der Co-Abhängige in der Regel noch mehr anstrengt, um wieder eine Aufwertung seines demontierten Selbstwertgefühls zu erfahren. Solange diese Muster unbewusst ablaufen, steuern sie uns wie ein kleiner Pilot und wir werden wahrscheinlich immer wieder in derselben Sackgasse landen.

Kennst du solche Sätze:

»Ich gerate immer an die falschen Männer!«
»Mein letzter Mann war auch Alkoholiker.«
»Ich habe mich wieder einmal für meine Beziehungen aufgeopfert und das ist der Dank?«

Wie wir gar nicht erst in so einer Beziehungssackgasse landen? Der Dreh wäre, im ersten Schritt zu erkennen, warum wir immer wieder in das bekannte System rutschen. Es ist wichtig, mit dieser Erkenntnis anzufangen und das damit verbundene Gefühl auszuhalten. Dann können wir uns bewusst machen, dass unser Überleben eben nicht bedroht ist. Wir müssen uns heute nicht mehr unterwerfen oder uns erniedrigen lassen, um eine vorgeblich überlebensnotwendige Bindung zu sichern. Als erwachsener Mensch sind wir in der Lage, unsere Beziehung mitzugestalten, und wir können entscheiden, ob und zu welchen Bedingungen wir sie (weiter-)führen möchten.

Versuche dich wieder in den Mittelpunkt deiner Wahrnehmung zu stellen, anstatt in die übliche Resignation zu verfallen oder dich für Dinge zu entschuldigen, die sich nicht richtig anfühlen. Gib deinen Gefühlen Raum, anstatt sie zu ignorieren und unter den Teppich zu kehren. Lerne, dich wieder zu spüren, anstatt ständig in Habachtstellung zu sein. Du musst nicht beobachten, was deinen Partner stressen, überfordern oder frustrieren könnte. Entscheide dich bewusst dazu, damit aufzuhören, den Erwartungen anderer zu entsprechen und dich für die Sucht eines anderen schuldig oder verantwortlich zu fühlen. Dein Partner ist krank. Das stimmt. Aber er ist auch erwachsen und trägt alleine die Verantwortung, mit dieser Krankheit umzugehen.

Wenn mein Partner schlecht gelaunt oder angespannt war, fragte ich mich automatisch, ob sein Zustand vielleicht meine Schuld war, und ich tat alles dafür, seine liebenswerte Seite wieder zum Vorschein zu bringen. Mir war nicht klar, dass ich das nur tat, um wieder meiner Bindung sicher sein zu können. Auch wusste ich nicht, dass dieses Programm auch von vielen anderen Menschen und Situationen in mir aktiviert werden konnte.

Man kann das trainieren, sich nicht von dieser diffusen Angst in die Knie zwingen zu lassen. Ich habe gelernt, ganz bewusst bei mir zu bleiben, indem ich nicht mehr versuche, die Gefühle des anderen zu verantworten. Ich konzentriere mich vielmehr darauf, meine eigenen Gefühle zu benennen und Rücksicht auf sie zu nehmen.

Ja, da war auch Wut, die in mir aufkam, wo sonst nur Raum für Schuldgefühle war, aber der zunächst nicht greifbare Gefühlsbrei wandelte sich nach und nach und ich erkannte, was die Ursachen waren. Je mehr ich darüber herausfand, was *ich* eigentlich fühle, und je mehr ich mich wieder mit mir selbst verband, umso besser lernte ich, wieder authentisch zu reagieren. Das stärkte sowohl mein Selbstvertrauen als auch das Bewusstsein, dass ich meine Beziehung heute gleichberechtigt mitbestimmen kann, darf und möchte.

Self-Coaching: Metaposition einnehmen

Versuche, eine typisch herausfordernde Situation mit deinem alkoholkranken Partner einmal mit möglichst viel Abstand zu betrachten. Lass nicht deine eingespielten Gefühle (Schuldgefühl/Mitleid etc.) alles beherrschen, sondern gib dem Verstand die Möglichkeit, zu bestimmen, was für Schlüsse du ziehst. Stell dir vor, du bist ein neutraler Richter und euer Fall liegt mit allen Fakten auf deinem Tisch. Wie würdest du die aktuelle Situation beurteilen?

Jetzt nimmst du die Rolle der Richterin ein. Wenn du dir dein Urteil durchliest, welche Gefühle kommen in dir hoch? Wie würdest du dich verhalten, wie reagieren, wenn du diesen Gefühlen Raum geben würdest?

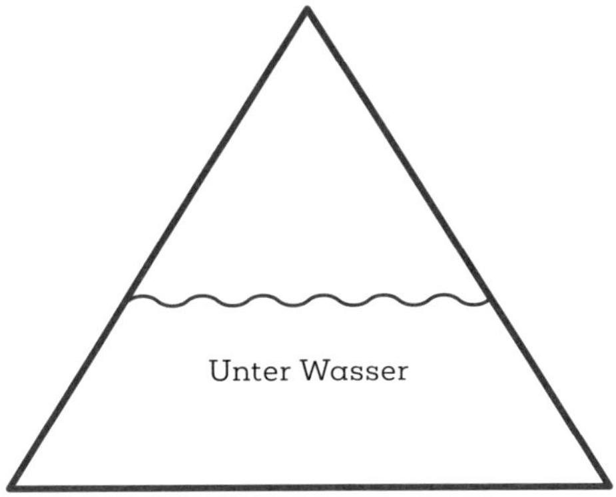

Coaching-Tool: Haltungsdreieck

Das Haltungsdreieck ist ein wunderbares Tool, wenn du auch in herausfordernden Situationen bei dir bleiben willst.

Sind wir ganz oben, in der Spitze des Dreiecks, sind wir in unserem »Erwachsenen-Ich«. Hier wollen wir hin. Das ist unser Ziel. Und wir wollen dort bleiben, auch wenn uns jemand verärgert, stresst, manipuliert oder zu verunsichern sucht. Hier oben sind wir in unserem Verstand und zudem in einer ganz klaren, selbstwirksamen Haltung, in der wir mit dem nötigen Abstand auf Situationen blicken, sie beurteilen und möglichst reflektiert auf sie reagieren können.

In der Mitte des Dreiecks stellen wir uns eine Wasseroberfläche vor, unter der rechts unten unser »Kind-Ich« und links unten unser »Eltern-Ich« liegt.

Rutschen wir also aus unserem »Erwachsenen-Ich« hinunter, landen wir in einem dieser zwei Haltungen. Doch es gilt, sie zu vermeiden, da sie uns absolut nicht dienen. Im »Kind-Ich« sind wir unsicher, bedürftig, unterwürfig oder trotzig. Im »Eltern-Ich« verhalten wir uns überheblich, herrisch und von oben herab. Weder das eine noch das andere ist zielführend.

In co-abhängigen Beziehungen laufen Gespräche sehr häufig unter dieser imaginären Wasseroberfläche ab, wobei die Beteiligten gerne zwischen dem »Eltern-Ich« und dem »Kind-Ich« hin- und herspringen. Diese Wippe lässt leider zu keinem Zeitpunkt einen Austausch auf Augenhöhe zu. Folglich kann es auch keine konstruktive Kommunikation geben. Ich möchte das gerne veranschaulichen:

Kind-Ich: »Kann es vielleicht sein, dass du wieder getrunken hast? Ich möchte dir ja nichts unterstellen, aber vielleicht solltest du jetzt besser nicht mehr Auto fahren, oder was meinst du?«

Eltern-Ich: »Was soll das schon wieder? Kümmere dich gefälligst um deinen eigenen Kram!«

Kind-Ich: »Ich habe es ja nicht so gemeint. Bitte entschuldige, wenn ich dir Unrecht getan habe. Ich meine ja nur, ich könnte dich ja auch gerne fahren, wenn du es möchtest.«

Eltern-Ich: »Lass mich einfach in Ruhe. Ich fahre betrunken noch besser Auto als du nüchtern.«

Eltern-Ich: »Du kannst nicht mal geradeaus laufen! Schau dich doch mal an! Mit deiner Dauerfahne und deinen Lügen bist du mehr als erbärmlich und kannst einem wirklich nur noch leidtun! Mir reicht es. Lass dich endlich behandeln!«

Kind-Ich: »Du kannst mich jetzt nicht einfach alleine lassen – sonst weiß ich nicht, was ich tue!«

Dieses »Unterwasserballett« lässt absolut keinen Austausch auf Augenhöhe zu. Wir erlangen diesen wieder, indem wir ganz bewusst und gezielt zu unserem »Erwachsenen-Ich« auftauchen und unserem alkoholkranken Gegenüber die volle Verantwortung für seine Emotionen, seine Handlungen und alle daraus folgenden Konsequenzen zurückgeben.

Verantwortung zurückgeben

Um die eingefahrenen wie zerstörerischen Muster zu durchbrechen, muss dem Alkoholkranken die Verantwortung für seine Krankheit zurückgegeben werden. Das heißt konkret, dass man alles einstellt, was man bisher getan hat, um die Sucht kontrollieren zu wollen oder die Folgen des Trinkens zu tragen.

Ich möchte das gerne anhand des Haltungsdreieck-Modells veranschaulichen.

Anstatt meinem alkoholkranken Partner zu sagen, was er zu tun oder zu lassen hat, ihm zu drohen, ihn anzuflehen oder nach Antworten zu betteln, gehe ich nun in mein »Erwachsenen-Ich« und spreche in Ich-Botschaften.

Hier ein Vorschlag, wie so eine Botschaft lauten könnte:

»Ich möchte dir sagen, dass du Recht hattest. Ich habe dich bemuttert und ich werde das in Zukunft sein lassen. Natürlich weiß ich nicht, was das Beste für dich ist. Aber ich weiß, dass du nach wie vor der Meinung bist, kontrolliert trinken zu können. Ich sehe das anders. Ich mache mir große Sorgen über diese ganze Entwicklung, aber selbstverständlich entscheidest du alleine, wie du mit dem Thema Alkohol umgehen möchtest. Ich halte mich ab sofort komplett heraus.«

Jetzt ist es wichtig, dem Alkoholkranken klarzumachen, dass dies absolut kein Freifahrtschein zum Trinken ist, sondern dass er ab sofort die volle Verantwortung und somit aber auch alle Konsequenzen seines Handelns trägt.

Mein Vorschlag, wie so eine Aussage lauten könnte:

»Du tust, was du für richtig hältst, aber ich möchte, dass du weißt, dass ich dich nicht mehr aus der Ausnüchterungszelle abholen werde. Ich lüge nicht für dich und ich kaufe auch keinen Alkohol für dich. Wenn du wieder trinkst, fahre ich nicht mit dir in den Urlaub/schlafe ich nicht mit dir in einem Zimmer/nehme ich mir eine Auszeit von unserer Beziehung/bringe ich die Kinder zu deinen Eltern und diesmal sage ich ihnen, warum das sein muss.«

Es geht nicht darum zu drohen, sondern klarzustellen, dass der Alkoholkranke natürlich weitermachen kann wie bisher, aber dass ab sofort *er* derjenige ist, der die unbequemen Konsequenzen trägt, und nicht mehr du oder die Kinder. Darüber hinaus ist es wichtig klarzustellen, dass all diese Maßnahmen keineswegs als Dauerzustand akzeptabel, sondern lediglich erste Schritte sind, um das Suchtsystem zu durchbrechen. Es geht nicht darum zu drohen, sondern ganz deutlich zu vermitteln, dass man die Situation so nicht mehr hinnehmen wird. Keinesfalls sollte man etwas ankündigen, hinter dem man (noch) nicht zu 100 Prozent steht. Du solltest idealerwesie konsequent umsetzen, was du sagst. Mache bitte keine leeren Drohungen: »Wenn du noch einmal trinkst, dann verlasse ich dich!«, wenn du nicht bereit bist, das zu tun. Stattdessen darf man, wenn man ratlos über mögliche Konsequenzen ist, ganz einfach bei der Wahrheit bleiben und beginnen authentisch zu sein.

Eltern-Ich: »Und wenn ich nicht mache, was dir gefällt, dann schmeißt du mich ganz raus, oder was?«

Erwachsenen-Ich: »Es geht nicht darum, dass du machst, was ich will. Es geht mir darum, dass du endlich Verantwortung für deine Alkoholsucht übernimmst. Ich kann dir nicht sagen, wie lange ich noch warte, dass sich etwas Grundlegendes ändert, oder was ich wann tue, wenn nichts passiert. Aber ich kann dir sagen, dass ich so auf Dauer nicht mehr weitermachen und mich ab sofort wieder um mich kümmern werde.«

All das sagt man idealerweise ruhig und möglichst ohne Vorwurf, aber klar und bestimmt. In diesem Moment entsteht wieder Raum für einen Austausch auf Augenhöhe, da der Alkoholkranke nicht mehr derjenige ist, dem man sagt, was er zu tun hat. Die Ich-Botschaften vermitteln, was man selber tun wird, wenn sich nichts verändert. Der Alkoholkranke soll verstehen, dass das System, das ihm das Trinken möglichst komfortabel ermöglicht hat, nicht mehr zur Verfügung steht. Er kann frei wählen, wie er damit umgehen möchte.

Es ist wichtig, sich vor diesem Gespräch Konsequenzen zu überlegen, die man auch umsetzen kann. Und noch wichtiger, sie auch durchzuhalten.

Self-Coaching: Gesprächstraining

Welche Konsequenzen könntest du im ersten Anlauf gut umsetzen?

- Wenn du trinkst, gehe ich in das Gästezimmer.
- Wenn du um die Häuser ziehst, werde ich in Zukunft mein Telefon ausschalten.
- Wenn du trinkst, nehme ich keine gemeinsamen Einladungen mehr wahr.
- Wenn du anfängst, bei der Familienfeier zu trinken, fahre ich kommentarlos nach Hause.
- Wenn du betrunken auf dem Sofa liegst, fahre ich das nächste Mal alleine zu deinen Eltern und sage ihnen dieses Mal auch, warum du nicht dabei bist.

- Solange du trinkst, werde ich keine Paarzeit mit dir verbringen.
- Solange du trinkst, werde ich meinen nächsten Urlaub ohne dich planen.
- Wenn die Polizei das nächste Mal anruft, werde ich dich nicht mehr abholen.
- Wenn es noch einmal eskaliert, werde ich mich nicht wieder um alles kümmern, sondern mir direkt eine Auszeit nehmen.
- Wenn du dich das nächste Mal betrunken ans Steuer setzt, informiere ich die Polizei.

Schreibe dir eine Liste möglicher und realistischer Konsequenzen und gehe die einzelnen Situationen einmal in Gedanken durch. Stell dir vor, wie dein Partner im schlimmsten Fall reagieren könnte. Überlege dir Strategien, wie es dir im Sinne des Haltungsdreiecks gelingen kann, in deinem »Erwachsenen-Ich« zu bleiben.

Abgrenzung

Wenn dieses Gespräch trotzdem wieder ins »Unterwasserballett« abrutschen sollte, hat das sehr wahrscheinlich folgenden Grund: Der Alkoholkranke packt seinen großen Bund an Manipulationsschlüsseln auf den Tisch und versucht dich aus dem Tritt zu bringen.

Sät er Schuldgefühle? Hört er sich so an: »Du bist so egoistisch. Sobald ich dich brauche, lässt du mich im Stich. Und was soll das heißen, dann fährst du alleine in den Urlaub? Die Kinder werden sehr enttäuscht sein. Ich weiß wirklich nicht, was mit dir los ist. Deine Mutter hatte Recht! Du denkst immer nur an dich!«

Schluckt man diesen Köder, der einem hingeschmissen wird, *nicht* und bleibt im »Erwachsenen-Ich«, könnte man beispielsweise antworten:

»Ich möchte nicht länger, dass dein Trinkverhalten mein Leben dominiert. Du kannst damit umgehen, wie du es für richtig hältst, und ich tue es auch. Wenn du dich entschieden hast, etwas zu verändern, kannst du mich um meine Unterstützung bitten.«

Hörst du schon die Antwort? »Du machst es dir wie immer schön einfach! Dir ist scheinbar egal, wie es mir geht.«

Wenn sich jetzt deine Schuldgefühle melden, frage dich, ob du sie *wirklich* annehmen möchtest. Frage dich, ob du wieder versucht bist, die Verantwortung für deinen Partner zu übernehmen. Wenn ja, gib sie ihm unbedingt direkt zurück und zieh dir den Schuh gar nicht erst an.

Stell dir einen Zaun zwischen euch vor und wirf in Gedanken *alles* auf seine Seite, was ihm und nicht dir gehört: seine Verantwortung, seine Enttäuschung und seine manipulativen Schuldgefühle. Er möchte nicht bevormundet, kontrolliert oder bemuttert werden? Das ist gut, richtig und wichtig. Aber ab sofort trägt er auch die Konsequenzen seines Handelns oder Nichthandelns. Du beginnst im Gegenzug, wieder die Verantwortung für dich zu übernehmen, indem du zum Beispiel übst, dich abzugrenzen.

Hier ein Beispiel dafür, wie du so etwas sagen kannst:

»Ich habe meinen Standpunkt klargemacht und du kannst entscheiden, wie du damit umgehen möchtest.«

Es ist ratsam in diesen Gesprächen, in denen der Suchtkranke auch häufig mit Unterstellungen arbeitet, nicht auf die einzelnen, teilweise bestimmt haarsträubenden Vorwürfe einzugehen, sondern sich immer wieder auf die eigene Kernaussage zu fokussieren.

Ein Wortbeispiel:

»Es ist für mich völlig in Ordnung, wenn du das nicht verstehst, aber ich werde nicht weitermachen wie bisher. Ich denke, es wäre sinnvoll, zu einem anderen Zeitpunkt weiterzureden. Ich würde das Gespräch an dieser Stelle gerne beenden. Ich denke, für den Moment ist alles gesagt.«

Self-Coaching: dein persönlicher Schutzzaun

Frage dich einmal in Ruhe, was eigentlich die Anteile deines Partners sind, die du bisher auf deine Schultern geladen, beziehungsweise *zu dir* genommen hast.

An welcher Stelle projiziert er seine Enttäuschung, seinen Frust und die Verantwortung seines Handelns auf dich, um dir Schuldgefühle einzureden und dich zu verunsichern?

Stoppe diesen Mechanismus ganz bewusst, indem du ihm »sein Päckchen« zurückgibst. Stell dir vor, du sitzt in deinem Garten und dein Nachbar wirft dir nach dem Grillen seinen Müll über den Zaun. Rufst du zu ihm herüber: »Toll, wenn Sie noch mehr abgenagte Knochen und leere Bierdosen haben, entsorge ich sie wirklich gerne für Sie!« Oder schmeißt du ihm den Müll wieder zurück auf seine Seite des Zauns und sagst: »Das hat bei mir nichts zu suchen.«?

Den Satz »Ich bin so enttäuscht von dir … du bist der Grund, warum ich trinke …« kannst du in Form von Verantwortung und Schuldgefühlen *an dich* nehmen oder es demjenigen über den Zaun zurückwerfen, dem es gehört: deinem Partner.

Muster durchbrechen

Ein Co-Abhängiger versucht, das Unkontrollierbare zu kontrollieren. Jetzt ist ein guter Zeitpunkt, das endgültig einzustellen. Versteckte Flaschen suchen, den Schnapsverbrauch messen, den Partner in den Alkomat blasen lassen, neben ihm sitzen, damit er nicht trinkt, sind alles extrem co-abhängige wie sinnlose Maßnahmen. Sie kosten dich wertvolle Energie, zerstören das Gefühl, euch auf Augenhöhe verständigen zu können, und sie bewirken absolut nichts, als dem Alkoholkranken eine Steilvorlage für seine Manipulation zu liefern, indem er beispielsweise den Alkomat manipuliert, was dich wieder einmal mehr an deiner Wahrnehmung zweifeln lässt.

Spare dir deine Energie für Sinnstiftenderes und teile das deinem Partner auch gerne im Modell des Haltungsdreiecks mit: »Wenn du trinken möchtest, ist das deine Entscheidung. Du musst das wirklich nicht heimlich machen. Ich bemerke es sowieso. Ich werde ab sofort weder kontrollieren noch darüber diskutieren, was, wann oder wie viel du trinkst, aber genauso wenig werde ich die Stellung halten, wenn du betrunken bist. Ich brauche den Alkomat nicht. Ich sehe ja ohnehin, ob sich etwas verändert oder nicht.«

Anstatt zu Hause zu sitzen, um sicherzustellen, dass der Partner nicht zur Flasche greift, kannst du wieder anfangen, dein »social life« zu aktivieren, dich mit einer Freundin zu treffen oder Sport zu treiben.

Der Co-Abhängige hat die Aufgabe, alte Verhaltensmuster loszulassen und stattdessen die Verantwortung für seine Co-Abhängigkeit zu übernehmen.

Self-Coaching: Ressourcen nutzen

Um wieder in die eigene Kraft zu kommen, hilft es, den Fokus verstärkt auf all die Lebensbereiche zu legen, die außerhalb der kräftezehrenden Beziehung liegen und in denen meist viel Potenzial schlummert, das dir hilft, deinen Selbstwert zu stabilisieren.

Triff dich mit Freunden, geh deinem Hobby nach oder fang ein neues an. Du kannst einen Wochenendtrip mit der Freundin planen, dir einen Therapeuten, einen Coach oder eine Selbsthilfegruppe suchen. Das können extrem stärkende Ressourcen sein, die dir helfen, dein demontiertes Selbstwertgefühl neu zu entdecken und die leeren Akkus aufzuladen.

Fertige zusätzlich eine Liste mit deinen 20 Topkraftquellen an. Das kann vom täglichen Morgenspaziergang über deinen Lieblingspodcast bis hin zum ersten Kaffee am Morgen, einem heißen Bad, einem Stopp in deinem Lieblingscafé, guten Gesprächen, frischen Blumen auf dem Tisch, Kochen, Tagebuchschreiben oder Lesen wirklich alles sein, was dir besonders guttut.

Markiere alle Ressourcen, die du aktuell gar nicht oder zumindest nicht regelmäßig und gezielt für dich nutzt. Überlege dir nun, wie du sie am besten wieder in deinen Alltag integrieren kannst. Meist nützt es schon etwas, sich aktiv über deine Ressourcen Gedanken zu machen und sich ihrer bewusst zu werden. Das setzt Dankbarkeit und Freude frei, Gefühle, die dich motivieren, dich ruhig noch mehr um dich selber zu kümmern.

Ressourcen	Möglichkeiten, sie in den Alltag zu integrieren

Konsequenzen ziehen

Überlege dir bei jedem neuen Schritt, ob du wirklich Muster durchbrichst oder nur neue co-abhängige Strategien etablierst.

Auf die Frage, wie sie mit einem erneuten Rückfall umgehen möchte, antwortete eine Klientin: »Das nächste Mal läuft es anders. Ich werde meinen Mann die Konsequenzen spüren lassen.«

Ich lächelte und sagte: »Das ist gut! Was hast du dir denn überlegt?«

»Ich bringe meinen Mann zu den Schwiegereltern und er darf erst wieder nach Hause kommen, wenn er wieder nüchtern ist.«

Ich fragte: »Was heißt denn für dich nüchtern?«

»Na ja, wenn er eben wieder nüchtern ist.«

Ich wollte sie genau verstehen: »Meinst du nüchtern für drei Tage, für drei Wochen oder für drei Monate?«

»Nein, also direkt, wenn er nichts mehr trinkt.«

Ich fragte noch einmal nach: »Das heißt, er kann theoretisch nach drei Tagen wieder nach Hause kommen?«

»Ja, genau.«

Ich sah sie an, ging diese Situation in meiner Vorstellung durch und fragte daraufhin: »Somit kann dein Mann in Ruhe trinken, solange er das möchte, anschließend wohl behütet seinen Rausch ausschlafen und, ohne etwas zu verändern, nach Hause kommen, wenn und wann er das will. Du und die Kinder sitzt solange in Ungewissheit zu Hause, ohne darauf Einfluss nehmen zu können, wann er wieder bei euch ist, während dein Mann entscheiden kann, was als Nächstes passiert, ohne dass er Verantwortung für seine Sucht und seine Handlungen übernehmen muss?«

Sie legte ihre Stirn in Falten und fragte zaghaft: »Das hat keine negativen Auswirkungen für ihn, oder?«

Ich fragte sie: »An welcher Stelle siehst du sie denn?«

»An keiner.«

Als ihr das bewusst wurde, überlegte sie sich, dass sie ihre Ferienwohnung nutzen konnte. Sie entschied sich, ihren Mann, der zu diesem Zeitpunkt regelmäßig abstürzte und rein gar nichts für seine Nüchternheit unternahm, beim nächsten Rausch in diese Ferienwohnung zu bringen und im Zuge dessen eine Beziehungs-Auszeit von drei Monaten einzuläuten. Sie teilte ihm mit, dass sie ihn nach dieser Zeit sprechen und eine Art Bestandsaufnahme machen wollte, um zu sehen, ob und wie es weitergehen sollte, was natürlich maßgeblich davon abhing, ob und was er in der Zwischenzeit unternommen hatte.

Es dauerte genau eine Woche, bis sein nächster Absturz dieses Szenario in Gang brachte, und sie setzte um, was sie sich vorgenommen hatte. Obwohl sie diesen Schritt zunächst extrem gefürchtet hatte, fühlte der Plan sich, in die Tat umgesetzt, schnell sehr gut an und sie war erleichtert.

Sie hatte es geschafft, die alten Muster zu durchbrechen, und stellte fest, dass sie und auch die Kinder seit Langem wieder durchatmen und ihren Alltag planen konnten, ohne damit rechnen zu müssen, dass er durch einen Rückfall ihres Mannes aus den Angeln gehoben wurde. Sie kümmerte sich um sich, organisierte psychologischen Beistand für ihre Töchter und überließ es ihrem Mann, wann und ob er seine Verantwortung für sich übernahm. Es fühlte sich gut an für sie, ihr Leben endlich wieder in die Hand zu nehmen.

Self-Coaching: Erfolgstagebuch

Um wieder das Gefühl zu erlangen, ein erfülltes Leben zu führen, und um das Selbstvertrauen wiederzuerlangen, hilft es vielen Menschen sehr, ein Tagebuch zu führen. Darin notierst du, wofür du heute dankbar bist. Dafür braucht es nur ein paar Minuten täglich. Gehe deinen Tag abends in Gedanken durch und erinnere dich ganz bewusst an die schönen Momente, daran, was dir gut gelungen ist und worauf du stolz sein kannst. Es reicht absolut, sich Stichpunkte zu notieren.

Der Sinn dieser Übung ist, den Fokus wieder ganz bewusst auf die Fülle, also auf die Habenseite, zu lenken und somit Optimismus zu empfinden, Dankbarkeit zu spüren und den Selbstwert zu steigern.

Bereits auf dem Heimweg wurde mir klar, wie viel sich in mir verändert hatte. Im Gegensatz zur Anreise war ich nach nur einer Woche Therapie extrem ausgeglichen und fühlte mich so wohl in meiner Haut wie lange nicht mehr. Ich war erstaunlich ausgeglichen und verspürte zum ersten Mal an einem Flughafen nicht den Wunsch, mir etwas im Duty-free-Shop zu kaufen. Ich besorgte lediglich Mitbringsel für meine Kinder, suchte mir einen Sitzplatz mit Blick auf die Rollbahn und hörte Musik, bis es Zeit für das Boarding war. Ich war komplett bei mir, und die Menschen um mich herum hatten keinerlei Einfluss auf meine Gefühle oder meine Gedanken. Natürlich konnte ich es kaum abwarten, in ein paar Stunden wieder zu Hause zu sein und meine Jungs in den Arm nehmen zu können. Mein Vater hatte bei uns zu Hause auf sie aufgepasst. Ich freute mich auf mein Bett, unser Badezimmer, meine Kaffeemaschine und darauf, mit meinen Freundinnen essen zu gehen und ihnen zu erzählen, was ich erlebt hatte. Aber das alleine war es nicht, was den Unterschied zur Anreise ausmachte.

In mir war nicht nur ein Prozess in Gang gesetzt worden, sondern er war sogar weit fortgeschritten. Ich war so dankbar, diese Erfahrung gemacht zu haben, und fühlte mich nun bereit, auch alle anderen, noch offenen Baustellen, die in Deutschland auf mich warteten, in Ordnung zu bringen.

Der erstaunlich gute Zustand, in dem ich mich jetzt befand, war – genau wie die Tiefpunkte zuvor – das Ergebnis einer Entscheidung, die *ich* getroffen hatte. Darauf war ich stolz. Ich war stolz auf mich!

Ich hatte mich dafür entschieden, mein Leben wieder selbst in die Hand zu nehmen, Verantwortung zu übernehmen, und ich war bereit, die Ärmel hochzukrempeln. Es war unklar, wie es mit Tom, wie und ob es mit uns weitergehen würde. Im Laden warteten die absolut stressigsten und wichtigsten Monate des ganzen Jahres auf mich. Ich hatte einen Haufen Schulden am Hals. Aber ich konzentrierte mich darauf zu vertrauen, anstatt in den Panikmodus zu verfallen. Ich hatte gelernt, positiv zu denken und ganz einfach mein Bestes zu geben.

Tom wohnte mittlerweile bei seiner Schwester auf dem Hof. Seine Familie hatte aufgrund meiner Begeisterung über Rolf Bollmann für ihn die nächstmögliche Therapie bei ihm gebucht und sie auch finanziert. Die Übergangsphase bis zu deren Beginn verbrachte Tom bereits seit meiner Abreise zur »Finca Esperanza« im Universitätsklinikum in der Nußbaumstraße in München.

In der Woche nach meiner Rückkehr verabredeten wir uns in einem Café in der Nähe der Klinik. Als ich ihn sah, fiel mir auf, wie unglaublich blass er war. Er wirkte irgendwie gestärkt und geschwächt zugleich, und man sah ihm seinen harten Kampf an, er stand ihm ins Gesicht geschrieben. Wie immer sagten wir nichts, sondern umarmten uns lange, bevor das erste Wort gesprochen wurde. Ich reichte ihm voller Vorfreude die Bücher, die ich ihm aus Mallorca mitgebracht hatte. Er lächelte, bedankte sich und legte sie zur Seite, doch ich drängte ihn, die erste Seite aufzuschlagen. Er tat, worum ich ihn gebeten hatte, und las, was dort geschrieben stand: »Lieber Tom, du findest die Antwort in diesem Buch. Dein Rolf.«

Er presste die Lippen aufeinander, holte tief Luft und umarmte mich mit festem Griff. In diesem Moment kam der Kellner mit unserer Bestellung an den Tisch. Wir machten Platz für die Teller und begannen zu essen. Nachdem Tom und ich ein bisschen erzählt hatten, fragte ich, wie es überhaupt möglich war, dass wir uns außerhalb der Klinik trafen. Tom erwiderte, dass er das Gebäude innerhalb bestimmter Zeiten offiziell verlassen durfte. Für mich fühlte sich das alles andere als richtig an, aber ich nickte nur, ohne diese in meinen Augen mehr als fragwürdige

Regelung weiter zu kommentieren. Als wir uns verabschiedeten, war ich recht zuversichtlich, dass Tom nun endlich eine reelle Chance hatte, seine Nüchternheit zu erlangen. Man kümmerte sich in dieser Klinik um ihn, bis er endlich zu Rolf fliegen würde, und bis dahin hatte er schon einmal die zwei wichtigsten Bücher zur Hand.

Was ich zu diesem Zeitpunkt allerdings noch nicht wusste, war, dass es zwischen Klinikaufenthalt und Mallorca leider ein zweiwöchiges Zeitfenster gab. Als ich erfuhr, dass es weder seine aktuell behandelnden Ärzte noch sein Langzeittherapeut für nötig hielten, diese Lücke zu schließen, war ich außer mir. Aber ich konnte, wie so oft zuvor, rein gar nichts ausrichten. Tom verließ schließlich die Klinik und nahm seine Arbeit wieder auf, als sei nichts geschehen, gerade so, als käme er aus dem Urlaub zurück. Und dann kam der Tag des von mir befürchteten Rückfalls.

Tom war gerade dabei, eine Bestellung herzurichten, und ich sah schon von Weitem, dass er betrunken war. Da war wieder das Gefühl, angeschossen zu werden, und mir schnürte sich der Magen automatisch zusammen. Doch anstatt zu ihm zu gehen, ihm zu helfen oder auf ihn einzureden, blieb ich dieses Mal wie angewurzelt stehen, griff zum Telefon und wählte Rolfs Nummer. Er hob nach kurzem Klingeln ab, und nachdem er mich zunächst freudig begrüßt hatte, bemerkte er sehr schnell an meiner Stimme, dass etwas nicht stimmte. Er fragte, was passiert sei, und ich schilderte ihm die Situation, während ich Tom beobachtete. Ich bin noch heute überwältigt, wenn ich mich an Rolfs unfassbar mitfühlende Reaktion erinnere.

Er sagte: »Julia, du glaubst gar nicht, wie unendlich leid mir das tut.« Als er diesen Satz ausgesprochen hatte, stiegen mir die Tränen in die Augen. »Aber bleib jetzt bitte stark und lass ihn gehen. Du kannst nichts machen! Du hast keinen Einfluss! Bleib bei dir und lass ihn gehen!«

Ich wusste, dass er Recht hatte, und war nun in der Lage, entgegen meinem so lange einstudierten co-abhängigen Verhalten anders als sonst zu handeln. Früher hatte ich immer sofort alles in Panik stehen und liegen gelassen, wenn Tom getrunken hatte. Ich fühlte mich dafür verantwortlich, falls ihm etwas zustoßen würde, und rannte jedes Mal wieder los, um ihn zu retten, ihn vor sich selber zu beschützen. Ich war wie ein Lifeguard am Strand, der die Badenden niemals aus den Augen lässt. Doch an diesem Tag überließ ich Tom zum ersten Mal sich selber, ließ die Verantwortung für ihn los und fuhr nach Hause.

Ich war unendlich enttäuscht, weil ich wusste, Rolf würde ihn so nicht behandeln. Er hatte immer betont, er könne auf der Finca, die nun einmal keine Klinik war, keine Entgiftung machen. Alle Seminarteilnehmer mussten nüchtern dort ankommen, ansonsten war er gezwungen, sie wieder nach Hause zu schicken. Und obwohl uns allen dieser dreiwöchige Aufenthalt als letzter Hoffnungsschimmer und riesiger Glücksfall für Tom erschien, weigerte er sich in den darauffolgenden Tagen *strikt*, zur Entgiftung in eine Klinik zu gehen. Ich war so wütend, weil ich einfach nicht verstehen konnte, wie er die Chancen, die ihm immer und immer wieder geschenkt und auf dem Silbertablett serviert wurden, so mit Füßen treten konnte. Ich war richtig sauer auf ihn. Der Tag seiner Abreise rückte stetig näher und die Wahrscheinlichkeit, dass er sie antreten konnte, schrumpfte parallel dazu.

In letzter Sekunde beschloss seine Schwester, dass sie mit ihm die Entgiftung zu Hause durchziehen würde. Sie war täglich mit ihm beim Arzt, um seine physische Verfassung kontrollieren zu lassen, und schaffte das, was uns allen unmöglich schien. Tom war am Tag bevor es losgehen sollte, auf einem Blutwert von 0,0.

Sie buchte auch einen Flug für sich, denn sie wollte ihren Bruder bis zur Haustür der Finca begleiten. Am Tag vor der Abreise schrieb sie mir eine WhatsApp mit der Bitte, ob sie auf dem Weg zum Flughafen einen kurzen Stopp bei mir machen dürften, da Tom sich so gerne persönlich von mir verabschieden würde. Allerdings kämen sie schon gegen 7.00 Uhr, falls das für mich in Ordnung sei. Es war okay für mich, da ich

Tom schon jetzt sehr vermisste, ich ihm alles Gute wünschen wollte und mich freute, ihn noch einmal kurz sehen zu können.

Und so kam es, dass wir uns frühmorgens in meinem Flur gegenüberstanden. Ich ging mit ihm ins Bad, damit wir kurz ungestört reden konnten. Jetzt spürte ich die Auswirkungen meiner seelischen Arbeit sehr deutlich. Ich hegte keinerlei Groll gegen ihn, sondern sah in ihm einfach nur einen Menschen, der mit einer schlimmen chronischen Krankheit zu kämpfen hatte. Ich nahm seine Hände, hielt sie fest und sagte ihm, dass ich es geschafft hatte, bei mir aufzuräumen, was mich davor bewahrte, in Verbitterung zu enden.

Tom lächelte nun auch und sagte das, was ich schon immer am allerschönsten fand und was ohne viele Worte alles ausdrückte: »Oh Julia …«

Wir umarmten uns, und als seine Schwester und er das Haus verließen, blieb ich in der offenen Tür stehen und blickte ihnen nach.

Ein paar Tage später, er war noch auf der Finca, rief er mich an und gestand, er habe bereits während der Freigangszeiten in der Klinik wieder getrunken. Also hatte ich Recht gehabt, an der Regelung, die Klinik in München verlassen zu dürfen, zu zweifeln. Dort hatte niemand bemerkt, dass er getrunken hatte.

Tom wohnte nach seiner Rückkehr aus Mallorca bei seiner Schwester. Er hatte zu dieser Zeit sein Geschäft endgültig aufgegeben und beschlossen, sich weitab von allen Tretminen erst einmal seiner Nüchternheit zu widmen. Für uns gab es damals erneut unzählige Aufs und Abs. Wir sahen uns nicht öfter als vielleicht einmal in zwei Wochen, aber wir telefonierten und schrieben uns nach wie vor täglich. Meine Urlaube plante ich bereits seit meiner Rückkehr aus Spanien ohne ihn. Tom und ich erlebten in diesen Monaten einige sehr schöne Momente, Gespräche, Radtouren und Spaziergänge, gemeinsame Essen und Kinobesuche, aber leider beinahe ebenso viele Rückfälle. Zudem stand ich acht Monate lang vor der Entscheidung, wie es mit dem Geschäft ohne ihn weitergehen sollte. Wir arbeiteten zwar beide autark, aber letztendlich war das Ganze ursprünglich als großes Gemeinschaftsprojekt geplant gewesen. Die komplette Miete für die Räumlichkeiten alleine zu erwirtschaften, war mir mit meinem Konzept nicht möglich. Toms Miete war mir zwar für die Dauer unseres Mietvertrags zugesichert, aber ich wollte eine tragfähige Lösung finden. Ich hatte viele tolle Ideen, wie ich seinen Mietanteil durch Untermieter einnehmen könnte, jedoch kam nach jedem euphorischen Lichtblick ein erneuter Rückschlag. Ich kam trotz guter Ideen nicht wirklich von der Stelle. Am Ende hatte ich keine Energie mehr, der Arbeit die nötige Aufmerksamkeit zu schenken.

Es war eine furchtbare Zeit. Ich wachte in der Nacht mit Herzrasen auf, und die Beklemmungen, Panikattacken und Existenzängste wurden langsam, aber sicher unerträglich. Wie konnte es sein, nagte es an mir, dass mir das Leben einen Arschtritt nach dem anderen verpasst? Doch dann erinnerte ich mich wieder an das, was ich auf Mallorca gelernt hatte. Ich beschloss hinzusehen, anstatt mich zu bemitleiden. Ich zog die Möglichkeit in Betracht, dass alles vielleicht ein Geschenk war, auch wenn es bis zur Unkenntlichkeit hässlich verpackt war. Ich kam zu dem Schluss, dass mir eventuell deshalb ein Knüppel nach dem anderen zwischen die Beine geworfen wurde, weil etwas anderes, etwas viel Besseres auf mich wartete. Ich hatte nun die Aufgabe, herauszufinden, was es war.

Eines Abends, ich wollte gerade ins Bett gehen, klingelte mein Telefon und Rolf war dran. Ich war etwas überrascht, freute mich aber sehr, von ihm zu hören. Er redete nicht lange um den heißen Brei herum, sondern fragte mich direkt, ob ich mir vorstellen könne, gemeinsam mit ihm Seminare zu halten. Ich war von dieser Frage komplett überrascht und fühlte mich ein wenig überrumpelt. War es doch gerade einmal drei Monate her, dass ich selber als absolutes Wrack bei ihm vor der Tür gestanden hatte. Bevor ich etwas sagen konnte, fuhr Rolf fort, ihm sei trotz seiner langjährigen Erfahrung durch mich nochmals richtig bewusst geworden, dass viel zu wenig für die Co-Abhängigen getan wird. Er endete mit dem Satz: »Ich könnte mir für diesen Job niemand Geeigneteres vorstellen als dich!«

Ich war gerührt, verunsichert, überwältigt und glücklich über dieses Angebot. Sein Vertrauen in meine Fähigkeit, anderen Betroffenen helfen zu können, ehrte mich sehr. Und ohne wirklich darüber nachgedacht oder nach Details gefragt zu haben, sagte ich ihm einfach zu.

»Ja, ich bin dabei!«

Rolf erwiderte: »Sehr schön!« Ob ich denn vor sehr vielen Menschen sprechen könne?

Ich antwortete: »Nein, überhaupt nicht. Ganz im Gegenteil!« Ich war schon immer nervös gewesen, wenn beim Sitzkreis im Kindergarten die Kennenlernrunde bevorstand, bei der man lediglich seinen Namen und den des zugehörigen Kindes nennen musste. Ich fügte hinzu, dass ich allerdings auf den Geschmack gekommen sei, all meine Ängste aufzulösen, und das dann wohl der nächste Schritt auf der Leiter zu meiner Freiheit sei. Ich war nicht mehr bereit, mich von blockierenden Gedanken abhalten zu lassen, sondern wollte mein volles Potenzial leben.

Ich konnte förmlich hören, wie er lächelte, und er beendete unser Gespräch mit den Worten: »Na prima, ich freue mich!«

Als ich aufgelegt hatte, erfasste mich eine regelrechte Welle der Euphorie. Ich wusste, dass ich viele Erkenntnisse gesammelt hatte, die ich nun weitergeben konnte. Ich war so weit, mich nicht mit anderen Betroffenen um die schlimmsten Geschichten zu batteln. Ich wollte vielmehr versuchen, mit ihnen meine »golden nuggets« zu teilen.

In dieser Nacht konnte ich nicht vor Sorgen, sondern vor Aufregung schlecht schlafen. Am nächsten Tag ging ich wie gewohnt ins Geschäft und die darauffolgenden Wochen vergingen wie im Flug. Es gab unendlich viel zu tun und ich war schon fast im Begriff, das Gespräch mit Rolf wieder zu vergessen. Doch eines Tages, zwischen Geldsorgen, unüberwindbar scheinenden Bergen von Arbeit und viel zu kurzen Tagen, erinnerte ich mich wieder an dieses Gefühl nach unserem Telefonat, das fast einer Vision glich. Der Vision, anderen Menschen mit meiner gelebten Erfahrung helfen zu wollen. Ich nahm das Telefon in die Hand, um Rolf anzurufen und ihn zu fragen, wie weit er schon mit dem Seminar gekommen sei. Seine Antwort war für mich mehr als enttäuschend, denn er vermittelte mir, dass er sich mit diesem Vorhaben wohl zu viel zugemutet habe. Er sagte, es ginge ihm gesundheitlich nicht besonders gut. Ich wünschte ihm gute Besserung und legte am Ende unseres Gesprächs desillusioniert auf. Was, wenn unsere Zusammenarbeit niemals zustande kommen würde? Bei diesem Gedanken spürte ich, dass ich nicht bereit war, mich von meiner Vision zu verabschieden. Aber wie um alles in der Welt sollte ich das Ganze ohne Rolf anstellen? Ich war weder Ärztin, noch hatte ich Psychologie studiert oder konnte irgendetwas Vergleichbares vorweisen, was mich offiziell dazu berechtigte, Menschen zu beraten. Ich wusste weder, wie man ein Seminar aufbaut, noch hatte ich in der Zwischenzeit gelernt, frei zu reden. Und aus welchem Grund sollte man mich für kompetent halten, zum Thema Co-Abhängigkeit zu sprechen?

Dennoch wusste ich, dass ich an einem Punkt angelangt war, an dem ich viel zu geben hatte. Ich musste nur einen Weg finden, der das möglich machte . Auf einmal kam mir die Idee, dass die einfachste Methode, Aufmerksamkeit für das Thema zu schaffen und Vertrauen bei anderen Co-Abhängigen aufzubauen, war, ein Buch zu schreiben. Ein Buch, in dem ich meine Erfahrungen und meine Erkenntnisse teilen wollte. Dafür brauchte ich nichts weiter als mein Laptop und Zeit, die ich mir schon irgendwie freischaufeln würde. Wie heißt es so schön? »Wo ein Wille ist, ist auch ein Weg!« Mir dämmerte, dass das vielleicht mein »Geschenk« war, das ich mich *so lange* geweigert hatte auszupacken!

Das Thema Alkoholismus begleitete mich, lange bevor ich Tom traf, viele Jahre meines Lebens, sodass es möglicherweise kein Zufall war.

Was, wenn genau das mein »Warum?« war. Was, wenn ich all diese Erfahrungen nur deshalb gemacht hatte, um sie zu teilen? Was, wenn ich für andere der Mentor sein konnte, den ich mir selber gewünscht hätte? Ich mutmaßte, dass alles, was ich in den letzten Jahren erreichen wollte, möglicherweise gar nicht das Ziel, sondern der Weg gewesen war. Vielleicht waren die letzten Jahre ein Studium, in dem mich *das Leben selber* unterrichtet hatte. Rolf sagte immer, Wissen bestehe zu 80 Prozent aus gelebter Erfahrung. Sollte ich Recht behalten, ergäbe plötzlich alles einen Sinn und all der Schmerz wäre nicht umsonst gewesen.

Ich beschloss, nicht weiter vergeblich an der alten Front zu kämpfen. Ich ließ erneut los: das Geschäft, das Tom und ich gemeinsam hatten aufbauen wollten. Obwohl ich bis zum jetzigen Zeitpunkt noch keine Lösung für alle finanziellen Baustellen hatte, waren meine Beklemmungen in dem Moment verflogen, in dem ich die Entscheidung getroffen hatte. Ich meldete mich zu einer Life-Coach-Ausbildung in Zürich an, damit ich lernen konnte, wie ich mein Wissen am besten weitergeben konnte.

7. Ohnmacht vs. Entscheidung

Es ist nicht leicht, mit Gewohnheiten zu brechen, auch nicht mit dem gewohnten Blick auf uns selbst. Wir machen lieber immer dasselbe, nur nichts ändern, denn alles andere erfordert von uns tatsächlich etwas, was viele Menschen scheuen: eine Entscheidung. Doch das Zusammenleben mit einem Alkoholiker erlaubt es nicht, dass wir uns vor Entscheidungen drücken. Denn sonst sind wir ohnmächtig dem ausgeliefert, was nicht der geliebte Mensch entscheidet, sondern seine Alkoholsucht. Nein, das ist dann meist keine schöne Erfahrung. Deshalb sollten wir es uns selbst wert sein: Treffen wir Entscheidungen. Für uns. Für unser Leben. Für unsere Lieben.

Definiere deine Standards

Ich erlebe es häufig bei meinen Klienten, dass nach unendlich vielen Dramen letztlich nicht eine bewusste Entscheidung, sondern ein eskalierter Streit zu einer spontanen räumlichen Trennung führt. Einer von beiden schlägt die Tür zu und ist erst einmal weg. Was dem Co-Abhängigen aber leider meistens bleibt, ist seine Position, die Rolle des Ohnmächtigen, übrigens auch dann, wenn es ein geplanter Entschluss war.

»Sag mir doch bitte, wie es jetzt weitergehen soll«, ist eine typische Frage, die den Alkoholkranken weiterhin zum Herrscher über Nähe, Distanz und den Selbstwert seines Partners macht. Um Missverständnissen vorzubeugen, möchte ich gerne unterstreichen, dass mein angestrebtes Ziel nicht eine Machtübernahme, sondern die Möglichkeit für den Co-Abhängigen ist, wieder selbstwirksam zu handeln.

Ist man als Co-Abhängiger in der Situation, vor einer räumlichen Trennung samt einem ungeklärten Streit zu stehen – oder sogar vor einer allumfassenden Ratlosigkeit, wo der Exit aus diesem Teufelskreis zu finden ist –, wird zunächst einmal sehr wahrscheinlich der Panikmodus anspringen. Jetzt ist es wichtig, nicht den alten Mustern zu folgen, sondern sich bewusst zu machen, dass es nicht gut ist, der Angst zu folgen. Denn dieser Weg endet immer wieder in der »Sackgasse Ohnmacht«.

Man kann sich diesen Moment wie einen Sturm auf hoher See vorstellen, bei dem man auf Deck (emotional) hin- und hergeschleudert wird. Versuche bitte, ihn in der Gewissheit auszuhalten, dass er vorübergeht. Es ist wichtig, jetzt keine verzweifelten Nachrichten von dir zu geben und zu sagen: »Bitte komm zurück«, denn das würde bedeuten, dass du nur eine der gewohnten co-abhängigen Strategien nutzt, um wieder zurück in deine Bindung zu flüchten. Halt dich daran fest: Ist der Sturm erst einmal vorbei, kehrt meist sehr schnell eine Ruhe ein, in der sich im wahrsten Sinne des Wortes die Wogen glätten und die Luft klärt. Dann spüren viele Menschen, dass ihre existenzielle Angst davor, aus der Bindung zu fliegen, tatsächlich irreführend ist und es sich gelohnt hat, sie auszuhalten.

Jetzt ist der Zeitpunkt, wieder zu sich selber zurückzufinden, und viele stellen fest, dass sie das gefürchtete Alleinsein überraschenderweise sogar genießen, weil sie wieder durchatmen und sich entspannen können, weil ihr Alltag wieder berechen- und planbar wird.

Jetzt ist der ideale Zeitpunkt, zu handeln und die Ohnmacht zu verlassen, indem man sich bewusst macht, dass man absolut unabhängig von der Einsicht oder den Entscheidungen des Partners eigene Standards definieren kann. Man selber entscheidet, ob oder wie es weitergeht.

Ich darf dir hier am Schluss des Buches noch einmal die wichtigen Fragen auflisten: »Was ist für dich in einer Beziehung ab sofort nicht mehr verhandelbar?«

- Was müsste geschehen, damit du dieser Beziehung eine weitere Chance geben möchtest?
- An welcher Stelle wirst du keine faulen Kompromisse mehr machen?
- Welche Werte sollen ab sofort wieder selbstverständlich Teil deines Lebens sein?
- Was ist für dich ein akzeptables Zeitfenster für eine sicht- und spürbare Veränderung?

Formuliere doch erst einmal möglichst allgemein, was du (wieder) erleben möchtest, anstatt den Partner in den Fokus der persönlichen Ziele zu stellen.

Ein möglicher Satz wäre:
»Ich wünsche mir Vertrauen, Respekt, Klarheit, meine Authentizität …«

Hast du für dich geklärt, was du möchtest, kannst du das deinem Partner in der Form von Ich-Botschaften mitteilen. Denke dabei an das Haltungsdreieck: Tritt nicht unterwürfig im »Kind-Ich« oder herablassend im »Eltern-Ich« auf.

Ich möchte dir gerne ein mögliches Beispiel mit auf den Weg geben:
»Ich habe nachgedacht und erkannt, dass ich mich absolut über-angepasst habe. Ich möchte und werde das in Zukunft nicht mehr tun. Ab sofort werde ich mich darin üben, wieder authentischer zu reagieren, auch wenn das bei dir auf Widerstand oder Ablehnung stoßen sollte. Ich

möchte mich nicht mehr verbiegen, sondern stattdessen herausfinden, ob in dieser Beziehung überhaupt Platz für mich, meine Gefühle und meine Bedürfnisse ist oder nicht.

Für mich sind Vertrauen und Respekt die unabdingbare Basis für eine gemeinsame Zukunft, aber solange du trinkst, muss ich auf beides verzichten. Dazu bin ich nicht mehr bereit.

Wenn du unter diesen Umständen eine Schnittmenge mit *deinen* Vorstellungen siehst, können wir gerne ausprobieren, ob es jetzt klappt. Sollte ich allerdings die Klarheit erlangen, dass diese Beziehung nur auf Kosten meiner Werte, meiner Authentizität und meines inneren Friedens funktioniert, bin ich es mir wert, entsprechende Konsequenzen zu ziehen.«

Wichtig ist, dass deinem Gegenüber klar wird: Da ist kein »Sag du mir doch bitte, wie es jetzt weitergehen soll«. Kannst du darauf verzichten, bist du schon in einer absolut klaren selbstbestimmten und wertschätzenden Haltung. Das ist deine Seite der Dinge.

Was dein Partner bereit ist zu tun, damit eure Beziehung funktionieren kann? Das liegt bei ihm. Es ist absolut nicht deine Aufgabe, ihm das vorzukauen.

»Aber was, wenn er darauf nicht eingeht?«, fragst du dich vielleicht. Dann kannst du für dich entscheiden, ob du bereit bist, den Preis für ein Fortführen dieser Beziehung in ihrem aktuellen Zustand zu zahlen. Bist du es nicht, gewinnst du in jedem möglichen Szenario des klärenden Gesprächs auch wirklich eigene Klarheit, emotionale Freiheit und Authentizität.

Die Angst vor dem Rückfall

Wenn sich Partner von Alkoholkranken auf den Weg machen, das Suchtsystem zu durchbrechen, werden sie leider schnell mit einer der größten Ängste eines Co-Abhängigen konfrontiert: »Was ist, wenn mein

Partner wieder einen Rückfall hat?« Ich kenne es aus meiner Arbeit, dass dieser Frage meist der Nachsatz folgt: »Und wie kann man diese Angst loswerden?«

Meine Antwort darauf lautet: »Erst einmal gar nicht.« Die Angst vor einem Rückfall ist nicht nur berechtigt, sondern wird sich wahrscheinlich auch bewahrheiten, sofern alle Beteiligten noch am Anfang des Prozesses stehen. Gegen diese Angst in den Widerstand zu gehen, ist enorm energieraubend und ebenso verunsichernd wie sinnlos.

Entscheidet sich ein Mensch dazu, um die nüchterne Version seiner Beziehung zu einem Alkoholkranken zu kämpfen, gehört die Angst vor einem Rückfall sehr lange ganz einfach dazu. Das zu akzeptieren ist Teil des Prozesses.

Anstatt sich dagegen zu wehren, sollte man sich an dieser Stelle die Frage stellen, ob man trotz des Risikos eines Rückfalls bereit ist, diesen Weg zu gehen. Lautet die Antwort darauf Ja, ist es gut, sich darin zu üben, diese Angst anzunehmen und sich im Zuge dessen damit zu beschäftigen, wie man mit einem Rückfall umgehen möchte.

Nimmt man die Angst an und erarbeitet sich eine Art Notfallkoffer für den Worst Case, kann eine gewisse Erleichterung eintreten, weil man die Ohnmacht des Ausgeliefertseins somit ein Stück weit durchbricht. Die Inkaufnahme eines Rückfalls wird zu einer bewussten Entscheidung, was einem zumindest zum Teil das Gefühl von Kontrolle zurückgeben kann. Das ist vor allem dann der Fall, wenn man sich bereits neue Strategien erarbeitet hat, wie man damit umgehen will, ohne in die alten co-abhängigen Muster zurückzufallen. Ob, wann und wie schnell die Angst nachlassen wird, kann niemand vorhersagen, denn das liegt natürlich auch maßgeblich an der Entwicklung des Alkoholkranken. Das Vertrauen in dessen Nüchternheit wächst in dem individuell unterschiedlichen Tempo, und man hat nur bedingt Einfluss darauf. Es ist wie mit einer Pflanze, die nicht schneller wächst, weil man an ihr zieht. Versprechen, Vorsätze oder große Beteuerungen werden nichts ausrichten können. Das Einzige, was Vertrauen schafft und im Gegenzug die Angst lindert, sind spür- und sichtbare Veränderungen – und das braucht seine Zeit.

Anstatt seine Energie in endlosen Schlaufen des Widerstands oder mit dem Verfolgen eines negativ definierten Ziels (mein Partner soll keinen Rückfall haben) zu verpulvern und somit automatisch eine defensive Haltung einzunehmen, ist es sehr stärkend, seine Energie stattdessen wieder in konstruktive Bahnen zu lenken, indem man sich die Frage stellt: »Worauf habe ich tatsächlich Einfluss?«

Lässt sich ein Rückfall durch meine Angst vor ihm verhindern? Nein.

Lohnt es sich, mit einem Therapeuten oder Coach zu erarbeiten, wie ich mit einem Rückfall umgehe? Ja. Und hiermit hätte man direkt auch ein positiv definiertes Ziel.

Das Zeitfenster

Du bist noch nicht so weit, eine klare Entscheidung zu treffen? Das macht nichts. Versuche bitte, dir einen gewissen Halt und Struktur in deinem Prozess zu geben, indem du dir selber ein Zeitfenster vorgibst. Das könnte lauten: »Ich schaue mir die ganze Entwicklung noch drei Monate an und entscheide mich dann.«

Wenn du dir ein Ultimatum stellst, ist es wichtig, dir bewusst zu machen, dass es dich nicht zusätzlich unter Druck setzen, sondern dir Orientierung und Halt geben soll. Du weißt noch nicht, was du willst? Dann gönne dir eine Pause und steig am besten sofort aus deinem Gedankenkarussell aus, damit das »Soll ich oder soll ich nicht?« aufhören kann. Räum dir selbst ein, diese Entscheidung zu vertagen. Nach Ablauf der Frist machst du einen Reality Check und siehst, ob die Fakten nun für sich sprechen und dir deine Entscheidung ermöglichen. Sie tun es immer noch nicht? Dann verlängere die Frist ganz einfach und gib dir selber die Zeit, die du brauchst. Jeder Tag bringt Wachstum, Erkenntnisse, Rückschläge oder Fortschritte, die wichtig für deinen Prozess sind.

Somit darfst du dich im Rahmen der von dir gesetzten Zeiträume gerne neu entscheiden. Solange du das tust, kannst du ganz entspannt auf deinen Prozess vertrauen und dir sicher sein, dass der Tag kommt, an dem du deine Entscheidung triffst. Er kommt genau dann, wenn du so weit bist.

Nüchtern – und jetzt?

Die lang ersehnte Nüchternheit führt in nicht wenigen Beziehungen zur Ernüchterung der ganz anderen Art. Die eingespielten Rollen fallen weg, und nun heißt es, sich von den alten Mustern und Ängsten zu lösen und das Leben mit neuen Inhalten, Gedanken und Aktivitäten zu füllen. Denn wenn man sich jahrelang wie mechanisch als Rädchen in einem Suchtsystem gedreht hat, muss man sich als Paar, sobald dieses gestoppt ist, häufig komplett neu erfinden, wenn man nicht in einer neuen Form von toxischer Beziehung leben möchte. Denn an die Stelle der Probleme, die dem unkontrollierten Alkoholkonsum geschuldet waren, und der sich daraus ergebenden Dynamik treten oft Enttäuschung und Orientierungslosigkeit. Der alte zerstörerische Trott fällt zwar weg, dennoch kann sich zunächst eine riesengroße Leere auftun, die mit Neuem gefüllt werden will.

Die lang ersehnte Nüchternheit löst auch nicht, wie so häufig erhofft, alle Probleme und führt leider keineswegs automatisch zu einer glücklichen Partnerschaft. Anstelle von Glück und Harmonie können sich auch Streit, Distanzierung oder Verunsicherung einstellen. Möglicherweise erkennt der Co-Abhängige, dass die Partnerschaft nüchtern auch nicht erfüllend und in gegenseitigem Respekt zu führen ist.

Um den Leidensdruck in einer co-abhängigen Beziehung auszuhalten, wird der alkoholkranke Partner – jedenfalls die nüchterne Version – häufig unbewusst über die Maßen glorifiziert, um der schmerzvollen Realität ein Gegengewicht gegenüberzustellen, welches das Warten, das

Hoffen und den Schmerz rechtfertigt. Konnte man vorher alle Probleme auf die Sucht schieben, erkennt man nun möglicherweise, dass die Beziehung ohne Alkohol ebenso wenig funktioniert.

Was fast allen Co-Abhängigen jetzt zum ersten Mal richtig bewusst wird: Die Nüchternheit ist nicht das Ziel, sondern lediglich ein Meilenstein ohne jegliche Garantie für ein gemeinsames Glück. »Woher weiß ich denn, ob die aktuelle Nüchternheit anhält und es nicht doch wieder einen Rückfall geben wird?« Die Antwort dämmert vielen genau in dem Moment, wo sie diese Frage stellen. Sie haben erreicht, worauf sie so lange gewartet haben, ohne die Nüchternheit für sich jemals genau definiert zu haben. »Wäre mein Partner trocken, wäre unsere Beziehung perfekt« ist häufig ein regelrechtes Mantra, das Menschen ihre Co-Abhängigkeit ertragen lässt.

Ich frage an dieser Stelle gerne: »Was heißt denn für dich trocken?«

Nach einem meist etwas irritiertem Blick folgt zur Antwort: »Na ja, dass er nicht mehr trinkt.«

»Und was heißt das genau? Zwei Wochen, zwei Monate oder zwei Jahre?«

Spätestens jetzt wird den meisten die Intention meiner Frage klar und führt häufig zu einer Gegenfrage: »Ab wann weiß man denn, dass die Nüchternheit stabil ist?« Aber genau diese Frage kann dir leider niemand beantworten.

Der einzige Weg zu einem sicheren Gefühl führt über deine Partnerschaft. Vielleicht hast du eines Tages keine Angst mehr vor einem Rückfall, weil du spürst und siehst, dass dein Partner Halt gefunden hat. Vielleicht aber stellst du fest, dass du niemals mehr vertrauen kannst, weil ja doch der nächste Rückfall schon vor der Tür steht. Leider kann dir das keiner vorhersagen. Du alleine entscheidest, ob du dich trotz dieser Unsicherheit auf die nächste Etappe dieses Weges einlassen möchtest oder nicht.

Manche Paare tauschen mit der lang ersehnten Nüchternheit die Rollen und nun ist es der ehemals Co-Abhängige, der den anderen für sein langes Unglück und die Folgen verantwortlich macht. Schlimmstenfalls dreht sich plötzlich alles nur noch um die Schuldfrage, die allerdings keinen weiterbringt. Eine trockene Alkoholikerin stellte mir die Frage, wie sie die Schuld gegenüber ihrem Mann jemals abtragen könne. Meine Antwort darauf lautet: »Gar nicht!« Denn sowohl sie als auch er, wir alle können ausschließlich unser eigenes Handeln und Denken beeinflussen. Das bedeutet, dass jeder lediglich dafür sorgen kann, mit sich selbst ins Reine zu kommen. Wir können – und müssen – uns selbst bewusst werden (nur das macht selbstbewusst), müssen uns selbst heilen und – wichtig – uns auch selbst vergeben. Diesen Weg kann kein anderer für uns gehen. Ein Rollenspiel aus Opfer und Täter, Schuld und Vorwurf ist hingegen ein Garant dafür, das, was von einer Beziehung vielleicht noch übrig ist, vollends zu zerstören. Denn solange Vorwurf und Verbitterung weiterhin mit uns unter einem Dach leben, werden sie mit vereinten Kräften jeglicher wahrhaftiger Annäherung im Wege stehen. Somit ist die heiß ersehnte Nüchternheit zwar der allerwichtigste und erste, aber keineswegs der letzte Schritt auf dem Weg in ein erfülltes Leben mit der chronischen Krankheit Alkoholismus. Verdrängen wird nicht funktionieren, so viel steht fest.

Jeder darf und muss letztendlich für sich entscheiden, ob er vergeben und nach vorne schauen möchte und kann. Oder ob die Wunden und das Vertrauen irreparabel sind und es an der Zeit ist, einen Schlussstrich zu ziehen. Damit sich dies machbar anfühlt, ist es wichtig, an einer maximal positiven Vision zu arbeiten, denn bewegen wir uns aus unserer Komfortzone, kostet das extrem viel Kraft und Mut. Wir fühlen uns nicht sicher im Neuen und tendieren daher dazu, in das Bekannte zurückzufallen.

Einschneidende Veränderungen

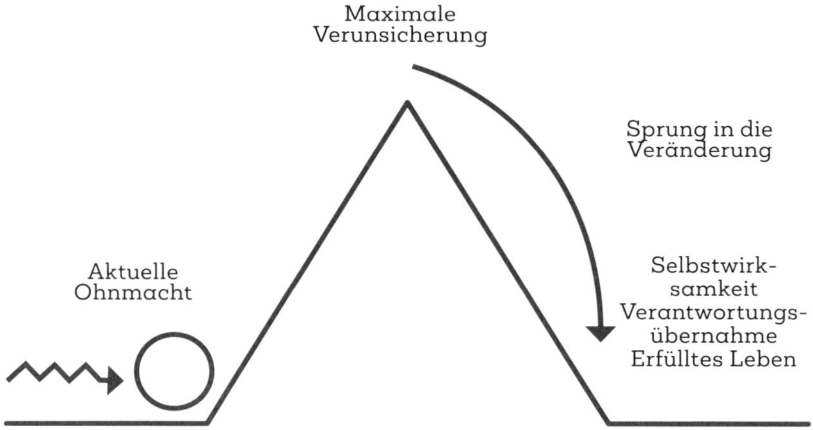

Bevor wir an einem Ziel arbeiten, möchte ich dich bitten, einen aktuellen Reality Check zu machen.

Coaching-Tool: Reality Check

Du kennst dieses Coaching-Tool – sonst schlage oben im Inhaltsverzeichnis nach, dann findest du sicher den Weg zu deinem persönlichen Reality Check.

Coaching-Tool: Arbeit mit den logischen Ebenen von Bateson

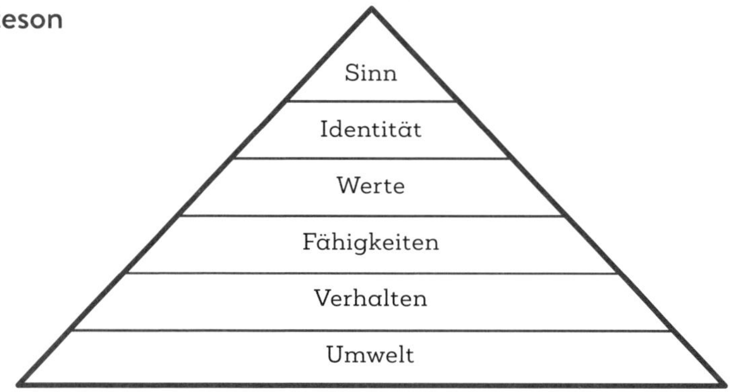

Gehe diese Ebenen, die sich gegenseitig beeinflussen, von unten nach oben durch, um eine möglichst attraktive Vision für dich zu erkennen.

- Wie sähe mein ideales Umfeld aus? Mit welchen Menschen würde ich mich umgeben? Wie sähe mein (Arbeits-)Alltag aus? Womit würde ich meine Zeit verbringen? Und mit wem? Was würde mein Zuhause, in dem ich mich wohlfühle, ausmachen?
- Wie würde ich mich (wieder) verhalten?
- Welche meiner besonderen Fähigkeiten und Talente kämen zum Einsatz?
- Welche meiner Werte stünden wieder im Vordergrund? In welchen Lebensbereichen würde ich dadurch eine besondere Veränderung bemerken? Warum?
- Wer wäre ich? Was würde mein authentisches Selbst ausmachen?
- Was wäre mein »Warum« beziehungsweise der Sinn in meinem Leben?

Und jetzt beantworte all diese Fragen noch einmal und vermeide bewusst den Konjunktiv. Lass einmal alle deine Wünsche zumindest sprachlich wahr werden.

Auch während ich hier an meinem Buch schrieb, war in meinem Leben nicht alles rosig. Die Geschäftsauflösung stand unmittelbar bevor, mein Nachmieter war gerade abgesprungen und Tom hatte wieder einen Rückfall. Ich wusste nicht, ob ich finanziell mit einem blauen Auge davonkommen würde, ob es mir jemals gelingen würde, meine Vision zu leben, und ich wusste auch nicht, wie Toms und meine Geschichte enden würde. Ich konnte nicht vorhersehen, ob er schwimmen und das rettende Ufer erreichen oder im wahrsten Sinne des Wortes ertrinken würde. Alles, was ich wusste, war, dass es auch ein Leben vor dem Tod gibt und es unsere Pflicht ist, dieses Leben in vollen Zügen zu genießen. Fangen wir damit an, bevor es zu spät ist. Keine Beziehung sollte der Grund dafür sein, auf das eigene Glück zu verzichten. Vielleicht geschieht noch ein Wunder, aber ich werde meine Zeit nicht ungenutzt verstreichen lassen, indem ich noch länger darauf warte. Ich dachte lange, ich könnte nicht ohne Tom leben, aber ich kann!

Trotzdem zieht es einem sofort wieder den Boden unter den Füßen weg, wenn der Moment gekommen ist – und der nächste Rückfall ist da. Es spielt keine Rolle, ob ihr noch ein Paar seid und unter einem Dach lebt oder nicht. Tom wäre an den Folgen seines Alkoholkonsums fast gestorben und diesen Schmerz konnte ich kaum ertragen. Es war der Moment, als der letzte mikrokleine Rest meiner Hoffnung gestorben ist. Dabei ging es aber gar nicht mehr um das Wir. Das Wir war für mich schon lange ausgelöscht. Ich fürchtete nicht, dass wir nicht mehr zusammenfinden würden, sondern ich fürchtete, dabei zusehen zu müssen, wie er vor die Hunde geht. Unwürdig und alleine und im schlimmsten Fall auf der Straße. Er war jetzt scheinbar an dem absoluten Tiefpunkt, von dem immer alle sprechen, angekommen.

Ich war nach all dem Hoffen und Enttäuschtwerden, den leeren Versprechungen, Ausreden und Rückfällen nicht mehr bereit, Teil dieses endlosen Dramas zu sein. Es spielte für mich keine Rolle, ob ich dabei in einer Loge, in der ersten oder in der letzten Reihe saß. Ich wollte nicht mehr nachts angerufen, manipuliert, angefleht, beschimpft und in seine Probleme hineingezogen werden. Ich kannte die Spielchen, die Ausreden, die Versprechen und die Entschuldigungen, die schon längst zu einer Floskel verkommen waren. Ich habe die Fragen, warum er getrunken hat, was denn dieses Mal der Auslöser gewesen sei und wie ich ihn unterstützen könne, tausend Mal gestellt. Und ich kannte die Antworten.

An meinem zweiten Geburtstag nach unserer Trennung rief er gegen 16.00 Uhr an. Er war jenseits von Gut und Böse und stöhnte ins Telefon, dass es ihm schlecht ginge. Danke für diesen erheiternden Glückwunsch, aber nein danke. Es gibt Menschen, die es absolut perfektioniert haben, um sich selber zu kreisen. Unermüdlich. Ich bat ihn im Februar, seine restlichen Sachen abzuholen. Sie stehen immer noch in der Garage. Nun kümmert sich jemand anderes darum. Wie immer. Der Gedanke, dass er seine Krankheit nicht ernst nimmt und sie gleichzeitig als Ausrede benutzt, wenn sie ihm dazu dient, seinen Kopf aus der Schlinge der Verantwortung zu ziehen, machte mich wieder einmal so richtig wütend. Aber da mir heute bewusst ist, wie sehr wir uns selber schaden, wenn wir anderen (oder auch uns selbst) Vorwürfe machen und im Groll sind, lasse ich meine kurz aufgeloderte Wut sofort wieder gehen, ich lasse sie ganz schnell los und bin stattdessen unendlich dankbar dafür, dass all das hinter uns liegt.

8.
Auf zu neuen Ufern

Es wäre schön, wenn du versuchst dich für den Gedanken zu öffnen, dass es eine Alternative zu deiner aktuellen Situation gibt, für die es sich unbedingt lohnt loszugehen!

Coaching-Tool: Reality Check

Du bist die einzelnen Lebensbereiche schon zu Anfang dieses Buches einmal durchgegangen. Bitte kennzeichne jeden einzelnen erneut und bewerte ihn entsprechend seiner momentanen Qualität. Du kannst wieder jedem Bereich eine prozentuale Bewertung seiner aktuellen Attraktivität geben. Das reicht von 0 %–100 %. Trage die einzelnen Werte in die entsprechenden Felder ein und schraffiere sie ungefähr entsprechend ihres Wertes, sodass du auf einen Blick die Momentaufnahme deiner gefühlten Lebensqualität erkennen kannst. Vergleiche sie nun mit deiner letzten Momentaufnahme. Hat sich etwas verändert?

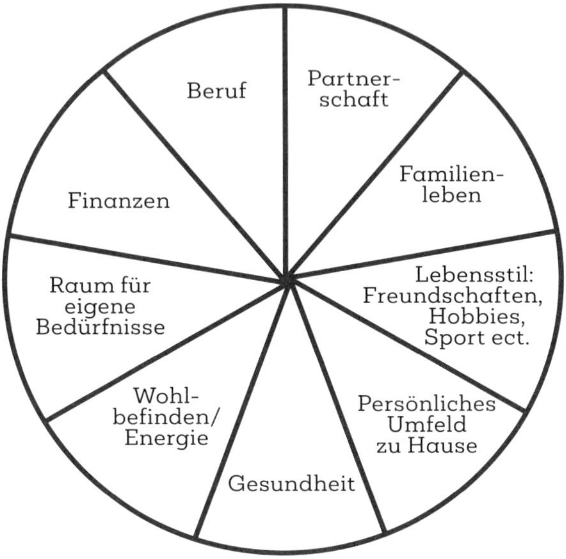

Coaching-Tool: Sprung in die Zukunft

Wie wäre es, wenn es so richtig, richtig schön wäre?

Stell dir vor, es sind fünf Jahre verstrichen und alle Probleme von heute sind gelöst. Du hast alles gemeistert und blickst nun auf die heute aktuell schwierige Situation zurück. Sie liegt endgültig hinter dir und du bist wieder glücklich, fühlst dich authentisch und führst ein erfülltes Leben.

Welche deiner Eigenschaften hat dir geholfen, alle Hürden zu nehmen? Welche Menschen haben dich auf deinem Weg unterstützt? Was hast du gebraucht, um die Herausforderung zu meistern? Welche Erfahrungen deiner Vergangenheit waren hilfreich für dich? Was hat dich diese schwere Zeit bewältigen lassen? Welcher Aha-Moment in der Vergangenheit war dein Gamechanger?

Versetze dich in dein Zukunfts-Ich.

»Wo bist du jetzt?«
»Was hat sich in deinem Leben zum Positiven verändert?«
»Worauf bist du stolz?«
»Was macht dich glücklich?«
»Was hast du über dich erfahren?«

Und was würde dein Zukunfts-Ich deinem jüngeren Ich raten?

Nachwort

Ich mache mich auf den Weg zu dem Hof von Toms Schwester. Von der Sonne ist heute nichts zu sehen, denn der Himmel hängt voller dicker, grauer Wolken. Ich schlüpfe in meine alten Bikerboots, ziehe meinen dunkelblauen Regenparka über und steige in das Auto. Mein Laptop liegt neben mir auf dem Beifahrersitz und ich bin aufgeregt. Wie wird Tom reagieren, wenn er meine Sicht der Dinge zum ersten Mal liest? Wird er weinen, den Kopf schütteln oder das MacBook Air ganz einfach an die Wand knallen? Wird er mich auslachen, mich anschreien, mit mir diskutieren, oder wird er einfach aufstehen und gehen?

Als ich in die Einfahrt biege, kann ich ihn schon von Weitem sehen. Er hält inne, als er meinen Wagen erkennt. Ich parke und gehe auf ihn zu, während die Hunde schwanzwedelnd um mich herumlaufen. Wir sind beide etwas verhalten. Nachdem es in diesem Moment anfängt zu regnen, gehe ich schon einmal vor, denn er muss noch eine Latte an dem Zaun einer Pferdekoppel befestigen. Auf dem Tisch in seiner Wohnküche steht ein Strauß roter und pinker Rosen aus dem Garten. Sie duften betörend nach Zitrone und sind mit einer breiten Satinschleife zusammengebunden. Gerade als ich mich setzten möchte, öffnet sich die Wohnungstür und Tom kommt herein. Er lächelt nun, umarmt mich und sagt, die Blumen seien für mich. Ich bedanke mich und frage, ob er bereit ist. Er nickt, und ich stelle das Laptop vor ihm auf den Tisch, klappe es auf und öffne das Dokument »Julias Book«.

Während er liest, sehe ich ihn an. Ich beobachtete ihn, wie er sich zwischendurch auf die Lippen beißt, tief Luft holt, sich sein Kiefer anspannt. Tränen steigen ihm in die Augen, um kurz darauf einem Lächeln zu weichen. Hin und wieder höre ich ein kurzes, heruntergeschlucktes Schluchzen. Während er liest, stützt er sein Kinn in die rechte Hand und spricht kein Wort. Er wendet den Blick keine Sekunde vom Bildschirm ab, sieht mich kein einziges Mal an. Ich bin angespannt und kann seine Reaktion kaum erwarten.

Schließlich klappt er das Laptop zu, sieht mich an und sagt: »Ich gratuliere dir von ganzem Herzen. Es ist wirklich gut. Ich bin sehr stolz auf dich und ich hoffe, es hilft anderen, vielleicht noch auf der Schussfahrt zu wenden.«

Danksagung

Was mir die schwersten Jahre meines Lebens gezeigt haben, ist, wie viele wertvolle Menschen es in meinem Leben gibt. Ich danke meinen wundervollen Söhnen, von denen ich konstant unendlich viel lernen darf und die mir schon so oft die Augen geöffnet haben. Ihr seid das größte Geschenk! Danke Keke, dass du meine technischen Kämpfe während der Arbeit zu diesem Buch – und auch sonst – geduldig und souverän gelöst hast, während ich kurzzeitig immer wieder einmal ungeduldig die Nerven verloren habe. Danke Vico, dass du uns alle währenddessen mit deinem unverwechselbaren Charme ständig zum Lachen bringst. Ich danke meiner Mutter Anne, dass du keinen Zweifel hattest, dass dieser Weg der richtige für mich ist und du mich von Anfang an motiviert unterstützt hast. Ich danke meinem Vater Bodo, dass du mich mit deinem wertvollen Feedback in meinem Schreibprozess begleitet und mich darin bestärkt hast, an meine Fähigkeiten zu glauben. Von Herzen danke an meine Freundinnen Simone, Nina, Flora und Andrea, dass ihr immer für mich da ward und seid und an mich geglaubt habt, als ich es nicht tat. Ihr seid die Allerbesten! Ich danke Conni, Steffi und Kim für eure langjährige Freundschaft, die auch große Durststrecken wie meinen Rückzug während der Co-Abhängigkeit überstanden hat. Liebe Inge(ling), du warst mit deiner unglaublichen Loyalität, deinem Tatendrang und den besten Salaten der Welt, im Laden mein Fels in der Brandung. Danke Beat für deinen grenzenlosen Optimismus und deine einzigartige Herzlich- und Großzügigkeit, danke Frank für deine unerschütterliche Ruhe und dein Vertrauen und danke André für deine Hilfsbereitschaft in allen Lebenslagen. Ich werde nie vergessen, welch große Hilfe Toms Stiefmutter und Schwester, mit ihrem großen Herz und offenen Ohr, für mich waren und sind. Ohne euch alle wäre ich wahrscheinlich auf meinem Weg untergegangen. Grazie Igor, per essere cosi stupendo e per farmi avere fiducia in te. Danke Rolf, dass du mich an die Hand genommen hast, als ich nicht mehr weiterwusste. Danke T, dass du, was dieses Buch angeht dein Wort gehalten hast. Ich danke meinem alten Freund Armin, dass er an mich und mein Buch geglaubt und mir die Türe in die Verlagswelt geöffnet hat. Ich danke Jenz Puppe und dem mvg Verlag, dass sie mir als unbekannte Autorin die Chance gegeben haben, mein Buch in die Welt zu bringen.

Und ich danke dir dafür, dass du es in deinen Händen hältst.